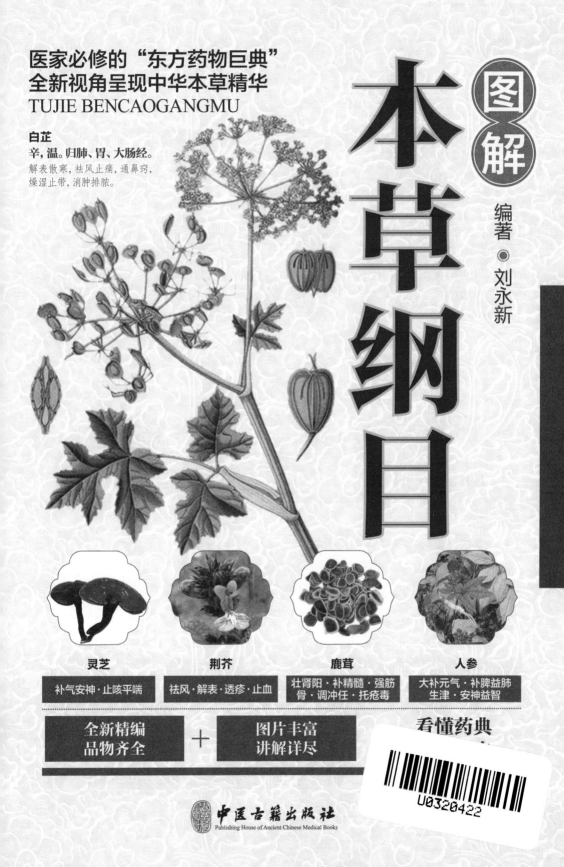

医家必修的"东方药物巨典"
全新视角呈现中华本草精华
TUJIE BENCAOGANGMU

白芷
辛，温。归肺、胃、大肠经。
解表散寒，祛风止痛，通鼻窍，
燥湿止带，消肿排脓。

图解

本草纲目

编著 ◉ 刘永新

灵芝	荆芥	鹿茸	人参
补气安神·止咳平喘	祛风·解表·透疹·止血	壮肾阳·补精髓·强筋骨·调冲任·托疮毒	大补元气·补脾益肺生津·安神益智

全新精编
品物齐全
＋
图片丰富
讲解详尽
看懂药典

中医古籍出版社
Publishing House of Ancient Chinese Medical Books

U0320422

图书在版编目（CIP）数据

图解本草纲目 / 刘永新编著 . -- 北京 ：中医古籍
出版社，2017.8

ISBN 978-7-5152-1626-3

Ⅰ . ①图… Ⅱ . ①刘… Ⅲ . ①《本草纲目》－图解
Ⅳ . ① R281.3-64

中国版本图书馆 CIP 数据核字（2017）第 278725 号

图解本草纲目

编　　著：	刘永新
责任编辑：	于峥
出版发行：	中医古籍出版社
社　　址：	北京市东直门内南小街 16 号（100700）
印　　刷：	北京彩虹伟业印刷有限公司
发　　行：	全国新华书店发行
开　　本：	710mm×1000mm　1/16
印　　张：	15
字　　数：	300 千字
版　　次：	2018年1月第1版　2018年1月第1次印刷
书　　号：	ISBN 978-7-5152-1626-3
定　　价：	48.00 元

《本草纲目》是我国明代伟大的医学家李时珍（1518—1593），穷毕生精力，广收博采，实地考察，对以往历代本草学进行全面的整理和总结，历时27载编撰而成的。全书共52卷，约200万字，收录药物1892种（新增374种），附图1100多幅，附方11 000多种，是集我国16世纪以前的药物学成就之大成，在训古、语言文字、历史、地理、植物、动物、矿物、冶金等方面也有突出的成就。

《本草纲目》从出书第一版至今，已有400多年的历史，先后出版过数十种版本，并被美国、前苏联、日本、德国、法国等翻译成英、俄、日、德、法语等出版。李时珍的伟大学术成就还受到世界人民的好评，他还被评为世界上对人类最有贡献的科学家之一。《本草纲目》被誉为"东方药学巨典"，是我国医药宝库中的一份珍贵遗产，直至今天还有很多实用价值。

《本草纲目》是中国医药宝库中的一份珍贵遗产，是对16世纪以前中医药学的系统总结，被誉为"东方药物巨典"，对人类近代科学影响最大。英国生物学家达尔文称《本草纲目》为"1596年的百科全书"，李时珍被誉为"20世纪的伟大学者"、"百科全书式的人物"；英国剑桥大学李约瑟研究所名誉所长李约瑟博士在评价《本草纲目》时写道："毫无疑问，明代最伟大的科学成就，是李时珍那部在本草书中登峰造极的著作《本草纲目》。""中国博物学家中'无冕之王'李时珍写的《本草纲目》，至今这部伟大著作仍然是研究中国文化史的化学史和其他各门科学史的一个取之不尽的知识源泉。"

近年来，由于"绿色食品"、"天然药物"的兴起，中医中药备受青睐。随着社会的不断进步和科学技术的飞跃发展，人类服务，经过精心的策划和调研，我们特聘请相关专业人员编辑了《图解本草纲目》。本书收录数百种常见及常用的中药品种精美手绘图，精编和整合了传统中药的知识精华，以《中华人民共和国药典》（2015年版一部）为准绳，力求内容更准确，层次更清晰，阅读更方便，操作更简单。我们衷心希望本书能够更好地为现代人们的生活和健康服务。

本书是学习和研究我国传统中医药文化的理想参考书，对继续发掘和发扬我国的中医药文化及现实价值都会起到不可小视的作用，对于中医临床应用及各种研究都会起到积极的作用。

本书的主要读者对象是广大家庭成员和办公室从业人员，其次还可供医务工作者、医学研究机构的从业人员、相关院校的师生参考和阅读，还可供全国各种类型的图书馆收藏。

另外，由于我国的中医药文化博大精深，且时间跨度较长、空间跨度大，书中需要考证的地方也较多，加上编者知识水平所限，书中的错漏之处，还请读者批评指正。同时，我们也希望本书的出版能够起到抛砖引玉的作用，希望有更多的有识之士加入我们的行列，为我国中医药文化的传承和传播出谋划策。

编　者

目　录

第一章 补虚药

补气药

人参

【别名】

力参、红参、参须、生晒参、边条参、高丽参、白糖参、人参水子（鲜品）。

【来源】

本品为五加科植物人参的干燥根。

【形态特征】

多年生草本，根状茎（芦头）短，上有茎痕（芦碗）和芽苞；茎单生，直立，高40～60厘米。叶为掌状复叶，2～6枚轮生茎顶，小叶3～5，中部的1片最大，卵形或椭圆形，基部楔形，先端渐尖，边缘有细尖锯齿，上面沿中脉疏被刚毛。伞形花序顶生，花小，花萼钟形；花瓣淡黄绿色。浆果状核果扁球形或肾形，成熟时鲜红色，扁圆形，黄白色。

【生境分布】

生长于昼夜温差小的海拔500～1100米山地缓坡或斜坡地的针阔混交林或杂木林中。分布于吉林、辽宁、黑龙江。以吉林抚松县产量最大，质量最好，称吉林参。野生者名"山参"；栽培者称"园参"。

【采收加工】

多于秋季9月间挖取生长5～7年的园参根部，涮洗干净，为园参水子。山参于7月下旬至9月间果实成熟时采挖。用骨针拨开泥土，小心挖取，尽可能保持支根部和须根完整，去净泥土、茎叶，称野山参水子。将园参剪去小支根，硫磺熏后晒干，即为生晒参；如不去小支根晒干，为全须生晒参；小支根及须根晒干，称白参须。园参去支根及须根，洗净，蒸2～3小时，至参根呈黄色，皮呈半透明状，取出晒干或烘干，为红参；其中带有较长支根者又称边条红参。剪下的支根和须根如上法蒸熟并干燥即为红参须。将洗净的园参置沸水中浸泡3～7分钟，捞出，再入凉水中浸泡10分钟左右，取出晒干，再经硫黄熏过，然后用特制的针沿参体平行及垂直的方向扎小孔，浸于浓糖汁中24小时。取出后曝晒1天，再用湿毛巾打潮，使其软化，进行第二次扎孔，浸于浓糖汁中24小时。取出后，冲去浮糖，晒干或烤干，为糖参。鲜山参不去支根，极为精细地将整体晒干，即生晒山参。掐皮参加工方法与糖参相似。大力参为鲜参在沸水中浸片刻后晒干。

【性味归经】

甘、微苦，微温。归脾、肺、心经。

【功能主治】

大补元气，补脾益肺，生津止渴，安神增智。本品甘重于苦，温而不燥。甘温主补，大补元气，为补虚扶正要药。入太阴补脾气，脾气旺则生气化血，血充则神宁，气旺则智聪。入肺经，补肺气，肺气旺则其他四脏元气皆旺，精自生，形自盛，水津四布，阳生阴长故有生津止渴之功。为虚劳内伤第一要药。

【用量用法】

5～10克，小火另煎兑服。研末吞服，每次1.5～2克，每日1～2次。用于急救15～30克，煎浓汁，数次灌服。野山参功效最优；园参作用较弱；生晒参适于气阴不足者；红参偏温，适于气弱阳虚者；白糖参同生晒参而力弱。

【配伍应用】

①元气虚脱证：单用有效，如独参汤（《景岳全书》）。②气虚欲脱兼见汗出，四肢逆冷者：与附子同用，以补气固脱与回阳救逆，如参附汤（《正体类要》）。③气虚欲脱兼见汗出身暖，渴喜冷饮，舌红干燥者：与五味子、麦冬配伍，以补气养阴，敛汗固脱，如生脉散（《内外伤辨惑论》）。④肺气咳喘，痰多者：与苏子、五味子、杏仁等药同用，如补肺汤（《千金方》）。

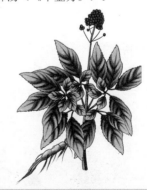

【使用注意】实证、热证而正气不虚者忌服。反藜芦，畏五灵脂、萝卜。服人参时不宜喝茶、食萝卜，以免影响药力。

西洋参

【别名】

洋参、花旗参。

【来源】

本品为五加科多年生草本植物西洋参的干燥根。

【形态特征】

多年生草本。茎单一，不分枝。一年生无茎，生三出复叶一枚，二年生有二枚三出或五出复叶；3～5年轮生三、五枚掌状复叶，复叶中两侧小叶较小，中间一片小叶较大，小叶倒卵形，边缘具细重锯齿，但小叶下半部边缘的锯齿不明显。总叶柄长4～7厘米。伞状花序顶生，总花梗常较叶柄略长。花6～20朵，花绿色。浆果状核果，扁圆形，熟时鲜红色，种子二枚。

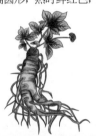

【生境分布】

均系栽培品，生长于土质疏松、土层较厚、肥沃、富含腐殖质的森林沙质壤上。分布于美国、加拿大及法国，我国也有栽培。

【采收加工】

于秋季挖取生长3～6年的根，除去分枝、须尾，晒干。喷水湿润，撞去外皮，再以硫黄熏之，晒干后色白起粉，称"粉皮西洋参"。挖起后即连皮晒干或烘干，外表土黄，并有细密色黑横纹者，称为"原皮西洋参。"

【性味归经】

甘、微苦，寒。归心、肺、肾经。

【功能主治】

补气养阴，清火生津。本品甘、微苦、寒，入肺、心、肾经，既能补气，又能养阴、清火。性寒而补，虚而有火者相宜。凡欲用人参，而不受人参温补者，皆可以此代之。

【用量用法】

3～6克，煎汤；或入丸、散。入煎剂需另煎兑服。

【配伍应用】

①气阴两伤证：与五味子、麦冬等同用。②肺气虚及肺阴虚证：与麦冬、玉竹、川贝母等同用。③气阴两虚之心悸怔心痛，失眠多梦：与麦冬、甘草、生地等同用。④脾气阴两虚之纳呆食滞，口渴思饮：与山药、太子参、谷芽、神曲等同用。

【使用注意】中阳虚衰、寒湿中阻及气郁化火等一切实证、火郁之证均应忌服。反藜芦，忌铁器及火炒炮制本品。

党参

【别名】

野台党、潞党参。

【来源】

本品为桔梗科多年生草本植物党参、素花党参或川党参的干燥根。

【形态特征】

多年生草本，有白色乳汁，根肥大肉质，呈长圆柱形，顶端有膨大的根头，

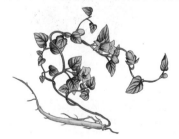

具多数瘤状茎痕；茎缠绕，长而多分枝。叶在主茎及侧枝上互生，在小枝上近对生，叶卵形，全缘或微波状，上面绿色，被糙伏毛，下面粉绿色，密被柔毛。花单生于枝端；花萼贴生至于房中部，花冠阔钟状，黄绿色，内面有紫斑。蒴果短圆锥状，种子细小，多数。

【生境分布】

生长于山地林边及灌丛中。分布于山西、陕西、甘肃及东北等地。以山西产潞党参、东北产东党参、甘肃产的西党参品质俱佳。

【采收加工】

3年以上者于秋季（9～10月）采挖为佳。洗净泥土，按大小分别用绳穿起，晒至半干，用手或木板搓揉，使皮部与木部紧贴，搓、晒交替，直至全干。

【性味归经】

甘，平。归脾、肺经。

【功能主治】

补中益气，生津养血。本品味甘性平，善补中气，润肺生津。尤其可贵者，健脾运而不燥，滋胃阴而不湿，

润肺而不犯寒凉，养血而不偏滋腻。故有补中益气、生津养血之功。

【用量用法】

6～10克，大剂量可用至30克，水煎服；或入丸、散。

【配伍应用】

①中气不足的体虚倦怠，食少便溏等：与茯苓、白术等同用。②肺气亏虚的咳嗽气促，语声低弱等：与蛤蚧、黄芪等品同用，以补益肺气，止咳定喘。③气血两虚证：与白术、黄芪、熟地、当归等品，以增强其补气补血效果。④气津两伤证：与五味子、麦冬等同用。

明党参

【别名】

粉沙参。

【来源】

本品为伞形科多年生植物明党参的干燥根。

【形态特征】

多年生草本，高50～100厘米。根粗壮，圆柱形或粗短纺锤形。茎直立，中空，上部分枝。根生叶具长柄，柄长约30厘米，基部扩大呈鞘状抱茎。叶片全形为广卵形，长6～15厘米，呈三出式的二至三回羽状分裂，小裂片披针形。花茎常由一侧抽出，直立，与叶丛相距较远，表面有细纵纹，上部疏展分枝；花序顶生，成疏阔圆锥状复伞形花序，无总苞，伞梗5～10枚，长2～10厘米，细柔；小总苞片数枚，锥形，比小伞梗短；小伞梗10～15枚，纤细，长5～8毫米；花小，直径约2毫米；花萼具5细齿，极不显著；花瓣5，卵状披针形，白色，雄蕊5，花药椭圆形，花丝细长；子房下位，椭圆形，花柱2，开展；侧枝花雌蕊常不育。双悬果广椭圆形，长3～4毫米，宽2.5～3毫米，光滑而有纵纹，果棱不明显，果棱间有油管3个，合生面有油管2个。花期4～5月，果期5～6月。

【生境分布】

生长于山野稀疏灌木林下土壤肥厚的地方。分布于江苏、安徽、浙江、四川等地。

【采收加工】

4～5月采挖，除去须根，洗净，置沸水中煮至无白心，取出，刮去外皮，漂洗，干燥。或不经煮沸，直接晒至半干，刮去外皮，再晒干。前者称明党参，后者为粉沙参。

【性味归经】

甘、微苦，微寒。归肺、脾、肝经。

【功能主治】

润肺生津，和胃降逆，平肝，解毒。本品甘寒养阴生津，苦寒清热，补中有降。入肺经润肺化痰清燥热，入胃经养胃阴，生津和胃降逆。

【用量用法】

6～12克，煎服；或熬膏。

【配伍应用】

①肺阴虚燥热内盛所致的干咳少痰、痰黏不易咳出，咽干等：与南沙参、北沙参、天花粉、川贝母等同用。②脾胃阴虚证：与麦冬、太子参、山药等药同用。③肝阴不足，肝热上攻，眩晕，头痛，目赤：与石决明、白芍等药同用。④肝火目赤：与菊花、桑叶等药同用。

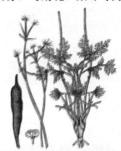

太子参

【别名】

童参、孩儿参。

【来源】

本品为石竹科多年生草本植物异叶假繁缕的块根。

【形态特征】

多年生草本，块根纺锤形，茎多单生直立，节部膨大。叶对生，下部的叶片窄小，长倒披针形，叶基渐狭，全缘；上部的叶片较大，卵状披针形或菱状卵形，叶基渐狭成楔形，叶缘微波状，茎顶端两对叶稍密集，叶大，呈十字型排列。花两型，茎下部腋生小的闭锁花，五花瓣；茎端的花大型，披针形。蒴果近球形。

【生境分布】

生长于林下富腐殖质的深厚土壤中。分布于江苏、安徽、山东等地。

【采收加工】

大暑前后采挖，过迟则易腐烂。洗

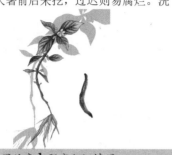

净泥土，晒干；或入篓内，置开水中撩一下（3～5分钟）取出晒干。当支根已干，主根尚润时，搓去细小支根。

【性味归经】

甘、微苦，平。归脾、肺经。

【功能主治】

益气健脾，生津润肺。本品味甘、微苦，平而偏凉，入脾、肺而补气，兼可生津养阴，药力较薄，为清补之品。

【用量用法】

10～30克，煎服。

【配伍应用】

①脾气虚弱、胃阴不足所致食少倦怠，口干舌燥：与石斛、山药等同用。②心气与心阴两虚所致心悸不眠，虚热汗多：与酸枣仁、五味子等同用。

【使用注意】邪实之证慎用。

黄芪

【别名】

口芪、北芪、棉芪、生黄芪、炙黄芪。

【来源】

本品为豆科植物蒙古黄芪或膜荚黄芪的干燥根。此外，金翼黄芪、塘谷耳黄芪、春黄芪、云南黄芪、多花黄芪、弯齿黄芪、阿克苏黄芪的干燥根在各产地供药用。

【形态特征】

多年生草本。茎直立，上部有分枝。奇数羽状复叶互生，小叶12～18对；小叶片广椭圆形或椭圆形，下面被柔毛；托叶披针形。总状花序腋生；花萼钟状，密被短柔毛，具5萼齿；花冠黄色，旗瓣长圆状倒卵形，翼瓣及龙骨瓣均有长爪；雄蕊10，二体；子房有长柄。荚果

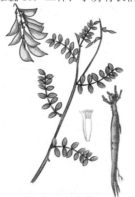

膜质，半卵圆形，无毛。花期6～7月，果期7～9月。

【生境分布】

生长于土层深厚、土质疏松、肥沃、排水良好、向阳干燥的中性或微酸性砂质壤土，平地或向阳的山坡均可种植。分布于山西、黑龙江、内蒙古等地，以山西雁北、忻州地区产棉芪、内蒙古及东北栽培的为优。

【采收加工】

生长5～7年的黄芪，春、秋两季采挖，切去根头，除去须根、泥土，洗净晒干。按质分等。

【性味归经】

甘，温。归肺、脾经。

【功能主治】

补气升阳，固表止汗，利水消肿，托毒生肌。本品甘，温，入脾、肺二经。补气之中有升发、外达之性，故能补气升阳而举陷。益卫固表而止汗，温运阳气以利水退肿，内托阴疽为疮家圣药。蜜炙为补气升阳要药。

【用量用法】

10～15克，大剂量可用至30～120克。补气升阳蜜炙用，其他方面多生用。

【配伍应用】

①脾气虚弱，倦怠乏力，食少便溏者：可单用熬膏服；或与白术、党参等配伍。②脾虚中气下陷之久泻脱肛，内脏下垂：与升麻、人参、柴胡等同用，如补中益气汤（《脾胃论》）。③脾虚水湿失运，以致浮肿尿少者：与茯苓、白术等配伍。④血虚证：与当归同用，如当归补血汤（《兰室秘藏》）。⑤脾虚不能统血所致失血证：与白术、人参等品同用，如归脾汤（《济生方》）。⑥脾虚不能布津之消渴：与葛根、天花粉等品同用，如玉液汤（《医学衷中参西录》）。

【使用注意】疮疡初起，表实邪盛及阴虚阳亢等证，不宜用。

白术

【别名】

漂术、炒白术、焦白术。

【来源】

本品为菊科植物白术的根茎。

【形态特征】

多年生草本，高30～60厘米，根状茎肥厚，略呈拳状，茎直立，上部分枝。叶互生，叶片3，深裂或上部茎的叶片不分裂，裂片椭圆形，边缘有刺。头状花序顶生，总苞钟状，花冠紫红色，瘦果椭圆形，稍扁。

【生境分布】

原生长于山区丘陵地带，野生种在原产地几乎已绝迹。现广为栽培，分布于浙江、湖北、湖南等地。以浙江于潜产者最佳，称为"于术"。

【采收加工】

冬季下部叶枯黄，上部叶变脆时采挖，2～3年生的根茎。除去泥沙，烘干或晒干，再除去须根。

【性味归经】

苦、甘，温。归脾、胃经。功能主治补气健脾，燥湿利水，止汗，安胎。本品甘，温，入脾胃经，具良好的补气健脾作用；苦温燥湿利水，又为治脾虚水肿佳品。通过补气健脾，达固表止汗，脾气健旺，生气化血，胎元得养而自安，故有安胎之效。

【用量用法】

5～15克，煎服。燥湿利水生用，补气健脾宜炒用，健脾止泻宜炒焦用。

【配伍应用】

①脾虚有湿，食少便溏或泄泻：与茯苓、人参等品同用，如四君子汤（《和剂局方》）。②脾虚中阳不振，痰饮内停者：与温阳化气、利水渗湿之品配伍，如苓桂术甘汤（《金匮要略》）。③脾虚水肿：与桂枝、茯苓等药同用。④脾虚湿浊下注，带下清稀者：可与健脾燥湿之品同用。

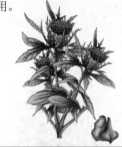

【使用注意】 本品燥湿伤阴、阴虚内热、津液亏耗者忌用。

山药

【别名】

生山药、淮山药、怀山药、炒山药。

【来源】

本品为薯蓣科多年生蔓生草本植物薯蓣的根茎。

【形态特征】

多年生缠绕性宿根草质藤本。块茎长而粗壮，外皮灰褐色，有须根，茎常带紫色。单叶在茎下部互生，中部以上对生。少数为三叶轮生，叶片三角形至宽卵形或戟形，变异大。花极小，单性，雌雄异株，穗状花序，雄花序直立，聚生于叶腋内。蒴果扁圆形，具三棱翅状，表面被白粉。种子扁圆形，四周有膜质宽翅。

【生境分布】

生长于排水良好、疏松肥沃的壤土中。全国各地均有栽培。分布于河南焦作市，习称怀山药，质量最佳。

【采收加工】

冬季（11～12月）茎叶枯萎后采挖，切去根头，洗净，除去外皮及须根，用硫磺熏后干燥，为毛山药；也有选择肥大顺直的干燥山药，置清水中，浸至无干心，闷透，用硫磺熏后，切齐两端，用木板搓成圆柱状，晒干，打光，习称光山药。

【性味归经】

甘，平。归脾、肺、肾经。

【功能主治】

补脾养胃，生津益肺，补肾涩精。山药甘，平。既可补气，又可养阴，作用和缓，不寒不燥，药食兼用，虽补气而不燥，养阴而不腻，为平补三焦良药，略具涩性，以固肾涩精。

【用量用法】

10～30克，大量60～250克，煎服；研末吞服，每次6～10克。外用：鲜品适量，捣敷。

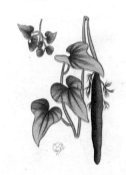

【配伍应用】

①脾虚证：治脾虚食少便溏的参苓白术散（《和剂局方》），治带下的完带汤（《傅青主女科》），本品皆用作白术、人参等药的辅助药。②肺虚咳喘：与南沙参、太子参等品同用，共奏补肺定喘之效。③肾虚证：历代不少补肾名方，如肾气丸（《金匮要略》）、六味地黄丸（《小儿药证直诀》）中均配有本品。④消渴气阴两虚证：与天花粉、黄芪、知母等品同用，如玉液汤（《医学衷中参西录》）。

【使用注意】本品养阴而兼涩性，能助湿，故湿盛中满或有积滞者不宜单独使用。实热邪实者忌用。

白扁豆

【别名】

扁豆、炒扁豆。

【来源】

本品为豆科植物扁豆的干燥成熟种子。

【形态特征】

一年生缠绕草本。三出复叶，先生小叶菱状广卵形，侧生小叶斜菱状广卵形，长 6～11 厘米，宽 4.5～10.5 厘米，顶端短尖或渐尖，两面沿叶脉处有白色短柔毛。总状花序腋生，花 2～4 朵丛生于花序轴的节上。花冠白色或紫红色；子房有绢毛，基部有腺体，花柱近顶端有白色髯毛。

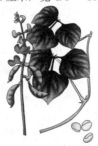

【生境分布】

均为栽培品，分布于湖南、安徽、河南等地。

【采收加工】

秋、冬两季采收成熟果实，晒干，取出种子，再晒干。

【性味归经】

甘，微温。归脾、胃经。

【功能主治】

健脾和中，解暑化湿。本品味甘，微温，补脾气而不壅滞，故有健脾和中、化湿之功。为暑季常用。

【用量用法】

煎汤，10～30 克；入丸、散，6～10 克。健脾止泻炒用，消暑解毒生用。

【配伍应用】

①脾虚湿滞，食少、便溏或泄泻：以本品作为人参、白术等药物的辅助，如参苓白术散（《和剂局方》）。②脾虚湿浊下注之白带过多：与苍术、白术、芡实等配伍。

【使用注意】多食能壅气，伤寒邪热炽者勿服。患疟者忌用。因含毒性蛋白质，生用有毒，加热毒性大减。故生用研末服宜慎。

甘草

【别名】

国老、粉甘草、生甘草、炙甘草、甘草梢、甘草节、甘草头。

【来源】

本品为豆科植物甘草、胀果甘草或光果甘草的干燥根及根茎。

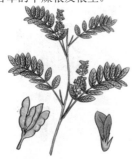

【形态特征】

甘草为多年生草本植物，高 30～80 厘米，根茎多横走，主根甚发达。外皮红棕色或暗棕色。茎直立，有白色短毛和刺毛状腺体。奇数羽状复叶互生，小叶 7～17 对，卵状椭圆形，全缘，两面被短毛及腺体。总状花序腋生，花密集。花萼钟状，外被短毛或刺状腺体，花冠蝶形，紫红色或蓝紫色。荚果扁平，呈镰刀形或环状弯曲，外面密被刺状腺毛，种子扁卵圆形，褐色。

【生境分布】

生长于干旱、半干旱的荒漠草原、沙漠边缘和黄土丘陵地带。分布于内蒙古、山西、甘肃、新疆等地。以内蒙古伊克昭盟杭锦旗所产品质最优。

【采收加工】

春、秋两季均可采挖，但以春季为佳。将挖取的根和根茎，切去茎基的幼芽串条、枝叉、须根，洗净。截成适当的长短段，按粗细、大小分等，晒至半干，打成小捆，再晒至全干。去掉栓皮者，称"粉甘草"。

【性味归经】

甘，平。归心、肺、脾、胃经。

【功能主治】

补脾益气，祛痰止咳，清热解毒，缓急止痛，调和诸药。本品甘平，为治脾胃要药。生用偏凉，能清热解毒，祛痰止咳，炙用偏温，能补中益气。其甘缓之性又可缓急止痛，调和药性。

【用量用法】

3～10克，煎服。生用：清热解毒。炙用：补中益气。

【使用注意】恶心呕吐者忌用。各种水肿、肾病、高血压、低血钾、充血性心力衰竭不宜服。不宜与洋地黄、利尿药、水杨酸、硫酰尿类降糖药合用

【配伍应用】

①伤寒耗伤心气之心悸、脉结代：单用本品（《伤寒类要》）。②气血两虚：与补气养血之品配伍，与阿胶、人参、生地黄等品同用，如炙甘草汤（《伤寒论》）。③脾气虚证：与白术、人参、黄芪等补脾益气药配伍用于脾气虚弱之证。④咳喘：单用有效；也可随证配伍用于寒热虚实多种咳喘，有痰无痰均宜。

大枣

【别名】

枣、红枣。

【来源】

本品为鼠李科植物枣的干燥成熟果实。

【形态特征】

灌木或小乔木，高达10米。小叶有成对的针刺，嫩枝有微细毛。叶互生，椭圆状卵形或卵状披针形，先端稍钝，基部偏斜，边缘有细锯齿，基出三脉。花较小，淡黄绿色，2～3朵集成腋生的聚伞花序。核果卵形至长圆形，熟时深红色。

【生境分布】

生长于海拔1700米以下的山区、丘陵或平原，全国各地均有栽培，分布于河南、河北、山东、陕西等省。

【采收加工】

秋季果实成熟时采收，晒干。

【性味归经】

甘，温。归脾、胃经。

【功能主治】

补中益气，养血安神，缓和药性。本品甘温，药食兼用。具补中益气，养血安神之功，味甘能缓，以缓和药性。

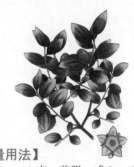

【用量用法】

10～30克，煎服；或3～12枚，劈开，入丸去皮核捣烂，入散服宜去核，也可生食。

【配伍应用】

①脾气虚弱，消瘦、倦怠乏力、便溏等症：单用有效；若气虚乏力较甚，宜与白术、人参等补脾益气药配伍。②脏燥，失眠证：单用有效，如《证治准绳》治脏躁自悲自哭自笑，以红枣烧存性，米饮调下。因其证多与心阴不足，心火亢盛有关，且往往心气也不足，故常与甘草、浮小麦配伍，如甘麦大枣汤（《金匮要略》）。

【使用注意】味甘助湿生痰蕴热，令人中满，故湿盛脘腹胀满者忌用。实热、湿热、痰热诸疾均不宜。

黄精

【别名】

酒黄精。

【来源】

本品为百合科植物滇黄精、黄精或多花黄精的干燥根茎。按形状不同，习称大黄精、鸡头黄精、姜形黄精。

【形态特征】

滇黄精：多年生草本，高可达1米。根茎横生，有节。

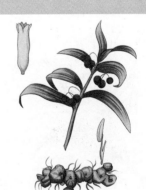

茎直立,单一。叶4～6片轮生,线形,长8～13厘米,宽1.5～2厘米,先端渐尖而卷曲,基部渐狭;无柄。花1～3朵腋生;花被筒状,淡绿色,6裂。浆果球形,熟时橙红色。花期4～5月。黄精:多年生草本。根茎横生,肥大肉质,黄白色,略呈扁圆形。有数个茎痕,茎痕处较粗大,最粗处直径可达2.5厘米,生少数须根。茎直立,圆柱形,单一,高50～80厘米,光滑无毛。叶无柄;通常4～5枚轮生;叶片线状披针形至线形,长7～11厘米,宽5～12毫米,先端渐尖并卷曲,上面绿色,下面淡绿色。花腋生,下垂,花梗长1.5～2厘米,先端2歧,着生花2朵;苞片小,远较花梗短;花被筒状,长8～13毫米,白色,先端6齿裂,带绿白色;雄蕊6,着生于花被除数管的中部,花丝光滑;雌蕊1,与雄蕊等长,子房上位,柱头上有白色毛。浆果球形,直径7～10毫米,成熟时黑色。花期5～6月,果期6～7月。多花黄精:多年生草本。根茎横生,肥大肉质,近圆柱形,节处较膨大,直径约1.5厘米。茎圆柱形,高40～80厘米,光滑无毛,有时散生锈褐色斑点。叶无柄,互生;叶片革质,椭圆形,有时为长圆状或卵状椭圆形,长8～14厘米,宽3～6厘米,先端钝尖,两面均光滑无毛,叶脉5～7条。花腋生,总花梗下垂,长约2厘米,通常着花3～5朵或更多,略呈伞形;小花梗长约1厘米;花被绿白色,筒状,

长约2厘米,先端6齿裂;雄蕊6,花丝上有柔毛或小乳突;雌蕊1,与雄蕊等长。浆果球形,成熟时暗紫色,直径1～1.5厘米。种子圆球形。花期4～5月,果期6～9月。

【生境分布】

生长于土层较深厚、疏松肥沃、排水和保水性能较好的壤土中。分布于贵州、湖南、浙江、广西、河北、河南、湖北等地。目前除贵州、湖南、广西分布姜形黄精优质外,安徽九华山所产也属上品。北方河北、内蒙古大量出产为鸡头黄精。

【采收加工】

春、秋两季采挖,除去须根,洗净,置沸水中略烫或蒸至透心,干燥。

【性味归经】

甘,平。归肺、脾、肾经。

【功能主治】

补脾益气,润肺滋肾。本品甘平滋润。入肺、脾、肾三经。既可补气,又可补阴。但性质和平,作用缓慢,可作为久服滋补之品。

【用量用法】

10～20克,鲜品30～60克,煎汤;或入丸、散;或熬膏。外用:适量,煎水洗,或以酒、醋泡涂。

【配伍应用】

①阴虚肺燥,干嗽少痰,肺肾阴虚,劳嗽久咳:与川贝母、沙参等药同用。②肺肾阴虚之劳嗽久咳:可单用熬膏久服;也与百部、熟地等同用。③脾胃气虚、倦怠乏力、食欲不振、脉象虚软者:与白术、党参等同用。④脾胃阴虚、口干食少、饮食无味、舌红无苔:与麦冬、石斛、山药等同用。⑤肾精亏虚,内热消渴:单用本品熬膏服,如黄精膏方(《千金方》);也可与何首乌、枸杞等补益肾精之品同用。

【使用注意】本品滋腻,易助湿滞气。凡脾虚有湿,咳嗽痰多,中寒便溏及痞满气滞者不宜服。

松花粉

【别名】

松花、松黄。

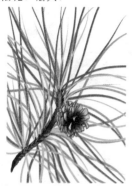

【来源】

本品为松科植物马尾松、油松或其同属数种植物的花粉。

【形态特征】

常绿乔木,高达25米。一年生枝淡红褐色或淡灰色,无毛;二三年生枝上的苞片宿存;冬季红褐色,稍有树脂。树皮纵深裂或不规则鳞片状,少有浅裂成薄片剥落。针叶2针一束,粗硬,长10～15厘米,树脂管约10个,边生;叶鞘宿存。雄球花丛生新枝基部,雌球花生于枝端。球果卵圆形,长4～10厘米,成熟后蝉褐色,宿存;鳞盾肥厚,横脊显著,鳞脐凸起有刺尖。种子长卵圆形,长6～8毫米,种翅长约10毫米。花期4～5月,球果次年10月成熟。

【生境分布】

分布于浙江、江苏、辽宁、吉林、湖北等地。

【采收加工】

4～5月开花时，将雄球花摘下，晒干，搓下花粉，除去杂质。

【性味归经】

甘，温。归肝、脾经。

【功能主治】

祛风益气，燥湿，收敛止血。本品甘，温，入肝、脾二经。甘温补脾益肝之阳气。气温散肝，所以祛风。外用燥湿、收敛、止血。

【用量用法】

内服：煎汤3～6克；浸酒或调服。外用：干掺或调服。

【使用注意】本品甘温，多食发上焦热病。有花粉过敏史者禁用。

狼把草

【别名】

小鬼叉、大狼把草。

【来源】

本品为菊科植物狼把草的全草。

【形态特征】

一年生草本。茎直立，高30～80厘米，有时可达90厘米；由基部分枝，无毛。叶对生，茎顶部的叶小，有时不分裂，茎中、下部的叶片羽状分裂或深裂；裂片3～5，卵状披针形至狭披针形；稀近卵形，基部楔形，稀近圆形，先端尖或渐尖，边缘疏生不整齐大锯齿，顶端裂片通常比下方者大；叶柄有翼。头状花序顶生，球形或扁球形；总苞片2列，内列披针形，干膜质，与头状花序等长或稍短，外列披针形或倒披针形，比头状花序长，叶状；花皆为管状，黄色；柱头2裂。瘦果扁平，长圆状倒卵形或倒卵状楔形，长4.5～9毫米，直径约1.5～2.2毫米，边缘有倒生小刺，两面中央各只一条纵肋，两侧上端各有一向上的刺，刺上有细小的逆刺。花期8～9月，果期10月。

【生境分布】

生长于水边湿地、沟渠及浅水滩，也生长于路边荒野。全国大部分地区有分布。

【采收加工】

夏、秋间割取地上部分，晒干。

【性味归经】

苦、甘，平。归心、肺、大肠经。

红景天

【别名】

孕都尔、扫罗玛尔布。

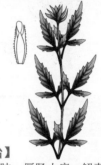

【功能主治】

养阴润肺，厚肠止痢，解毒疗疮，清热利湿。本品味甘苦，性平，归心、肺、大肠经。甘润而养阴益肺，苦可燥湿解毒、疗疮、利湿、厚肠止痢。

【用量用法】

内服：煎汤10～15克。外用：适量捣汁外涂或研末外撒、调涂。

【配伍应用】

①气管炎，肺结核：鲜狼把草50克，水煎服。②白喉，咽喉炎，扁桃体炎：鲜狼把草150～200克，加鲜橄榄6个，或马兰鲜根25克，水煎服。③咽喉肿痛：鲜狼把草25～50克，加冰糖炖服。④血痢：狼把草二斤，捣绞取汁一小升，纳白面半鸡子许，和之调匀，空腹顿服之。若无生者，但收取苗阴干，捣为散，患痢者取散一方寸匕，和蜜水半盏服。⑤湿疹：鲜狼把草叶捣烂绞汁涂抹。

【配伍应用】

①风眩头旋肿痹，皮肤顽急：松树始抽花心（状如鼠尾者佳，蒸细，切）二升，用绢囊裹，入酒五升，浸五日，空腹饮三合，再服大妙（《元和纪用经》松花酒）。②酒毒发作，头痛目眩，或咽喉闭闷，或下利清水，日数十行，形神萎顿：松花一两（焙），陈皮五钱，川黄连五钱，甘草二钱。俱微炒磨为末，与松花和匀。每早晚各服二钱，白汤调服。（《本草汇言》）。③胃及十二指肠溃疡，慢性便秘：松花粉一钱，冲服。

【来源】

本品为景天科植物狭叶红景天或唐古特红景天的干燥根茎。

【形态特征】

多年生草本，高10～20厘米。根

粗壮，圆锥形，肉质，褐黄色，根颈部具多数须根。根茎短，粗壮，圆柱形，被多数覆瓦状排列的鳞片状的叶。从茎顶端之叶腋抽出数条花茎，花茎上下部均有肉质叶，叶片椭圆形，边缘具粗锯齿，先端锐尖，基部楔形，几无柄。聚伞花序顶生，花红色。蓇葖果。

【生境分布】

生长于高山岩石处，野生或栽培。

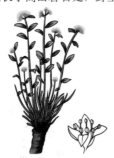

分布于西藏、新疆、辽宁、吉林、山西、河北。

【采收加工】

全草，7～9月采收，晒干。根及根茎，秋季采挖，除去粗皮，洗净，切片晒干。

【性味归经】

甘、涩，微寒。归肺、肝、肾经。

【功能主治】

滋补强壮，活血止血，清热解毒。本品味甘、涩、微寒，归肺、肝、肾经，有滋补强壮、养生抗衰老作用，有活血止血、清热解毒之功。

【用量用法】

内服：煎汤，3～10克。外用：捣敷或为末调敷。

【配伍应用】

①脾气虚证：单用即有一定疗效。②脾虚带下：与芡实、山药、白术等同用。③血虚证：可单用或与补血药配伍使用。④肺阴不足，咳嗽痰黏，或有咯血者：可单用；或配伍百合、南沙参等药。

鸡肉

【来源】

本品为雉鸡科家鸡的肉。

【形态特征】

家鸡属于鸟纲，鸡形目，雉科。是由野鸡长期驯化而来，它的品种很多，如来航鸡、白洛克、九斤黄、澳洲黑等。仍保持鸟类某些生物学特性，如可飞翔，习惯于四处觅食，不停地活动。听觉灵敏，白天视力敏锐，具有神经质的特点，食性广泛，借助吃进砂粒石砾以磨碎食物。

【生境分布】

全国各地均有饲养。

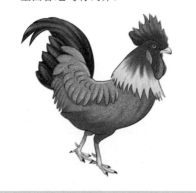

【采收加工】

宰杀后，去毛及肠杂。

【性味归经】

甘，温。归脾、胃、肝、肾经。

【功能主治】

温中，益气，补精，添髓。本品甘温，入中焦脾胃，温中益气，脾气健，生气化血，精血互生，故有添髓补精之功。

【用量用法】

内服：煮食或饮汁。

【配伍应用】

①产后虚羸少气，心悸，头昏，少食等：仔母鸡1只，百合60克，粳米200克，将上二味装入鸡腹，缝合；加姜、椒、盐、酱油少许，用水煮熟。开腹取百合、粳米作饭，并饮汤吃肉（《圣惠方》）。②脾胃虚弱，营养不良，萎黄瘦弱，老人或泻痢而饮食不进等：鸡肉适量，剁烂，加生姜（切细）、盐、酱油、花椒少许混匀，用馄饨面皮包成馄饨煮食。③脾胃虚寒，心腹冷痛，食欲减退等：乌雄鸡1只，切块，加入陈皮10克，胡椒3克，高良姜、草果各6克，用盐、酱油及醋少许调味，以小火煨炖至烂熟，空腹食。④肾虚精亏，耳鸣耳聋，阳痿、遗尿等：雄鸡1只，用米酒和水各半煮熟，趁热食。也可加姜、椒、盐少许调味。

【使用注意】 凡实证，邪毒未清者不宜。

泥鳅

【别名】
　　鳅鱼。

【来源】
　　本品为鳅科动物泥鳅的肉或全体。

【形态特征】
　　泥鳅体较小而细长，前端呈亚圆筒形，腹部圆，后端侧扁。体高与体长之比为1.7：8。泥鳅头部较尖，吻部向前突出，倾斜角度大，吻长小于眼后头长。口小，亚下位，呈马蹄形。唇软，有细皱纹和小突起。眼小，覆盖皮膜，上侧位视觉不发达。鳃裂止于胸鳍基部。泥鳅的须有5对，其中吻端1对，上颌1对，口角1对，下唇2对。口须最长可伸至或略超过眼后缘；但也有个别的较短，仅长达盖骨。泥鳅的这5对须，对触觉和味觉极敏锐。泥鳅头部无鳞，体表鳞极细小，圆形，埋于皮下。侧线鳞125～150枚。泥鳅的体表黏液丰富。体背及体侧2/3以上部位呈灰黑色，布有黑色斑点，体侧下半部灰白色或浅黄色。栖息在不同环境中的泥鳅体色略有不同。泥鳅背鳍无硬刺，不分支鳍条为3根，分支鳍条为8根，共11根。背鳍与胸鳍相对，但起点在腹鳍之前，约在前鳃盖骨的后缘和尾鳍基部的中点。胸鳍距腹鳍较远。腹鳍短小，起点位于背鳍基部中后方，腹鳍不达臀鳍。尾鳍呈圆形。胸鳍、腹鳍和臀鳍为灰白色，尾鳍和背鳍具有黑色小斑点，尾鳍基部上方有显著的黑色斑点。

【生境分布】
　　除西部高原地区外，全国各地河川、沟渠、水田、池塘、湖泊及水库等天然淡水水域中均有分布。

【采收加工】
　　捕捉后烫死，除去内脏。

【性味归经】
　　甘、酸，温。归脾、肺、肝、肾经。

【功能主治】
　　补中益气，补肾壮阳，生津止渴，杀虫止痒，利湿退黄。本品甘温主补，温补脾、肾阳气，酸甘化阴，生津止渴，兼能利湿退黄、杀虫止痒。

【用量用法】
　　内服：煮食或烧存性入散剂。外用：烧存性，研末调敷。

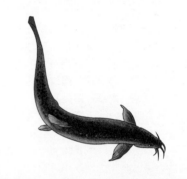

【使用注意】诸病不忌。

羊乳根

【别名】
　　羊乳、奶树、四叶参、土党参、山海螺、通乳草、山胡萝卜、轮叶党参。

【来源】
　　本品为桔梗科植物羊乳的根。

【形态特征】
　　多年生蔓生草本。根粗壮，倒卵状纺锤形。茎攀缘细长，无毛，带紫色，长可达1米。叶在茎上的互生，细小；在枝的通常2～4片簇生，或对生状或近于轮生状，长圆状披针形、披针形至椭圆形，长3～10厘米，宽1.5～4厘米，先端尖，基部楔形，全缘，或稍有疏生的微波状齿，两面无毛，下面呈灰白色；有短柄。花单生或成对生于枝顶，萼筒5裂；裂片卵状披针形；花冠外面乳白色，内面深紫色，钟形，浅5裂，先端反卷，有网状脉纹；雄蕊5，花丝与花药几等长；子房半下位，花柱短，柱头3裂。蒴果圆锥形，有宿萼。花期8～10月。

【生境分布】
　　生长于山坡、林缘河谷两边等较阴湿的地方。分布于黑龙江、广西、浙江、江西、福建等地。

【采收加工】
　　野生品晚秋采挖，栽培品播种第二年秋季采收。除去须根和根头，洗净，切段，晒干。

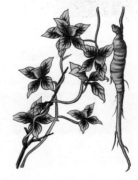

【性味归经】

甘、辛，平。归肺、胃、大肠经。

【功能主治】

补虚通乳，解毒消肿，祛痰排脓。本品味甘，入胃经，补虚通乳，辛散归肺经祛痰排脓，甘又能缓急解毒而消肿。又可养阴。

【用量用法】

内服：煎汤，15～20克，鲜品加倍。外用：适量捣敷。

【配伍应用】

①病后体虚：可配合熟地、当归等同用。②肺阴不足、咳嗽等症：可配百部、功劳叶等同用。③产后体虚、乳汁不足：常配合猪蹄、大枣、通草等同用。

鹌鹑

【别名】

鹌鹑肉。

【来源】

本品为雉科动物鹌鹑的肉。

【形态特征】

鹌鹑是雉科中体形较小的一种。成体体重为66～118克，体长148～182毫米，尾长约46毫米。雄性成鸟额部几全为栗黄色，头顶、枕部和后颈黑褐色，羽端深栗黄色；中央具一条狭窄的白色冠纹。眉纹白色，从前额后达颈部；眼圈，眼先和颊部均赤褐色；耳羽栗褐色。上背为浅的黄栗色，具黄白色羽干纹；下背至尾上覆羽黑褐色，多具两端尖的浅黄色羽干纹；内外翈具黄褐色波状细横斑；肩羽也然。两翅大部为带淡黄的橄榄色，杂以黄白色横斑；第一初级飞羽外翈狭，缘以淡黄色，其他初级飞羽的外翈均具浅赤褐色波状横斑；次级飞羽的内外翈也具同色横斑，向内转浅。尾羽黑褐色，具白而

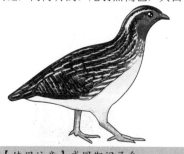

略带浅黄色的羽干纹和羽缘，并具赤褐色横斑。颏、喉和颈的前部赤褐色，与颊部和眼先的赤褐色连在一起；从颈部开始，伸出一个黑褐宽条，沿中线至喉部中央，扩大成黑褐色锚状纹，两侧向上延伸，几与耳羽连接。上胸灰白沾栗，羽干白色；颈侧和胸侧黑褐，杂以栗褐色，并具明显的白色羽干纹；两胁栗褐，杂以黑色，具更宽的白色羽干纹；下胸以至尾下覆羽灰白。雌性成鸟：与雄鸟冬羽相近似，但颏和喉的羽不变长，羽端圆形，浅灰黄色；颈侧也浅灰黄色，羽端黑色；上胸黄褐色，具左右并排的黑斑，或连成黑色纵斑块。

【生境分布】

一般在平原、丘陵、沼泽、湖泊、溪流的草丛中生活，有时也在灌木林活动繁殖于我国东北和更北地区，迁徙及越冬时遍及我国东部。现可人工饲养。

【采收加工】

杀死后，开水烫透，去毛及肠杂。

【性味归经】

甘，平。归心、肝、脾、肺、肾、大肠经。

【功能主治】

益气补虚，厚肠止痢，祛风除湿，宣肺利湿，消积除疳。本品甘平，为禽类肉中佳品，补五脏，益中气，祛风利湿，消积除疳，也食也药。

【用量用法】

50～100克，煮食，煎汤。

【配伍应用】

①美容养颜：鹌鹑肉、山药、杞子、莲子、薏仁、桂圆各适量，煲汤喝。②女孩子贫血，脸色苍白：鹌鹑肉、当归头片、红枣各适量，煲汤喝。③脾虚不运，少食乏力，便溏腹泻，脾虚水肿：鹌鹑2只，赤小豆30克，生姜3克，加水煮熟食。④肝肾虚弱，腰膝酸软或疼痛等：鹌鹑1只，枸杞子30克，杜仲15克，煎水取汁饮，并食鹑肉。

【使用注意】感冒期间忌食。

榛子

【别名】

榧子、平榛、山反栗。

【来源】

本品为桦木科植物榛的种仁。

【形态特征】

落叶灌木或小乔木，高1～7米。叶互生；阔卵形至宽倒卵形，长5～13厘米，宽4～7厘米，先端近截

形而有锐尖头，基部圆形或心形，边缘有不规则重锯齿，上面无毛，下面脉上有短柔毛；叶柄长 1 ～ 2 厘米，密生细毛；托叶小，早落。花单性，雌雄同株，先叶开放；雄花成荑黄花序，圆柱形，长 5 ～ 10 厘米，每苞有副苞 2 个，苞有细毛，先端尖，鲜紫红色，雄蕊 8，药黄色；雌花 2 ～ 6 个簇生枝端，开花时он在鳞芽内，仅有花柱外露，花柱 2 个，红色。小坚果近球形，径 0.7 ～ 1.5 厘米，淡褐色，总苞叶状或钟状，由 1 ～ 2 个苞片形成，边缘浅裂，裂片几全缘，有毛。花期 4 ～ 5 月，果期 9 ～ 10 月。

【生境分布】

生于山地阴坡丛林间，分布于东北、华北及陕西、甘肃等地。本品变种川榛的种仁同等入药。分布于四川、湖南、湖北、江西、浙江等地。

【采收加工】

9 ～ 10 月果实成熟时及时采摘，晒干后除去总苞及果壳。

【性味归经】

甘，平。归脾、胃、肝经。

【功能主治】

益气健脾，调中开胃，养肝明目。本品甘、平。入中焦有补脾开胃之功。入肝经，养肝明目，药食兼用。

【用量用法】

煎汤 30 ～ 60 克，或研细末服，也可炒食果仁。

【配伍应用】

①病后体虚，食少疲乏：榛子 60 克，山药 50 克，党参 12 克，陈皮 10 克，榛子去皮壳洗净；山药洗净取净肉切小块；党参、陈皮以水 500 毫升，文火煮 30 分钟，去渣取汁。以药汁煮榛子肉、山药块，小火熬熟食用。②健脑益智：榛子 500 克，食油、白糖各适量。榛子去壳取仁；食油入锅中烧滚，将榛子倒入热油锅中，迅速翻炒至色黄质酥，用漏勺捞出沥出余油，置碗中，趁热拌入白糖即可。③明目健脑：榛子 500 克，盐 10 克，榛子去壳，保留红色内皮，以清水洗净晾干；盐入少量温水中化开；将锅烧热，倒入榛仁快速翻炒，半熟时倒入盐水，再炒至水分收干，香酥干脆即可出锅，晾凉食用。

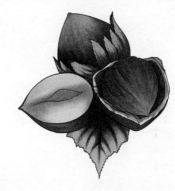

补阳药

鹿茸

【别名】

鹿茸片、鹿茸粉、鹿茸血片。

【来源】

本品为鹿科动物梅花鹿或马鹿雄鹿未骨化密生茸毛的幼角。前者称"梅花茸"，后者称"马鹿茸"。

【形态特征】

梅花鹿：一种中型的鹿。体长约 1.5 米，肩高约 90 厘米。雄鹿有角，生长完全的共有四叉，眉叉斜向前伸；第二叉与眉叉相距较远，主干末端再分一叉。雌鹿无角。眶下腺明显，呈裂缝状。耳大直立。颈细长，颈和胸部下方有长毛。尾短，臀部有明显白斑。四肢细长，后肢外侧跗关节下有褐色腺体，名为跗腺；主蹄狭尖，侧蹄小。冬毛厚密，棕灰色或棕黄色，有白色斑点，夏季白斑更明显。腹部毛白色，四肢毛色较淡，背部有深棕色的纵纹。大都人工饲养。野生者栖息于混交林、山地草原和森林边缘附近；冬季多在山地南坡，春、秋多在旷野，夏季常在密林。晨昏活动较多。以青草、树叶、嫩芽、树皮、苔藓为食。春、夏季喜盐。雄鹿每年 4 ～ 5 月脱落旧角，随后长出茸角，外被天鹅绒状的茸皮。

【生境分布】

梅花鹿栖于混交林、山地草原及森林近缘。分布于吉林、辽宁、黑龙江、新疆、甘肃等地。

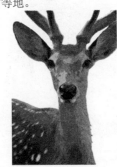

【采收加工】

分锯茸和砍茸两种方法。锯茸，一般从第三年的鹿开始锯茸。二杠茸每年可采收2次，第一次在清明后45～50日（头茬茸），采后50～60日采第二次（二茬茸）；三岔茸则采1次，约在7月下旬。锯时应迅速将茸锯下，伤口敷上止血药。将锯下的鹿茸立即进行烫炸等加工，至积血排尽为度，阴干或烘干。砍茸，将鹿头砍下，再将茸连脑盖骨锯下，刮净残肉，绷紧脑皮，进行烫炸等加工，阴干。

【性味归经】

甘、咸，温。归肝、肾经。

【功能主治】

壮肾阳，益精血，强筋骨，调冲任，托疮毒。本品味甘主补，甘温，归肝、肾二经，补肝肾，益精血，壮筋骨。为温补肾阳，益精血的要药，凡肾阳不足、精血亏虚之证，皆可使用。

【用量用法】

1～3克，研末服；或入丸、散。

【配伍应用】

①阳痿不举，小便频数：与山药浸酒服，如鹿茸酒。②精血耗竭，面色黧黑，耳聋目昏等：与乌梅、当归膏为丸（《济生方》）。③诸虚百损，五劳七伤，元气不足，畏寒肢冷、阳痿早泄、宫冷不孕、小便频数等证：与黄芪、人参、当归同用，如参茸固本丸（《中国医学大辞典》）。④肾虚骨弱，腰膝无力或小儿五迟：与熟地、五加皮、山茱肉等同用，如加味地黄丸（《医宗金鉴》）。

【使用注意】本品甘温助阳，肾虚有火者不宜。阴虚阳亢，血分有热，胃火炽盛，肺有痰热，外感热病均忌用。本品宜从小剂量开始，缓缓增加，不宜骤用大量，以免风阳升动，头晕目赤，或伤阴动血。高血压、肝炎、肾炎忌用。不宜与降糖药、水杨酸类药合用。

鹿角

【别名】

鹿角片、鹿角末。

【来源】

本品为鹿科动物马鹿或梅花鹿已骨化的角或锯茸后翌年春季脱落的角基，分别习称"马鹿角"、"梅花鹿角"、"鹿角脱盘"。

【形态特征】

梅花鹿 一种中型的鹿。体长约1.5米，肩高约90厘米。雄鹿有角，生长完全的共有四叉，眉叉斜向前伸；第二叉与眉叉相距较远，主干末端再分一叉。雌鹿无角。眶下腺明显，呈裂缝状。耳大直立。颈细长，颈和胸部下方有长毛。

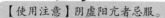

尾短，臀部有明显白斑。四肢细长，后肢外侧踝关节下有褐色腺体，名为跖腺；主蹄狭尖，侧蹄小。冬毛厚密，棕灰色或棕黄色，有白色斑点，夏季白斑更明显。腹部毛白色，四肢毛色较淡，背部有深棕色的纵纹。大都人工饲养。野生者栖息于混交林、山地草原和森林边缘附近；冬季多在山地南坡，春、秋多在旷野，夏季常在密林。晨昏活动较多。以青草、树叶、嫩芽、树皮、苔藓为食。春、夏季喜盐。雄鹿每年4～5月脱落旧角，随后长出茸角，外被天鹅绒状的茸皮。

【生境分布】

我国东北、西北、内蒙古、新疆及西南山区均有分布。分布于吉林、黑龙江、内蒙古、新疆、青海。

【采收加工】

多于春季拾取，除去泥沙，风干。

【性味归经】

咸，温。归肝、肾经。

【功能主治】

温肾阳，强筋骨，行血消肿。本品生用散热行血消肿，主治恶疮痈肿，少腹血结痛，跌打损伤瘀血等证。熟用益肾补虚、强精活血。

【用量用法】

内服：煎汤，5～10克；或研末服。外用：磨汁涂或研末敷。

【配伍应用】

多用于疮疡肿毒、乳痈、产后瘀血腹痛、腰痛、胞衣不下等。

【使用注意】阴虚阳亢者忌服。

巴戟天

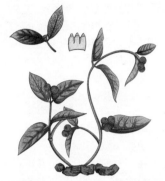

【别名】

巴戟、盐巴戟、巴戟肉、制巴戟。

【来源】

本品为茜草科植物巴戟天的干燥根。

【形态特征】

藤状灌木。根肉质肥厚，圆柱形，呈结节状，茎有纵棱，小枝幼时有褐色粗毛。叶对生，叶片长椭圆形，全缘，叶缘常有稀疏的短睫毛，下面中脉被短粗毛，托叶鞘状。头状花序有花2～10朵，排列于枝端，花序梗被污黄色短粗毛，花萼先端有不规则的齿裂或近平截，花冠白色，肉质。核果近球形，种子4粒。

【生境分布】

生长于山谷、溪边或林下。分布于广东高要、德庆，广西苍梧等地。

【采收加工】

秋冬采收为宜。栽培品5～7年后采挖，洗净泥土，除去须根，晒六七成干，用木槌轻轻捶扁，晒干；或先蒸过，晒至半干后，捶扁，晒干。

【性味归经】

辛、甘，微温。归肾经。

【功能主治】

补肾助阳，祛风除湿。本品甘温能补，辛温能行，专入肾经，有内补肾阳、外祛风湿之功，温而不燥，补而不滞。尤宜于肾阳虚兼风湿痹痛者。

【用量用法】

10～15克，煎汤或入丸、散。

【配伍应用】

①虚羸阳道不举：常配牛膝浸酒服（《千金方》）。②肾阳虚弱，命门火衰所致阳痿不育：与淫羊藿、仙茅、枸杞子等同用，如赞育丸（《景岳全书》）。③下元虚寒之宫冷不孕、月经不调、少腹冷痛：与高良姜、肉桂、吴茱萸，如巴戟丸（《和剂局方》）。④小便不禁：与菟丝子、桑螵蛸、益智仁等同用（《奇效良方》）。⑤肾虚骨痿，腰膝酸软：与肉苁蓉、杜仲、菟丝子等配伍，如金刚丸（《张氏医通》）。

【使用注意】阴虚火旺者不宜单用。

淫羊藿

【别名】

仙灵脾、炙羊藿。

【来源】

本品为小檗科植物淫羊藿、箭叶淫羊藿、柔毛淫羊藿、巫山淫羊藿或朝鲜淫羊藿的干燥地上部分。

【形态特征】

多年生草本，高30～40厘米。根茎长，横走，质硬，须根多数。叶为二回三出复叶，小叶9片，有长柄，小叶片薄革质，卵形至长卵圆形，长4.5～9厘米，宽3.5～7.5厘米，先端尖，边缘有细锯齿，锯齿先端成刺状毛，基部深心形，侧生小叶基部斜形，上面幼时有疏毛，开花后毛渐脱落，下面有长柔毛。花4～6朵成总状花序，花序轴无毛或偶有毛，花梗长约1厘米；基部有苞片，卵状披针形，膜质；花大，直径约2厘米，黄白色或乳白色；花萼8片，卵状披针形，2轮，外面4片小，不同形，内面4片较大，同形；花瓣4，近圆形，具长距；雄蕊4；雌蕊1，花柱长。蓇葖果纺锤形，成熟时2裂。花期4～5月，果期5～6月。

箭叶淫羊藿：多年生草本，高30～50厘米。根茎匍行呈结节状。根出叶1～3枚，三出复叶，小叶卵圆形至卵状披针形，长4～9厘米，宽2.5～5厘米，先端尖或渐尖，边缘有细刺毛，基部心形，侧生小

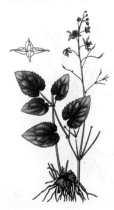

叶基部不对称，外侧裂片形斜而较大，三角形，内侧裂片较小而近于圆形；茎生叶常对生于顶端，形与根出叶相似，基部呈歪箭状心形，外侧裂片特大而先端渐尖。花多数，聚成总状或下部分枝而成圆锥花序，花小，直径仅 6～8 毫米，花瓣有短距或近于无距。花期 2～3 月，果期 4～5 月。生长于山坡竹林下或路旁岩石缝中。分布于浙江、安徽、江西、湖北、四川、台湾、福建、广东、广西等地。以上几种植物的根茎（淫羊藿根）也供药用。在云南地区应用的淫羊藿，其原植物为尖叶淫羊藿，叶为 3 小叶或单叶，小叶片狭长，叶背有柔毛。总状花序具 10～15 朵花，小花梗长而无毛，距较内部的花萼长一倍。

【生境分布】

生长于山坡阴湿处或山谷林下或沟

岸。分布于陕西、四川、湖北、山西、广西等地。

【采收加工】

夏、秋两季采收，割取茎叶除去杂质，晒干或阴干。

【性味归经】

辛、甘，温。归肝、肾经。

【功能主治】

补肾壮阳，祛风除湿，止咳平喘。本品辛甘而温，甘温壮阳，辛温行散，入肝、肾二经，补肾阳，壮筋骨，祛风湿，为临床常用。

【用量用法】

10～15 克，煎服；或浸酒、熬膏，入丸、散。

【配伍应用】

①肾阳虚衰，阳痿尿频，腰膝无力：单用有效，也可与其他补肾壮阳药同用。单用本品浸酒服，以益丈夫兴阳，理腰膝冷痛，如淫羊藿酒（《食医心镜》）。②肾虚阳痿遗精等：与巴戟天、肉苁蓉、杜仲等同用，如填精补髓丹（《丹溪心法》）。

【使用注意】 阴虚火旺者不宜服。

仙茅

【别名】

酒仙茅。

【来源】

本品为石蒜科植物仙茅的干燥根茎。

【形态特征】

多年生草本，根茎延长，长可达 30 厘米，圆柱状，肉质，外皮褐色；根粗壮，肉质，地上茎不明显。叶 3～6 片根出，狭披针形，长 10～25 厘米，先端渐尖，蔓部下延成柄，再向下扩大呈鞘状，绿白色，边缘膜质，叶脉显明，有中脉，两面疏生长柔毛，后渐光滑。花腋生，藏在叶鞘内，花杂性，上部为

雄花，下部为两性花；苞片披针形，绿色，膜质，被长柔毛。

【生境分布】

生长于平原荒草地阳处或混生在山坡茅草及树丛中。分布于四川、云南、贵州；广东、广西、湖南、湖北也产。

【采收加工】

2～4 月发芽前或 7～9 月苗枯萎时挖取根茎，洗净，除去须根和根头，晒干。或蒸后晒干。

【性味归经】

辛，热；有毒。归肾、肝、脾经。

【功能主治】

温肾壮阳，祛寒除湿。本品辛热温散有毒，药力峻猛，主入肾经，温肾壮阳，补命门真火，善祛寒湿之邪。能蠲痹强筋，诚为壮阳祛寒峻品。

【用量用法】

3～10 克，煎汤；浸酒或入丸、散。外用：适量，捣敷。

【配伍应用】

①肾阳不足，命门火衰，阳痿精冷，小便频数：与巴戟天、淫羊藿、金樱子等同用，治命门火衰，阳痿早泄及精寒不育，如仙茅酒（《万氏家抄方》）。②腰膝冷痛，筋骨痿软：与附子、杜仲、独活等同用。肝肾亏虚，须发早白，目昏目暗：与生熟地、枸杞子、车前子等同用，如仙茅丸（《圣济总录》）。

【使用注意】 本品有毒，不宜久服。燥热性强，阴虚火旺当忌服。

补血药

熟地黄

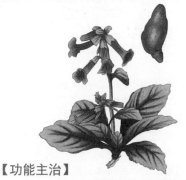

【别名】

熟地、大熟地、砂熟地。

【来源】

本品为玄参科植物地黄的干燥块根，经加工蒸晒而成。

【形态特征】

本植物为多年生草木，高25～40厘米，全株密被长柔毛及腺毛。块根肥厚，叶多基生，倒卵形或长椭圆形，基部渐狭下延成长叶柄，边缘有不整齐钝锯齿。茎生叶小。总状花序，花微下垂，花萼钟状，花冠筒状，微弯曲，二唇形，外紫红色，内黄色有紫斑，蒴果卵圆形，种子多数。鲜生地呈纺缍形或条状，长9～16厘米，直径2～6厘米。表面肉红色，较光滑，皮孔横长，具不规则疤痕。肉质、断面红黄色，有橘红色油点及明显的菊花纹。

【生境分布】

主要为栽培，也野生于山坡及路边荒地等处。分布于河南的温县、孟州市、泌阳、济源、修武、武陟、博爱。河北、内蒙古、山西及全国大部分地区均有栽培。

【采收加工】

取干地黄加黄酒30%，拌和，入蒸器中，蒸至内外黑润，取出。晒至八成干时，切厚片，干燥即成。或取干地黄置蒸器中蒸8个小时以后，焖一夜，次日翻过再蒸4～8小时，再焖一夜，取出晒至八成干，切片再晒干。

【性味归经】

甘，微温。归肝、肾经。

【功能主治】

养血滋阴，补精益髓。本品味甘、微温，质地柔润，温而不燥，入肝肾二经，故有养血滋阴之效，生精补髓之功，为补益肝肾之君药首剂，凡肝肾不足，精血亏虚诸证，均可应用。

【用量用法】

10～30克，煎汤；或入丸、散、膏剂。

【配伍应用】

①血虚萎黄，眩晕，心悸，失眠及月经不调、崩中漏下等：与白芍、当归、川芎同用，如四物汤（《和剂局方》）。②心血虚心悸怔忡：与酸枣仁、远志等同用。③崩漏下血而致血虚血寒、少腹冷痛者：与艾叶、阿胶等同用，如胶艾汤（《金匮要略》）。④肝肾阴虚，腰膝酸软、遗精、盗汗、耳鸣、耳聋及消渴等：与山茱萸、山药等同用，可补肝肾，益精髓，如六味地黄丸（《小儿药证直诀》）。

【使用注意】本品滋腻、碍胃，宜与陈皮、砂仁同用以健胃行滞。凡气滞，痰多，脘腹胀满，食少便溏者忌服。传统认为，炒炭可以增强止血作用。故熟地炭用于止血。

当归

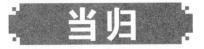

【别名】

归头、归尾、归身、秦归、西当归、油当归、全当归、当归头、当归尾、当归身。

【来源】

本品为伞形科多年生草本植物当归的干燥根。

【形态特征】

多年生草本，茎带紫色，有纵直槽纹。叶为二至三回奇数羽状复叶，叶柄基部膨大呈鞘，叶片卵形，小叶片呈卵形或卵状披针形，近顶端一对无柄，一至

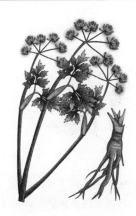

二回分裂，裂片边缘有缺刻。复伞形花序顶生，无总苞或有 2 片。双悬果椭圆形，分果有 5 棱，侧棱有翅，每个棱槽有 1 个油管，结合面 2 个油管。

【生境分布】

生长于高寒多雨的山区；多栽培。分布于甘肃省岷县（古秦州），产量大质优。其次四川、云南、湖北、陕西、贵州等地也有栽培。

【采收加工】

甘肃当归秋末采挖，去净泥土，放置，待水分稍蒸发后，当根变软时，捆成小把；架在棚顶上，先以湿木柴火猛烘上色，再以文火熏干，经过翻棚，使色均匀，全部干度达 70% ～ 80%，停火下棚。云南当归一般在立冬前后采挖，去净泥土，勿沾水受潮以免变黑腐烂，摊晒时注意翻动，每晚收进屋内晾于通风处，以免霜冻，至干即得。

【性味归经】

甘，辛，温。归心、肝、脾经。

【功能主治】

补血调经，活血止痛，润肠通便。

【用量用法】

5 ～ 10 克，煎汤；浸酒，熬膏或入丸、散。外用：适量，多入膏药中。

【配伍应用】

①血虚诸证：若气血两虚，常配黄芪、人参补气生血，如当归补血汤（《兰室秘藏》）、人参养荣汤（《温疫论》）；若血虚萎黄、心悸失眠，常与熟地黄、白芍、川芎配伍，如四物汤（《和剂局方》）。②血虚血瘀，月经不调，经闭，痛经：常与补血调经药同用，如《和剂局方》四物汤，既为补血之要剂，又为妇科调经的基础方；若兼气虚者，可配黄芪、人参；若兼气滞者，可配延胡索、香附；若兼血热者，可配黄连、黄芩，或地骨皮、牡丹皮；若血瘀经闭不通者，可配红花、桃仁；若血虚寒滞者，可配艾叶、阿胶等。③血虚血瘀寒凝之腹痛：与芍药、桂枝、生姜等同用，如当归生姜羊肉汤（《金匮要略》）、当归建中汤（《千金方》）。④跌打损伤瘀血作痛：与没药、乳香、红花、桃仁等同用，如复元活血汤（《医学发明》）、活络效灵丹（《医学衷中参西录》）。

【使用注意】本品味甘，滑肠，湿盛中满，大便溏泻者不宜。

白芍

【别名】

生白芍、杭白芍、炒白芍、酒白芍、白芍药、黑白芍。

【来源】

本品为毛茛科植物芍药的干燥根。

【形态特征】

多年生草本植物，根肥大。叶互生，下部叶为二回三出复叶，小叶片长卵圆形至披针形，先端渐尖，基部楔形，叶缘具骨质小齿，上部叶为三出复叶。花大，花瓣白色、粉红色或红色。蓇葖果。

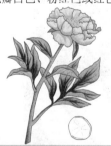

【生境分布】

生长于山坡、山谷的灌木丛或草丛中。分布于浙江、安徽、四川、山东等地，河南、湖南、陕西等地也有栽培。

【采收加工】

夏、秋两季采挖，洗净，除去头尾及细根，置沸水中煮后除去外皮，或去皮后再煮，晒干。

【性味归经】

苦、酸，微寒。归肝、脾经。

【功能主治】

补血敛阴，柔肝止痛，平降肝阳。本品酸苦，微寒，酸能收敛，苦凉泄热，入肝脾经，养血敛阴而柔肝利脾，缓急止痛，清热降泄能补益肝阴，平降肝阳，为肝病要药。

【用量用法】

6 ～ 15 克，大剂量30克，煎服。平肝抑阳用生白芍，养血敛阴炒用。用于崩漏则炒炭。

【配伍应用】

①肝血亏虚，面色苍白，眩晕心悸，或月经不调，崩中漏下：与当归、熟地等同用，如四物汤（《和剂局方》）。②血虚有热，月经不调：与黄柏、黄芩、续断等药同用，如保阴煎（《景岳全书》）。③血虚肝郁，胁肋疼痛：与当归、柴胡、白芍等同用，如逍遥散（《和剂局方》）。

【使用注意】腹满及虚寒泄泻者忌用。反藜芦。本品因含苯甲酸，大量服用会增加肝脏解毒的负担，故肝功能不良者不宜长期服用。

第二章 解表药

发散风寒药

麻黄

【别名】

卑相、狗骨、龙沙、麻黄绒、净麻黄、炙麻黄。

【来源】

本品为麻黄科草本状小灌木草麻黄、木贼麻黄和中麻黄的草质茎。

【形态特征】

草麻黄：小灌木，常呈草本状，木质茎短小，匍匐状；小枝圆，对生或轮生，节间长2.5～6厘米，叶膜质鞘状，上部1/3～2/3分离，2裂（稀3），裂片锐三角形，反曲。雌雄异株；雄球花有多数密集雄花，或成复穗状，雄花有7～8枚雄蕊，雌球花单生枝顶，有苞片4～5对，上面一对苞片内有雌花2朵，雌球花成熟时苞片肉质，红色；种子藏于苞片内，通常为2粒。中麻黄：茎高达1米以上，叶上部约1/3分裂，裂片通常3（稀2）钝三角形或三角形；雄球花常数个密集于节上，呈团状；雌

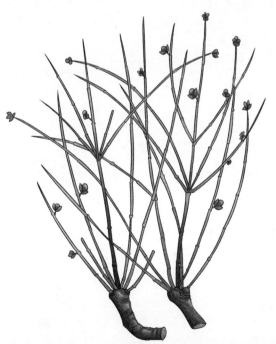

球花2～3生于茎节上，仅先端一轮苞片生有2～3雌花。种子通常3粒（稀2）。木贼麻黄：直立灌木，高达1米，节间短而纤细，长1.5～2.5厘米，叶膜质鞘状，仅上部约1/4分离，裂片2，呈三角形，不反曲；雌花序常着生于节上成对，苞片内有雌花1朵。种子通常为1粒。

【生境分布】

生长于干燥的山岗、高地、山田或干枯的河床中。分布于吉林、辽宁、内蒙古、河北、河南、山西等地。

【采收加工】

8～10月割取地上绿色草质茎，通风处晾干或晒干。

【性味归经】

辛、微苦，温。归肺、膀胱经。

【功能主治】

发汗解表，宣肺平喘，利水消肿。本品辛温质轻，去表性浮，善散束表之风寒，能发汗以解表，疏散肺气以平喘，通调水道以利水消肿。

【用量用法】

3～10克，水煎服。发汗解表常用生麻黄，止咳平喘多用炙麻黄。

【配伍应用】

①小儿腹泻：麻黄2～4克，前胡4～8克，水煎，加少量白糖送服，每日1剂。②冬天久咳：麻黄60克，胡椒20粒，老姜15克，研为细末，然后与米酒、面粉再炒至成饼状，贴于患者后背上。每日换药1次，连续贴数日，以愈为度。③小儿百日咳：麻黄、甘草各3克，橘红5克，杏仁、百部各9克，水煎服。④荨麻疹：麻黄、蝉衣、槐花、黄柏、乌梅、板蓝根、甘草、生大黄各10克，水煎服。

【使用注意】本品发散力强，多汗、虚喘患者当慎用。能升高血压、兴奋中枢神经系统，故高血压、失眠患者也需慎用。

桂枝

【别名】
柳桂、桂枝尖、嫩桂枝。

【来源】
本品为樟科植物肉桂的干燥嫩枝。

【形态特征】
常绿乔木，高 12 ～ 17 米。树皮呈灰褐色，有芳香，幼枝略呈四棱形。叶互生，革质；长椭圆形至近披针形，长 8 ～ 17 厘米，宽 3.5 ～ 6 厘米，先端尖，基部钝，全缘，上面绿色，有光泽，下面灰绿色，被细柔毛；具离基 3 出脉，于下面明显隆起，细脉横向平行；

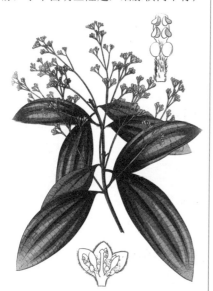

叶柄粗壮，长 1 ～ 2 厘米。圆锥花序腋生或近顶生，长 10 ～ 19 厘米，被短柔毛；花小，直径约 3 厘米；花梗长约 5 毫米；花被管长约 2 毫米，裂片 6，黄绿色，椭圆形，长约 3 毫米，内外密生短柔毛；发育雄蕊 9，3 轮，花药矩圆形，4 室，瓣裂，外面 2 轮花丝上无腺体，花药内向，第 3 轮雄蕊外向，花丝基部有 2 腺体，最内尚有 1 轮退化雄蕊，花药心脏形；雌蕊稍短于雄蕊，子房椭圆形，1 室，胚珠 1，花柱细，与子房几等长，柱头略呈盘状。浆果椭圆形或倒卵形，先端稍平截，暗紫色，长 12 ～ 13 毫米，外有宿存花被。种子长卵形，紫色。花期 5 ～ 7 月，果期至次年 2 ～ 3 月。

【生境分布】
生长于常绿阔叶林中，但多为栽培。分布于广东、广西、云南等省区。

【采收加工】
春、夏季节剪取嫩枝，去叶，切成小段或切片，晒干。

【性味归经】
辛、甘，温。归心、肺、膀胱经。

【功能主治】
发汗解肌，温通经脉，通阳化气。本品辛散温通，走于表，专散肌表风寒而发汗解肌；行于里，一则活血通经、散寒止痛，二则温助阳气、通阳复脉、化气利水。

【用量用法】
3 ～ 10 克，水煎服。

【配伍应用】
①面神经麻痹：桂枝 30 克，防风 20 克，赤芍 15 克，水煎，趁热擦洗患部，每次 20 分钟，每日 2 次，以局部皮肤潮红为度。②关节炎疼痛：桂枝、熟附子各 9 克，姜黄、威灵仙各 12 克，水煎服。③低血压症：桂枝、肉桂各 40 克，甘草 20 克，混合煎煮，分 3 次当茶饮服。④闭经：桂枝 10 克，当归、川芎各 8 克，吴茱萸、艾叶各 6 克，水煎服。

【使用注意】本品辛温助热，易伤阴动血，温热病、阴虚火旺和血热妄行者忌服。孕妇及月经过多者慎用。

紫苏

【别名】
苏叶、苏梗、苏茎、紫苏叶、全紫苏、紫苏草。

【来源】
本品为唇形科植物紫苏的干燥叶片，或带部分嫩枝。若叶、茎同用，则称为全紫苏。

【形态特征】
一年生直立草本，高 1 米左右，茎方形，紫色或绿紫色，上部被有紫色或白色毛。叶对生，有长柄；卵形或圆卵形，长 4 ～ 11 厘米，宽 2.5 ～ 9 厘米，先端长尖，基部楔形，微下延，边缘有粗锯齿，两面均带紫色，下面有油点。总状花序顶生或腋生，苞片卵形 花萼钟状，具 5 齿；花冠二唇形，红色或淡红色；雄蕊 4 枚，2 强。

【生境分布】
生长于山地、路旁、村边或荒地，多为栽培。分布于全国，以江苏、湖北、广东、广西、河南、河北、山东、山西、浙江、四川为分布区。

【采收加工】

9月（白露前后）枝叶茂盛，花序刚长出时采收，阴干。

【性味归经】

辛，温。归肺、脾经。

【功能主治】

发汗解表，行气宽中。本品辛温芳香而善行散，归于肺行于表则散在表风寒，入于脾走于里则行脾胃滞气而宽中焦。

【用量用法】

3～10克，水煎服。不宜久煎。

【配伍应用】

①妊娠胸闷呕恶：紫苏梗、姜制竹茹各10克，砂仁6克，水煎服。②妊娠呕吐：紫苏梗9克，竹茹、陈皮各6克，制半夏5克，生姜3片，水煎服，每日1剂。③习惯性流产：紫苏梗10克，陈皮6克，莲子60克，将莲子去皮、蕊后放入锅内，加水500毫升煮至八成熟，

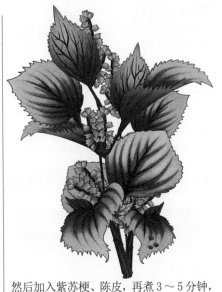

然后加入紫苏梗、陈皮，再煮3～5分钟，食莲、饮汤，每日1～2次。

【使用注意】脾虚便溏者慎用紫苏子。

香薷

【别名】

香薷。

【来源】

本品为唇形科植物青香薷和江香薷的干燥地上部分。

【形态特征】

青香薷：一年生草本，高15～45厘米。茎多分枝，稍呈四棱形，略带紫红色，被逆生长柔毛。叶对生，叶片线状长圆形至线状披针形，长1.3～2.8厘米，宽2～4厘米，边缘具疏锯齿或近全缘，两面密生白色柔毛及腺点。轮伞花序聚成顶生短穗状或头状，苞片圆倒卵形，长4～7毫米；萼钟状，外被白色柔毛及腺点；花冠2唇形，淡紫色，外被短柔毛；能育雄蕊2；花柱2裂。小坚果4，球形，褐色。江香薷：多年生草本，高30～50厘米。茎直立，四棱形，黄紫色，被短柔毛。单叶对生，叶片卵状三角形至披针形，长3～6厘米，宽0.8～2.5厘米，先端渐尖，基部楔形，边缘具疏锯齿，两面被短柔毛，下面密布凹陷腺点。轮伞花序密集成穗状，顶生或腋生，偏向一侧。苞片广卵形，边缘有睫毛，萼钟状，外被白色短硬毛，5齿裂；花冠唇形，淡紫红色至紫红色，外密被长柔毛。雄蕊4枚，2强；子房上位，4深裂。小坚果近卵形或长圆形，棕色至黑棕色。

【生境分布】

生长于山野。分布于江西、河南、河北、安徽等地。

【采收加工】

夏、秋季果实成熟时割取地上部分，除去杂质，晒干或阴干。

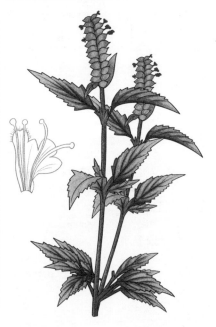

【性味归经】

辛，微温。归肺、脾、胃经。

【功能主治】

发汗解表，化湿和中，利水消肿。本品辛香疏散，外祛风邪，发汗以解表；内能疏散脾胃湿滞，运脾和中；其宣散肺气，开启水道上源则利水以消肿。

【用量用法】

3～10克，水煎服。

【配伍应用】

①小便不利、头面浮肿：香薷、白术各等份，研粉，炼蜜为丸，每服9克，每日2～3次。②水肿：香薷25 000克，锉入锅中，加水久煮，去渣再浓煎，浓到可以捏丸时，即做成丸子，如梧子大。每服5丸，每日3次，药量可以逐日加一点以小便能畅为愈。③心烦胁痛：用香薷捣汁1～2升服。④鼻血不止：用香薷研细，水冲服5克。

【使用注意】表虚有汗及阳暑忌用。解表不宜久煎，用于水肿宜久煎浓缩服。

荆芥

【别名】

荆芥、炒荆芥、荆芥炭。

【来源】

本品为唇形科植物荆芥的干燥地上部分。

【形态特征】

一年生草本，有香气。茎直立，方形有短毛。基部带紫红色。叶对生，羽状分裂，裂片3～5，线形或披针形，全缘，两面被柔毛。轮伞花序集成穗状顶生。花冠唇形，淡紫红色，小坚果三棱形。茎方柱形，淡紫红色，被短柔毛。断面纤维性，中心有白色髓部。叶片大多脱落或仅有少数残留。枝的顶端着生穗状轮伞花序，花冠多已脱落，宿萼钟形，顶端5齿裂，淡棕色或黄绿色，被短柔毛，内藏棕黑色小坚果。

【生境分布】

全国各地均有出产，其中以江苏、浙江、江西、湖北、河北为主要产区。

【采收加工】

秋季花开到顶、穗绿时割取地上部分，晒干或阴干。或先单取花穗，再割茎枝，分别晒干，前者即"荆芥穗"。

【性味归经】

辛，微温。归肺、肝经。

【功能主治】

散风解表，透疹消疮，炒炭止血。本品质轻芳香，以辛散见长，善疏散肌

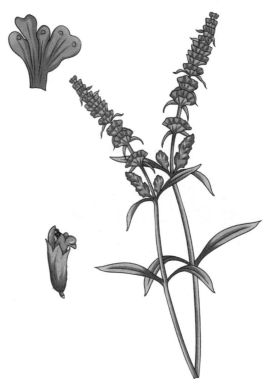

表皮肤之风，而有发汗解表、透疹止痒、消疮之功。炒炭后辛散之性消失，入血分而止血。

【用量用法】

3～10克，水煎服。本品宜轻煎。发表透疹消疮宜生用，止血宜炒炭用。

【配伍应用】

①皮肤瘙痒：荆芥、薄荷各6克，蝉蜕5克，白蒺藜10克，水煎服。②痔疮肿痛：荆芥30克，煎汤熏洗。③预防流行性感冒：荆芥9克，紫苏6克，水煎服。④感冒发热头痛：荆芥、防风各8克，川芎、白芷各10克，水煎服。

防风

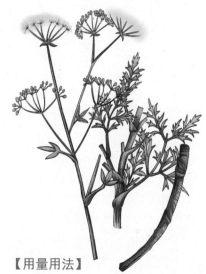

【别名】

关防风、东防风、口防风、西防风、防风炭。

【来源】

本品为伞形科植物防风的干燥根。

【形态特征】

多年生草本，高达80厘米，茎基密生褐色纤维状的叶柄残基。茎单生，二歧分枝。基生叶有长柄，2～3回羽裂，裂片楔形，有3～4缺刻，具扩展叶鞘。复伞形花序，总苞缺如，或少有1片；花小，白色。双悬果椭圆状卵形，分果有5棱，棱槽间有油管1，结合面有油管2，幼果有海绵质瘤状突起。

【生境分布】

生长于丘陵地带山坡草丛中或田边、路旁，高山中、下部。分布于黑龙江、吉林、辽宁、内蒙古、河北、山西、河南等省（区）。

【采收加工】

春、秋季节采挖，去净残茎、泥土、须根等杂质，晒干。

【性味归经】

辛，甘，微温。归膀胱、肝、脾经。

【功能主治】

散风胜湿，解表，止痛，止痉。本品以辛为用，药性温和，以疏散风邪为长，故有防风之名。该药外能祛风寒风热而解表、止痒，中能祛风湿以止痛，内能祛风以止痉。

【用量用法】

3～10克，水煎服。治泄泻、肠风下血时可炒炭。

【配伍应用】

①麻疹、风疹不透：防风、荆芥、浮萍各10克，水煎服。②痔疮出血：防风8克，荆芥炭、地榆炭各10克，水煎服。③酒糟鼻：防风、白蒺藜、白僵蚕、甘草各1克，荆芥穗4克，黄芩6克，茶叶1撮，水煎服。④感冒头痛：防风、荆芥各10克，紫苏叶、羌活各8克，水煎服。⑤霉菌性阴道炎：防风、大戟、艾叶各25克，水煎，熏洗，每日1次。⑥下肢痿弱无力：防风、赤芍各5克，生黄芪60克，水煎服，每日1剂。

【使用注意】血虚发痉及阴虚火旺者禁服。

羌活

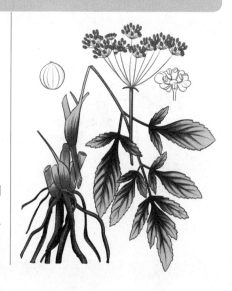

【别名】

川羌、条羌、蚕羌、竹节羌、西羌活、大头羌。

【来源】

本品为伞形科植物羌活或宽叶羌活的干燥根茎和根。

【形态特征】

羌活为多年生草本，高60～150厘米；茎直立，淡紫色，有纵沟纹。基生叶及茎下部叶具柄，基部两侧成膜质鞘状，叶为2～3回羽状复叶，小叶3～4对，卵状披针形，小叶2回羽状分裂至深裂，最下一对小叶具柄；茎上部的叶近无柄，叶片薄，无毛。复伞形花序，伞幅10～15；小伞形花序有花20～30朵，花小，白色。

双悬果长圆形、主棱均扩展成翅，每棱槽有油管3个，合生面有6个。宽叶羌活与上种区别点为：小叶长圆状卵形至卵状披针形，边缘具锯齿，叶脉及叶缘具微毛。复伞形花序，伞幅14～23；小伞形花序上生多数花，花淡黄色。双悬果近球形，每棱槽有油管3～4个，合生面有4个。

【生境分布】

生长于海拔2600～3500米的高山、高原之林下、灌木丛、林缘、草甸。分布于四川、甘肃、青海、云南等地。

【采收加工】

春、秋季采挖，除去茎叶、细根、泥土，晒干或烘干。

【性味归经】

辛、苦，温。归膀胱、肾经。

【功能主治】

祛风散寒胜湿，解表止痛。本品辛苦性温，气味并重且浓烈，善能祛除风寒湿邪，而有解表、止痛之功能。

【用量用法】

3～10克，水煎服。

【配伍应用】

①眼胀：羌活适量，水煎服。②产后腹痛、产肠脱出：羌活100克，酒煎服。③历节风痛：羌活、独活、松节各等份，用酒煮服，每日空腹饮1杯。④风湿性关节炎：羌活、当归、桂枝各6克，松子仁10～15克，加黄酒和水等量合煎，每日1剂，分2次服。

【使用注意】 本品气味浓烈，温燥性强，易耗阴血，故表虚汗出、阴虚外感、血虚痹痛者需慎用。过量应用易致呕吐，脾胃虚弱者不宜服用。

细辛

【别名】

细辛、辽细辛、北细辛。

【来源】

本品为马兜铃科植物北细辛、汉城细辛或华细辛的干燥全草。

【形态特征】

北细辛：多年生草本，高10～25厘米，叶基生，1～3片，心形至肾状心形，顶端短锐尖或钝，基部深心形，全缘，两面疏生短柔毛或近于无毛；有长柄。花单生，

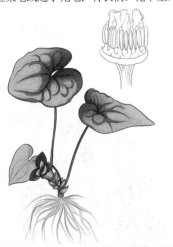

花被钟形或壳形，淡紫色，顶端3裂，裂片由基部向下反卷，先端急尖；雄蕊12枚，花丝与花药等长；花柱6。蒴果肉质，半球形。华细辛：与上种类似，唯叶先端渐尖，上面散生短毛，下面仅叶脉散生较长的毛。花被裂片由基部沿水平方向开展，不反卷。花丝较花药长1.5倍。

【生境分布】

生长于林下腐殖层深厚稍阴湿处，常见于针阔叶混交林及阔叶林下、密集的灌木丛中、山沟底稍湿润处、林缘或山坡疏林下的湿地。前2种分布于辽宁、吉林、黑龙江等省，习称辽细辛；后一种分布于陕西等众多省（区）。

【采收加工】

夏季果熟期或初秋采集，除去泥土，置阴凉通风处晾干。

【性味归经】

辛，温。有小毒。归肺、肾、心经。

【功能主治】

祛风散寒，解表，通窍，止痛，温肺化饮。本品味辛香窜，性温而烈，既能外散风寒，解表，通窍，止痛，又能内助阳气，温肺化饮。

【用量用法】

2～5克，水煎服。0.5～1克，入丸、散用。外用：适量。

【配伍应用】

①小儿目疮：细辛末适量，醋调，贴脐上。②阳虚感冒：细辛、麻黄各3克，附子10克，水煎温服。③口舌生疮：细辛、黄连各等份，为末。先以布揩净患处，掺药在上，涎出即愈。

【使用注意】 阴虚干咳、阴虚阳亢头痛，肾功能不良者忌用。反藜芦。

藁本

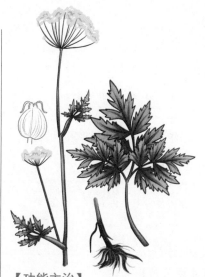

【别名】

西芎、西芎藁本。

【来源】

本品为伞形科植物藁本或辽藁本的干燥根茎及根。

【形态特征】

藁本为多年生草本，高约1米。根茎呈不规则团块状，生有多数须根。基生叶3角形，2回奇数羽状全裂。最终裂片3～4对，边缘不整齐羽状深裂；茎上部叶具扩展叶鞘。复伞形花序，具乳头状粗毛，伞幅15～22，总苞片及小总苞片线形，小总苞片5～6枚；花白色，双悬果，无毛，分果具5棱，各棱槽中有油管5个。辽藁本与上种不同点为，根茎粗壮，基生叶在花期凋落，茎生叶广三角形；2～3回羽状全裂。复伞形花序，伞幅6～19，小总苞片10枚左右。双悬果，果棱具窄翅，每棱槽有油管1～2个，合生面有2～4个。藁本根呈不规则结节状圆柱形。有分枝长3～10厘米，直径1～2厘米。辽藁本较小，根茎具多数细长弯曲的根，呈团块状。

【生境分布】

生长于润湿的水滩边或向阳山坡草丛中。分布于湖南、湖北、四川、河北、辽宁等地。

【采收加工】

秋季茎叶枯萎时或春季出苗时采挖，除去茎叶和泥土，晒干或烘干。

【性味归经】

辛，温。归膀胱、肝经。

【功能主治】

祛风，散寒，胜湿，解表，止痛。本品辛温香燥，升散力雄，并兼有胜湿之能，善于发散在表、在上之风寒邪气，祛除肌肉经络之痹阻，故有解表、止痛、除痹之功效。

【用量用法】

3～10克，水煎服。

【配伍应用】

①胃痉挛、腹痛：藁本25克，苍术15克，水煎服。②头屑：藁本、白芷各等份，为末，夜掺发内，第二天早晨梳之，垢自去。③风寒头痛及巅顶痛：藁本、川芎、细辛、葱头各等份，水煎服。

【使用注意】血虚头痛忌服。

辛夷

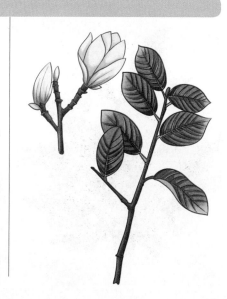

【别名】

辛雉、辛夷花、木笔花。

【来源】

本品为木兰科植物望春花、玉兰或武当玉兰的干燥花蕾。

【形态特征】

望春花：落叶乔木，干直立，小枝除枝梢外均无毛；芽卵形，密被淡黄色柔毛。单叶互生，具短柄；叶片长圆状披针形或卵状披针形，长10～18厘米，宽3.5～6.5厘米，先端渐尖，基部圆形或楔形，全缘，两面均无毛，幼时下面脉上有毛。花先叶开放，单生枝顶，直径6～8厘米，花萼线形，3枚；花瓣匙形，白色，6片，每3片排成1轮；雄蕊多数；心皮多数分离。武当玉兰：与望春花相似，但叶倒卵形或倒卵状长圆形，长7～15厘米，宽5～9厘米，先端钝或突尖，叶背面中脉两侧和脉腋密被白色长毛。花大，直径12～22厘米，萼片与花瓣共12片，二者无明显区别，外面粉红色，内面白色。玉兰：叶片为倒卵形或倒卵状矩圆形，长10～18厘米，宽6～10厘米，先端宽而突尖，基部宽楔形，叶背面及脉上有细柔毛。春季开大型白色花，直径10～15厘米，萼片与花瓣共9片，大小近相等，且无显著区别，矩圆状倒卵形。

【生境分布】

生长于较温暖地区，野生较少。分布于河南、四川、安徽、浙江、陕西、湖北等省。

【性味归经】

辛，温。归肺、胃经。

【功能主治】

发散风寒，宣通鼻窍，止痛。本品辛香性温，主归肺经，上通于鼻，善能发散风寒，宣通鼻窍，有解表、止痛之功效。

【用量用法】

3～9克，水煎服（内服煎剂煎煮时应用纱布将本品包裹）。外用：适量。

【配伍应用】

①感冒头痛鼻塞：辛夷花、白芷、苍耳子各9克，水煎服。②鼻炎、鼻窦炎：辛夷15克，鸡蛋3个，同煮，吃蛋饮汤。③鼻塞：辛夷、皂角、石菖蒲各等份，为末，绵裹塞鼻中。④过敏性鼻炎：辛夷3克，藿香10克，开水冲泡，浸闷5～10分钟，频饮，每日1～2剂。

【使用注意】阴虚火旺者忌服。

胡荽

【别名】

香菜、芫荽。

【来源】

本品为伞形科植物芫荽的全草。

【形态特征】

一年生或二年生草本，高30～100厘米，全株无毛。根细长，有多数纤细的支根。茎直立，多分枝，

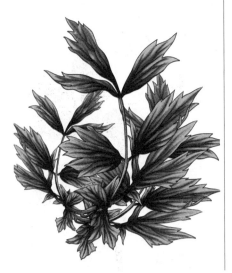

有务纹。基生叶一至二回羽状全裂，叶柄长2～8厘米；羽片广卵形或扇形半裂，边缘有钝锯齿、缺刻或深裂。伞形花序顶生或与叶对生，花序梗长2～8厘米，无总苞，花白色或带淡紫色，萼齿通常大小不等，卵状三角形或长卵形；花瓣倒卵形。果实近球形。

【生境分布】

生长于有机质丰富的土壤里。全国各地均有栽培。

【采收加工】

春季采集，或夏季果实成熟时采集，鲜用或晒干。

【性味归经】

辛，温。归肺、胃经。

【功能主治】

发表透疹，开胃消食。本品辛香疏散，入肺走表，能宣散表邪，以透发疹毒；入胃走里，能疏散郁滞以开胃消食。

【用量用法】

3～6克，水煎服。外用：适量。

【配伍应用】

①呕吐反胃：鲜香菜适量，捣汁一匙，甘蔗汁二匙，温服，每日2次。②小儿出疹痘：可取香菜制成香菜酒擦皮肤，或水煎，趁热熏鼻，或蘸汤擦面及颈部。③消化不良：香菜、橘皮、生姜共入粳米粥内，制成粥，每日2次。④眼角膜生翳：胡荽种子1～2粒，洗净，纳入眼眦内，闭目少顷，种子湿胀了，粘连目眵而出。

柽柳

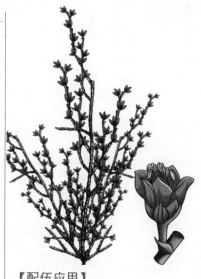

【别名】

西河柳。

【来源】

本品为柽柳科植物柽柳的细嫩枝叶。

【形态特征】

柽柳为落叶灌木或小乔木。柽柳的老枝红紫色或淡棕色。叶互生,披针形,鳞片状,小而密生,呈浅蓝绿色。总状花序集生于当年枝顶,组成圆锥状复花序;花小而密,花粉红色。

【生境分布】

生长于坡地、沟渠旁。全国各地均有分布,主要分布于河北、河南、山东、安徽、江苏、湖北、云南、福建、广东等地。

【采收加工】

5月前后花欲开时剪取细嫩枝叶,晒干或阴干。

【性味归经】

辛,平。归肺、胃、心经。

【功能主治】

发表透疹,祛风除湿。本品味辛性散,善于疏散祛除肌表、筋肉邪气,而有发表透疹和祛风湿除痹功效。

【用量用法】

3～10克,水煎服。外用:适量。

【配伍应用】

①慢性气管炎:鲜柽柳100克(干者减半),白矾6分,水煎2次(白矾分两次入煎),药液混合,早、晚分服。②肾炎:柽柳30克,水煎,分2次空腹温服,15日为1个疗程,连服1～4个疗程。③慢性气管炎:柽柳(细粉)500克,白矾(细粉)100～200两,混合制成水丸,每次10克,每日2次。

【使用注意】过量应用令人心烦、血压下降、呼吸困难。麻疹已透者不宜服用。

荫风轮

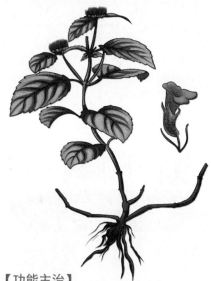

【来源】

本品为唇形科植物灯笼草的全草。

【形态特征】

多年生草本,有香气,高50～100厘米,茎直立,方形,有短柔毛。叶对生,卵形,长1.5～4厘米,宽1～2.5厘米,先端钝,基部阔楔形,边缘有粗锯齿,有柄。轮伞花序,有花多数,生于枝顶或叶腋;苞片线形,有长缘毛,不超过萼筒的中部;花萼筒状,5齿裂,分2唇,下唇不短于上唇;花冠唇形,浅红色或紫红色。

【生境分布】

生长于路旁、草地。分布于华东、西南各省(区)和陕西、甘肃、山西、河北、河南、江西、湖北、湖南等省(区)。

【采收加工】

夏、秋采收。洗净晒干即可。

【性味归经】

辛、苦,温。

【功能主治】

发散风寒,止血,消肿。

【用量用法】

15～30克,水煎服。外用:适量。

【配伍应用】

①止血：一方用全草拣洗干净，晒干、粉碎，过100目筛，去粗末，取细末外用。用时洗净创面，将药粉撒于患处，稍加压迫后包扎；或用多层纱布、绷带包裹药粉加水煎煮后，填入宫腔、鼻腔内压迫止血。二方是按上法制得细末水泛为丸，烘干。每次2～3钱，每

日2～3次。②止血：将荫风轮全草洗净，切碎，加水过药面，煎沸24小时，去渣，煎汁浓缩收膏，烘干，粉碎，过200目筛，细末装囊，每粒含生药5克，每次2～3粒，每日2～3次。③白喉：取鲜全草用冷开水洗净捣烂，挤汁内服（药汁贮放阴凉处，不超过2日，冬季不超过4日，逾期禁用）。剂量和服药次数视病情轻重而定，每次5～40毫升不等，每隔1～4小时1次，直至痊愈。

鹅不食草

【来源】

本品为菊科一年生植物石胡荽的全草。

【形态特征】

一年生匍匐状柔软草本，枝多广展，高8～20厘米，近秃净或稍被绵毛。叶互生；叶片小，匙形，长7～20毫米，宽3～5毫米，先端钝，基部楔形，边缘有疏齿。头状花序无柄，直径3～4毫米，腋生；花杂性，淡黄色或黄绿色，管状；花冠钟状，花柱裂片短，钝或截头形。瘦果四棱形，棱上有毛，无冠毛。

【生境分布】

生长于稻田或阴湿处、路旁。分布于浙江、湖北、江苏、广东等地。

【采收加工】

5～6月花开放时采收，去净泥土，晒干。

【性味归经】

辛，微温。归肺、肝经。

【功能主治】

散风寒湿，解表，透窍，止痛，止咳化痰。本品味辛轻浮，性善发散疏通，归于肺，行于肌表，能发散风寒而解表、

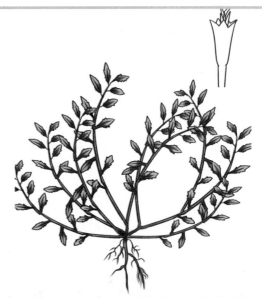

宣透鼻窍、止咳化痰；行于肌肉筋骨则祛除风湿、消除瘀滞，能除痹止痛。

【用量用法】

3～6克，水煎服。外用：适量。

【配伍应用】

①伤风头痛、鼻塞，目翳：鹅不食草（鲜或干均可）搓揉，嗅其气，即打喷嚏，每日2次。②胬肉攀睛：鲜鹅不食草100克，捣烂，取汁煮沸澄清，加梅片一分调匀，点入眼内。③脾寒疟疾：鹅不食草一把，杵汁半碗，入酒半碗，和服。④疳积腹泻：鲜鹅不食草15克，水煎服。

【使用注意】内服本品对胃有刺激性。

杜衡

【别名】

土细辛、马蹄香。

【来源】

本品为马兜铃科植物杜衡的全草。

【形态特征】

多年生草本，根茎短。叶柄长

3～15厘米；芽胞叶肾状心形或倒卵形，边缘有睫毛；叶片阔心形至肾状心形，长和宽各为3～8厘米，先端钝或圆，基部心形，上面深绿色，中脉两旁有白色云斑，脉上及其近缘有短毛，下面浅绿色。花暗紫色；花梗长1～2厘米；花被管钟状或圆筒状，长1～1.5厘米，直径8～10毫米，喉部不缢缩，喉孔直径4～6毫米，膜环极窄，宽不足1毫米，内壁具明显格状网眼，花被裂片直立，卵形，平滑，无乳突皱褶；药隔稍伸出；子房半下位，花柱离生，先端2浅裂。柱头卵状，侧生。花期4～5月。

【生境分布】

生长于阴湿有腐殖质的林下或草丛中。分布于江苏、浙江、安徽、江西、湖南等省。

【采收加工】

春、夏季采挖收集全草，洗去泥土，晒干。

【性味归经】

辛，温。

【功能主治】

散风寒解表，除痹，化痰。本品味辛气香质轻性浮散，作用于肌表、筋骨能发散风寒邪气，而有解表、除痹止痛之效；其作用于肺，则能温肺散寒，以化痰定喘。

【用量用法】

3～6克，水煎服。

【配伍应用】

①风寒头痛，伤风伤寒，头痛、发热初觉者：杜衡为末，每服一钱，热酒调下，少顷饮热茶一碗，催之出汗。②蛀齿疼痛：杜衡鲜叶捻烂，塞入蛀孔中。③哮喘：杜衡，焙干研为细末，每服二、三钱。如正发时，用淡醋调下，少时吐出痰涎为效。

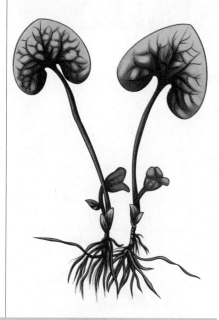

水苏

【别名】

野紫苏。

【来源】

本品为唇形科植物水苏的全草。

【形态特征】

多年生草本，高达30厘米。茎直立呈方状，一般不分枝，四棱粗糙。叶对生有短柄；叶片呈长椭圆状披针形，先端钝尖，基部呈心脏形，或近圆形，边缘有锯齿，上面皱缩，脉有刺毛。花数层轮生，集成轮伞花序，顶端密集成头状；萼如钟形，5齿裂，裂片先端锐尖刺，花冠淡紫红色，成筒状唇形，上唇圆形，全缘，下唇向下平展，3裂，有红点，雄蕊4枚；花柱着生子房底，顶端2裂。小坚果呈倒卵圆形，黑色光滑。花期为夏季。

【生境分布】

生长于田边、水边潮湿地。分布于南方各省（区）。

【采收加工】

夏季采收，晒干。

【性味归经】

辛，微温。归肺、胃经。

【功能主治】

疏风解表，止血，消肿，解毒。本品味辛香散，药性平和，入肺行于肌表，而有疏散风邪解表之功效。

【用量用法】

10～15克，水煎服。外用：可适量研末撒布或捣敷。

【配伍应用】

①吐血、下血：用水苏茎叶适量，煎汁服。②吐血咳嗽：用水苏焙干研细，每服一钱，米汤送下。③头生白屑：用水苏煮汁或烧灰淋汁洗头。

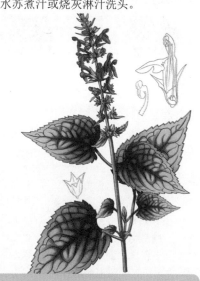

【使用注意】本品易走散真气，虚者宜慎。

糙苏

【别名】

糙苏。

【来源】

本品为唇形科植物糙苏的全草。

【形态特征】

为多年生直立草本，高可达150厘米根肥厚，须根肉质；茎多分枝，疏被倒生短硬毛。叶对生，近圆形、卵圆形或长圆状卵形，长6～12厘米，两面被疏柔毛及星状柔毛；叶柄长1～12厘米。轮伞

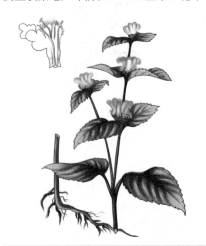

花序有花4～8朵，其下有较小的苞叶2片；花夏、秋季开放，苞片线状钻形，较坚硬，常紫红色，多少被毛；萼管状，长约10毫米，被星状毛或有时脉上被分节刚毛，萼齿顶端具约1.5毫米的小刺尖，边缘被丛毛；花冠白色或粉红色，二唇形，长于萼筒，喉部之上密布多数白色茸毛或星状毛，上唇2裂，拱曲，下唇3裂，外面密生茸毛；雄蕊4；花柱单一，柱头2裂。小坚果卵圆形。花期7月，果期8～9月。

【生境分布】

生长于山地林中、林边灌丛中、河岸、山谷。分布于辽宁、吉林、河北、河南、内蒙古、陕西、甘肃、宁夏、湖北、四川、云南、江苏、安徽、山东等省（区）。

【采收加工】

春、秋季节采挖，晒干。

【性味归经】

涩，平。

【功能主治】

发散解表，消肿。用于感冒、慢性支气管炎、风湿关节痛、腰痛、跌打损伤、疮疖肿毒。

【用量用法】

6～10克，水煎服。

【配伍应用】

感冒：用糙苏全草制成醇浸膏片内服，每次1.2～2.4克，每日3次，儿童酌减；或制成冲剂，每日2次，每次7.5克。

发散风热药

薄荷

【别名】

南薄荷、苏薄荷。

【来源】

本品为唇形科植物薄荷的干燥茎叶。

【形态特征】

多年生草本，高10～80厘米，茎方形，被逆生的长柔毛及腺点。单叶对生，叶片短圆状披针形，长3～7厘米，宽0.8～3厘米，两面有疏柔毛及黄色腺点，叶柄长2～15毫米。轮伞花序腋生；萼钟形，外被白色柔毛及腺点，花冠淡黄色。小坚果卵圆形，黄褐色。

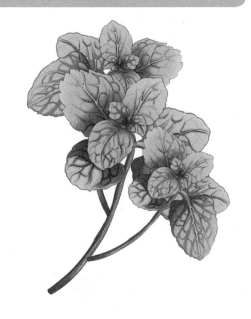

【生境分布】

生长于河旁、山野湿地。全国各地均产，以江苏、浙江、江西为分布区，其中尤以江苏产者为佳。

【采收加工】

大部分产区每年采割2次，第一次在夏季茎叶茂盛时，第二次在花开三轮时，割取地上部分，及时晒干或阴干。两广生长期长的地区也可每年采割3次。

【性味归经】

辛，凉。归肺、肝经。

【功能主治】

疏散风热，透疹，清利头目、咽喉，疏肝解郁。本品辛凉轻浮，善于发散在表在上之风热邪气，并以其凉性而微有清热之能，故可疏散风热表邪，透疹，利咽，清利头目。其疏散之性，行于肝经，则可条达肝气，解除郁滞。

【用量用法】

3～6克，煎服。宜后下轻煎。发汗可专用叶，理气可专用梗。

【配伍应用】

①一切牙痛，风热肿痛：薄荷、樟脑、花椒各等份，上为细末，擦患处。②眼弦赤烂：薄荷适量，以生姜汁浸一宿，晒干为末，每用5克，沸汤炮洗。③小儿感冒：鲜薄荷5克，钩藤、贝母各3克，水煎服。④眼睛红肿：薄荷、夏枯草、鱼腥草、菊花各10克，黄连5克，水煎服。

牛蒡子

【别名】

牛子、牛蒡子、大力子、鼠粘子、恶实子。

【来源】

本品为菊科植物牛蒡的干燥成熟果实。

【形态特征】

两年生大形草本，高1～2米，上部多分枝，带紫褐色，有纵条棱。根粗壮，肉质，圆锥形。基生叶大形，丛生，有长柄。茎生叶互生，有柄，叶片广卵形或心形，长30～50厘米，宽20～40厘米，边缘微波状或有细齿，基部心形，下面密布白色短柔毛。茎上部的叶逐渐变小。头状花序簇生于茎顶或排列成伞房状，花序梗长3～7厘米，表面有浅沟，密生细毛；总苞球形，苞片多数，覆瓦状排列，披针形或线状披针形，先端延长成尖状，末端钩曲。花小，淡红色或红紫色，全为管状花，两性，聚药雄蕊5；子房下位，顶端圆盘状，着生短刚毛状冠毛，花柱细长，柱头2裂。瘦果长圆形，具纵棱，灰褐色，冠毛短刺状，淡黄棕色。

【生境分布】

生长于沟谷林边、荒山草地中；有栽培。全国各地均产，分布区为河北、吉林、辽宁、黑龙江、浙江，其中尤以东北三省产量为大。

【采收加工】

秋季果实成熟时采收果序，晒干，打下果实，除去杂质，再晒干。

【性味归经】

辛，苦，寒。归肺、胃经。

【功能主治】

疏散风热，透疹，利咽，解毒消肿。本品辛寒透发，苦寒清泄，故有疏散风热，透发疹毒，宣肺利咽和清泄火热，消散热毒结聚之功效。

【用量用法】

3～10克，煎服。

【配伍应用】

①头晕痛：牛蒡子根200克，老人头（酒洗）50克，熬水服。②咽喉肿痛：牛蒡子、板蓝根、桔梗、薄荷、甘草各适量，水煎服。③麻疹不透：牛蒡子、葛根各6克，蝉蜕、荆芥各3克，水煎服。④痔疮：牛蒡子根、漏芦根各适量，嫩猪大肠煮服。

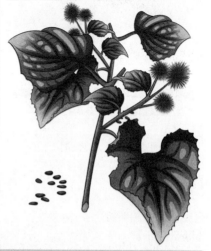

【使用注意】本品性寒滑肠，便溏者慎用。

菊花

【别名】

白菊、亳菊、滁菊、贡菊、怀菊、祁菊、川菊、杭白菊、白茶菊、黄菊花、杭黄菊、白菊花、黄甘菊。

【来源】

本品为菊科植物菊的干燥头状花序。

【形态特征】

多年生草本，茎直立，具毛，上部多分枝，高60～150厘米。单叶互生，具叶柄；叶片卵形至卵状披针形，长3.5～5厘米，宽3～4厘米，边缘有粗锯齿或深裂成羽状，基部心形，下面有白色毛茸。亳菊：花序倒圆锥形，常压扁呈扁形，直径1.5～3厘米。总苞碟状，总苞片3～4层，卵形或椭圆形，黄绿

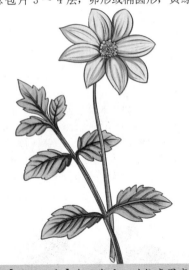

色或淡绿褐色，外被柔毛，边缘膜质；外围舌状花数层，类白色，纵向折缩；中央管状花黄色，顶端5齿裂。滁菊：类球形，直径1.5～2.5厘米。苞片淡褐色或灰绿色；舌状花白色，不规则扭曲，内卷，边缘皱宿。贡菊：形似滁菊，直径1.5～2.5厘米。总苞草绿色。舌状花白色或类白色，边缘稍内卷而皱缩；管状花少，黄色。杭菊：呈碟形或扁球形，直径2.5～4厘米。怀菊、川菊：花大，舌状花多为白色微带紫色，有散瓣，管状花小，淡黄色至黄色。

【生境分布】

喜温暖湿润气候，阳光充足，忌遮荫。耐寒，稍耐旱，怕水涝，喜肥。菊花均系栽培，全国大部分省份均有种植，其中以安徽、浙江、河南、四川等省为分布区。

【采收加工】

秋末霜降前后花盛开时分批采收，阴干或烘干，或熏、蒸后晒干。

【性味归经】

辛、甘、苦，微寒。归肺、肝经。

【功能主治】

疏散风热，平肝明目，清热解毒。本品味辛清香质轻，性能发散，入于肺经行于肌表有疏散风热之功。其性味苦寒，长于清热，入于肝经能清肝明目，潜降肝阳；走于肌肉能消散热结，有清热解毒之效。

【用量用法】

10～15克，煎服。疏散风热多用杭黄菊，平肝明目多用白菊花。

【配伍应用】

①眼目昏暗：甘菊花120克，枸杞子90克，肉苁蓉60克，巴戟天30克，研为细末，炼蜜为丸，每次6克，温开水送下。②感冒发热、头昏、目赤、咽喉不利：菊花6克，薄荷9克，金银花、桑叶各10克，沸水浸泡，代茶饮。③发热、咽干唇燥、咳嗽：菊花10克，桑叶、枇杷叶各5克，研成粗末，用沸水冲泡代茶饮。

【使用注意】本品寒凉，对气虚胃寒、食减泄泻的患者慎服。

柴胡

【别名】

北柴胡、醋柴胡、硬柴胡、软柴胡、南柴胡、酒柴胡。

【来源】

本品为伞形科植物柴胡（北柴胡）或狭叶柴胡（南柴胡）的干燥根。

【形态特征】

柴胡为多年生草本植物。主根圆柱形，有分歧。茎丛生或单生，实心，上部多分枝略呈"之"字形弯曲。基生叶倒披针形或狭椭圆形，早枯；中部叶倒披针形或宽条状披针形，长3～11厘米，下面具有粉霜。复伞形花序腋生兼顶生，花鲜黄色。双悬果椭圆形，棱狭翅状。

【生境分布】

生长于较干燥的山坡、林中空隙地、草丛、路边、沟边。柴胡分布于辽宁、甘肃、河北、河南等省，狭叶柴胡分布于江苏、湖北、四川。

【采收加工】

春、秋季采挖，除去茎苗和泥土，晒干。

【性味归经】

苦、辛，微寒。归肝、胆经。

【功能主治】

疏散退热，疏肝解郁，升阳举陷。本品苦辛微寒，气香质轻，有升发疏散之性，可以疏散以退热，疏肝以解郁，升举清阳之气而举陷。

【用量用法】

3～10克，煎服。退热宜用生品，舒肝解郁用醋制品。

【配伍应用】

①黄疸：柴胡6克，甘草3克，白茅根15克，水煎服。②黄褐斑：柴胡、白术各10克，生地、丹参、茯苓、煨姜各15克，香附12克，薄荷3克，蝉蜕6克，水煎服，每日1剂。③黄疸型肝炎：柴胡10克，茵陈蒿15克，栀子8克，水煎服。④流行性感冒：柴胡12克，黄芩、半夏各10克，太子参、炙甘草各5克，生姜6克，大枣（去核）3个，板蓝根15克，水煎服，每日1剂。

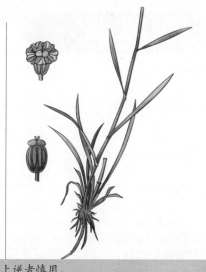

【使用注意】 肝阳上亢、肝风内动、阴虚火旺、气机上逆者慎用。

33

升麻

【别名】

绿升麻、炙升麻。

【来源】

本品为毛茛科植物大三叶升麻、兴安升麻或升麻的干燥根茎。

【形态特征】

大三叶升麻为多年生草木，根茎上生有多数内陷圆洞状的老茎残基。叶互生，2回3出复叶，小叶卵形至广卵形，上部3浅裂，边缘有锯齿。圆锥花序具分枝3～20条，花序轴和花梗密被灰色，或锈色的腺毛及柔毛。花两性，退化雄蕊长卵形，先端不裂；能育雄蕊多数，花丝长短不一，心皮3～5，光滑无毛。蓇葖果无毛。兴安升麻与上种不同点是，花单性，退化雄蕊先端2深裂，裂片顶端各具一明显花药。升麻与大三叶升麻不同点为，叶为数回羽状复叶，退化雄蕊先端2裂，不具花药。心皮及蓇葖果有毛。

【生境分布】

生长在山坡、沙地。植物大三叶升麻的根茎为药材关升麻，分布于辽宁、吉林、黑龙江；植物兴安升麻的根茎为药材北升麻，分布于辽宁、黑龙江、河北、山西；植物升麻的根茎为药材西升麻或称川升麻，分布于陕西、四川。

【采收加工】

春、秋季采挖，除去茎苗和泥土，晒至须根干时，火燎或用其他方法除去须根，晒干。

【性味归经】

辛、微甘、微寒。归肺、脾、胃、大肠经。

【功能主治】

发表透疹，清热解毒，升举阳气。本品味辛质轻，具升散之性，其归肺经能发表透疹，归脾经能升举阳气；其性寒而有清热解毒之功。

【用量用法】

3～10克，煎服。发表透疹，解毒宜生用，升举阳气宜炙用。

【配伍应用】

①子宫脱垂：升麻、柴胡各10克，黄芪60克，党参12克，怀山药30克，水煎服，连服1～3个月。②气虚乏力，中气下陷：升麻、人参、柴胡、橘皮、当归、白术各6克，黄芪18克，炙甘草9克，水煎服。③风热头痛，眩晕：升麻、薄荷各6克，白术10克，水煎服。④口疮：升麻6克，黄柏、大青叶10克，水煎服。

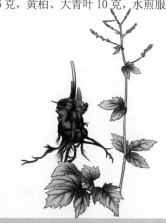

【使用注意】 麻疹疹出已透，阴虚火旺，肝阳上亢，上盛下虚者忌用。

葛根

【别名】

干葛、粉葛、粉葛根、煨葛根。

【来源】

本品为豆科植物野葛或甘葛藤（粉葛）的干燥根。

【形态特征】

藤本，全株被黄褐色长毛。块根肥大，富含淀粉。3出复叶，互生，中央小叶菱状卵形，长5～19厘米，宽4～18厘米，侧生小叶斜卵形，稍小，基部不对称，先端渐尖，全缘或波状浅裂，下面有粉霜，两面被糙毛，托叶盾状，小托叶针状。总状花序腋生，花密集，

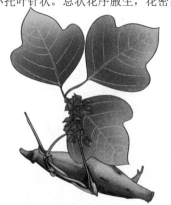

蝶形花冠紫红色或蓝紫色，长约1.5厘米。荚果条状，扁平，被黄色长硬毛。完整的根呈类圆柱形。商品多为横切或纵切的板片。表面黄色或浅棕色，有时可见残存的淡棕色外皮及横长的皮孔。

【生境分布】

生长于山坡、平原。全国各地均产，而以河南、湖南、浙江、四川为分布区。

【采收加工】

春、秋季采挖，除去外皮，趁鲜切成厚片或小块，晒干或烘干。广东、福建等地常将除去外皮或切片的粉葛用盐水、白矾水或淘米水浸泡，再用硫磺熏后，干燥。

【性味归经】

甘、辛，凉。归脾、胃经。

【功能主治】

解肌退热，透疹、生津止渴，升阳止泻。本品味辛发散，有散邪解表之功，透发疹毒之能，尤善解除表邪所致肌肉强直不适和发热，故称解肌退热。本品能鼓舞脾胃清阳之气上升，使津液得以向上输布以止渴，使泻痢得以控制而止泻。

【用量用法】

10～15克，煎服。退热、透疹、生津止渴宜用生品，升阳止泻宜用煨制品。

【配伍应用】

①津伤口渴：葛根粉或葛根适量，煮汤食用；或葛根煮猪排骨或鸭肉食用。②心热吐血不止：生葛根汁半大升，顿服。③酒醉不醒：葛根汁一斗二升，饮之取醒。④妊娠热病心闷：葛根汁二升，分作三服。

桑叶

【别名】

霜桑叶、冬桑叶、炙桑叶。

【来源】

本品为桑科植物桑的干燥叶。

【形态特征】

落叶乔木，偶有灌木。根系主要分布在40厘米的土层内，少数根能深入土中1米至数米。枝条初生时称新梢，皮绿色；入秋后呈黄褐、深褐或灰褐等颜色。枝条有直立、开展或垂卧等形态，其长短粗细、节间稀密、发条数多少等，均与品种有关。桑树的叶互生。形态因品种不同而异，有心脏形、卵圆形或椭圆形等；裂叶或不裂叶；叶缘有不同形状的锯齿；叶基呈凹形或楔形；叶尖锐、钝、尾状或呈

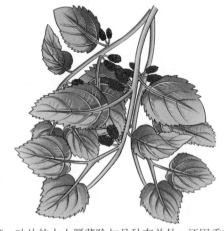

双头等。叶片的大小厚薄除与品种有关外，还因季节及肥水情况而有不同，一般春季叶形小，夏、秋季叶形大；肥水充足时叶大而厚。桑树的花单性，偶有两性花；菜荑花序；雌雄同株或异株。花柱有长短之分，柱头2裂，有茸毛或突起，这是桑树分类依据。果实为多肉小果，

聚集于花轴周围成聚花果，称桑葚。成熟桑葚紫黑色，偶有白色。内含扁卵形、黄褐色种子。

【生境分布】

生长于丘陵、山坡、村旁、田野等处。各地均有栽培，以南方各省育蚕区产量较大。

【采收加工】

初霜后采收，除去杂质，晒干。

【性味归经】

苦、甘，寒。归肺、肝经。

【功能主治】

疏散风热，清肺润燥，平肝明目。本品甘寒质轻，善于疏散，而有散风热之功；性味苦寒，又长于清热，善于清肺润燥以止咳。清肝以潜阳明目。

【用量用法】

5～10克，煎服；也可入丸、散服。外用：可煎水洗眼。发散、清泻肺、肝多用生品，而润肺治燥咳则宜用炙桑叶。

【配伍应用】

①风热感冒，或温病初起，温热犯肺，发热、咽痒、咳嗽等症：常与菊花相须为用，并配伍连翘、桔梗、薄荷等药，如桑菊饮（《温病条辨》）。②肺热或燥热伤肺，咳嗽痰少，色黄而黏稠，或干咳少痰、咽痒等症：轻者可配杏仁、贝母、沙参等同用，如桑杏汤（《温病条辨》）；重者可配生石膏、阿胶、麦冬等同用，如清燥救肺汤（《医门法律》）。

【使用注意】风寒咳嗽勿用。桑叶、菊花解表力逊，治风热表证均可加用其他辛散药，以加强解表功效。

蝉蜕

【别名】

蝉衣、蝉退、净蝉衣。

【来源】

本品为蝉科昆虫黑蚱的若虫羽化时脱落的皮壳。

【形态特征】

黑蚱，体大色黑而有光泽；雄虫长4.4～4.8厘米，翅展约12.5厘米，雌虫稍短。复眼1对，大形，两复眼间有单眼3只，触角1对。口唇发达，刺吸式，唇基梳状，上唇宽短，下唇延长成管状，长达第3对足的基部。胸部发达，后胸腹板上有一显著的锥状突起，向后延伸。足3对。翅2对，膜质，黑褐色，半透明，基部染有黄绿色，翅静止时覆在背部如屋脊状。腹总值发7节，雄蝉腹部第1节间有特殊的发音器官，雌蝉同一部位有听器。

【生境分布】

栖于杨、柳、榆、槐、枫杨等树上。分布于山东、河北、河南、湖北、江苏、四川、浙江等省（区）。

【采收加工】

夏、秋季采集。去净泥土，晒干。

【性味归经】

甘，寒。归肺、肝经。

【功能主治】

疏散风热，透疹止痒，明目退翳，息风止痉。本品质轻性寒，长于疏散，有疏散风热，透疹止痒，宣肺利咽之功；其不仅疏散在表风热，且疏散肝经风热，并兼其寒而清肝热，故可明目退翳，息风止痉。

【用量用法】

3～10克，煎服；或单味研末冲服。一般病证可参照上述用量，止痉时则需加大剂量。

【配伍应用】

①热翻胃吐食：蝉蜕50个，去尽土用，滑石50克，上药为末。以水半盏，调药一盏，去水，不拘时用蜜一匙调服。②感冒、咳嗽失音：蝉蜕、甘草、桔梗各5克，牛蒡子15克，煎汤服。③习惯性便秘：生牛蒡子（捣碎）15克，开水500毫升，冲泡20分钟后代茶服饮。

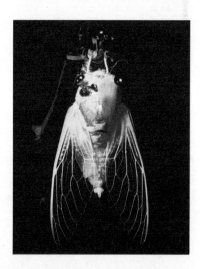

【使用注意】孕妇慎服。

蔓荆子

【别名】

京子。

【来源】

本品为马鞭草科植物单叶蔓荆或蔓荆的干燥成熟果实。

【形态特征】

为落叶灌木，高约3米，幼枝方形，密生细柔毛。叶为3小叶，小叶倒卵形或披针形；叶柄较长。顶生圆锥形花序；花萼钟形；花冠淡紫色。核果球形，大部分为宿萼包围。

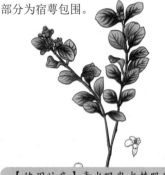

【生境分布】

生长于海边、河湖沙滩上。分布于山东、江西、浙江、福建等地。

【采收加工】

秋季果实成熟时采收，除去杂质，晒干。

【性味归经】

辛、苦，微寒。归膀胱、肝、胃经。

【功能主治】

疏散风热，清利头目。本品味辛质轻，行于表，走于头，善于发散；其性寒，能清热，故有疏散风热、清利头目之功效。

【用量用法】

5～10克，煎服。

【配伍应用】

①风寒侵目、肿痛出泪、涩胀羞明：蔓荆子15克，荆芥、白蒺藜各10克，柴胡、防风各5克，甘草五分，水煎服。②头屑：蔓荆子、侧柏叶、川芎、桑白皮、细辛、旱莲草各50克，菊花100克，水煎去渣滓后洗发。③急性虹膜炎：蔓荆子、决明子、菊花各10克，木贼6克，水煎2次，混合后分上、下午服，每日1剂。④鼻炎：蔓荆子15克，葱须20克，薄荷6克，加水煎，取汁即可，代茶饮用，每日1剂。

【使用注意】青光眼患者禁服用。

浮萍

【别名】

浮萍草、紫背浮萍。

【来源】

本品为浮萍科植物紫萍的干燥全草。

【形态特征】

紫萍，多年生细小草本，漂浮水面。根5～11条束生，细小，纤维状，长3～5厘米。花序生于叶状体边缘的缺刻内；花单性，雌雄同林；佛焰苞袋状，短小，2唇形，内有2雄花和1雌花，无花被；雄花有雄蕊2，花药2室，花丝纤细；雌花有雌蕊1，子房无柄，1室，具直立胚珠2，花柱短，柱头扁平或环状。果实圆形，边缘有翅。花期4～6月，果期5～7月。浮萍，浮水小草本。根1条，长3～4厘米，纤细，根鞘无翅，根冠钝圆或截状。叶状体对称，倒卵形、椭圆形或近圆形，长1.5～6毫米，宽2～3毫米，上面平滑，绿色，不透明，下面浅黄色或为紫色，全线，具不明显的3脉纹。叶状体背面一侧具囊，新叶状体于囊内形成浮出，以极短的细柄与母体相连，随后脱落。花单性，雌雄同株，生于叶状体边缘开裂处；佛焰苞翼状，内有雌花1，雄花2；雄花花药2室，花丝纤细；雌花具1雌蕊，子房巨室，具弯生胚珠1枚。果实近陀螺状，无翅。种子1颗，具凸起的胚乳和不规则的凸脉12～15条。

【生境分布】

生长于池沼、水田、湖湾或静水中。全国各地均产。

【采收加工】

6～9月捞取，洗净，拣去杂质，晒干。

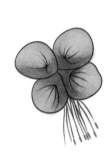
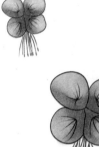

【性味归经】

辛，寒。归肺、膀胱经。

【功能主治】

发汗解表，透疹止痒，利水消肿。本品辛寒轻浮，入肺、膀胱经行于肌表，善于开毛窍散表邪，故有解表透疹之效；其上能散太肺之邪，以通水道之上源，下能行膀胱之气，从而有利水消肿之功。

【用量用法】

3～10克，煎服。煎水熏洗。

【配伍应用】

①风热感冒（发热无汗等症）：可与薄荷、连翘、蝉蜕等同用。②风寒感冒，恶寒无汗：可与香薷、麻黄、羌活等药同用。③麻疹初起，疹出不畅：常与蝉蜕、薄荷、牛蒡子等同用。

【使用注意】表虚自汗者慎服。

木贼

【别名】

木贼草。

【来源】

本品为木贼科植物木贼的干燥地上部分。

【形态特征】

一年或多年生草本蕨类植物，根茎短，棕黑色，匍匐丛生；植株高达100厘米。枝端产生孢子叶球，矩形，顶端尖，形如毛笔头。地上茎单一枝不分枝，中空，有纵列的脊，脊上有疣状突起2行，极粗糙。叶成鞘状，紧包节上，顶部及基部各有一黑圈，鞘上的齿极易脱落。孢子囊生于茎顶，长圆形，无柄，具小尖头。

【生境分布】

生长于河岸湿地、坡林下阴湿处、溪边等阴湿的环境。分布于东北、华北和长江流域各省。

【采收加工】

夏、秋季节采割。除去杂质，晒干或阴干。

【性味归经】

甘、苦，平。归肺、肝经。

【功能主治】

疏散风热，明目退翳。本品性味平淡，质地轻浮，而有疏散之性，能疏散风热以明目退翳。

【用量用法】

3～10克，煎服。外用：研末撒布。

【配伍应用】

①肠风下血：木贼（去节，炒）30克，木馒（炒）、枳壳（制）、槐角（炒）、茯苓、荆芥各15克，上为末，每服6克，浓煎枣汤调下。②翳膜遮睛：木贼草6克，蝉蜕、谷精草、黄芩、苍术各9克，蛇蜕、甘草各3克，水煎服。③目赤医翳：木贼、蝉蜕、谷精草、甘草、苍术、蛇蜕、黄芩各等份，水煎服。

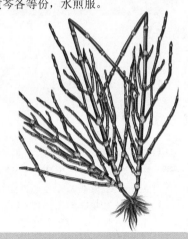

【使用注意】气血虚者慎服。

柳枝

【别名】

柳条。

【来源】

本品为杨柳科植物垂柳的枝条。

【形态特征】

落叶乔木，高10～12米。有长而下垂的枝，小枝褐色无毛，幼时微有毛。叶披针形至线状披针形，长9～16厘米，宽5～15毫米，先端长渐尖，基部楔形，边缘具细锯齿，上面绿色，下面带白色，侧脉15～30对；叶柄长6～12毫米。花单性，雌雄异株，菜荑花序先叶开放或与叶同时开放；总梗有短柔毛；雄花序长1.5～2厘米，雌花序长达5厘米；苞片圆形至线状披针形，早落，雄花有2腺体，雄蕊2,分离，基部具长柔毛；雌花有一腺体，子房无毛，无柄，花柱极短，柱头2裂。蒴果长3～4毫米，带绿褐色，成熟后2裂。种子有绵毛。花期3～4月，果期4～5月。

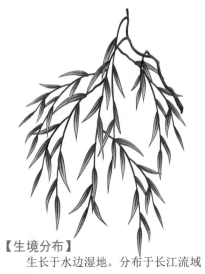

【性味归经】

辛、苦，寒。归胃、膀胱、肝经。

【功能主治】

疏散风热，清热除湿，消肿止痛。本品辛散苦泄寒清，故善散风热，清里热。

【用量用法】

30～60克，煎服。外用：适量，煎水含漱、熏洗或熬膏涂敷。

【配伍应用】

①冠状动脉粥样硬化性心脏病：以柳枝制成糖浆，每100毫升含鲜生药300克；服后有胃肠道反应者可加入适量麦芽（每100毫升50克），每次50毫升，每日3次，2个月为1个疗程。②慢性气管炎：柳枝200克，切碎洗净，水煎服，每日1剂，10日为1个疗程。③传染性肝炎：用带叶的柳树枝100克（干品50克），加水500毫升，煎至300毫升，2次分服。

【生境分布】

生长于水边湿地。分布于长江流域诸省区。

【采收加工】

全年可采。除去叶片，晒干。

【使用注意】脾胃虚寒，久泄滑脱者慎服。

草石蚕

【别名】

阴石蕨。

【来源】

本品为唇形科植物草石蚕的块茎或全草。

【形态特征】

多年生草本。根状茎匍匐，其上密集须根及在顶端有球状肥大块茎的横走小根状茎；茎高30～120米，在棱及节上有硬毛。叶对生；叶柄长1～3厘米；叶片卵形或长椭圆状卵形，长3～12厘米，宽1.5～6厘米，先端微锐尖或渐尖，

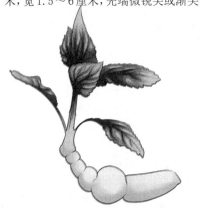

基部平截至浅心形，边缘有规则的圆齿状锯齿，两面被贴生短硬毛；轮伞花序通常6花，多数远离排列成长5～15厘米，顶生假穗状花序；小苞片条形，具微柔毛；花萼狭钟状，连齿长约9毫米，外被具腺柔毛，10脉，齿5，三角形，具刺尖头；花冠粉红色至紫红色，长约1.2厘米，筒内具毛环，上唇直立，下唇3裂，中裂片近圆形。小坚果卵球形，黑褐色，具小瘤；花期7～8月，果期9月。

【生境分布】

生长于水边或湿地。分布于河北、山西、江苏、安徽、四川、浙江等地（区）。

【采收加工】

春、秋二季采收，挖取块茎。洗净，晒干。

【性味归经】

甘、微辛，性平。

【功能主治】

疏散风热，补虚益肺。

【用量用法】

根30～60克，全草15～30克，煎服。

【配伍应用】

①中风口眼㖞斜、瘫痪及气血虚弱、头痛头眩：草石蚕干全草为末，每次5克，泡酒服。②风湿性关节酸痛或腰背风湿痛：草石蚕干全草200克，浸酒500毫升，频服。③腰肌劳损，关节酸痛：草石蚕根茎150克，水煎服。④扭伤：阴石蕨鲜根茎去毛，捣烂，敷伤处。

【使用注意】因虚劳引致瘫痪者不可用。脏寒者忌用，多服令人泻。

桉叶

【别名】

桉叶。

【来源】

本品为桃金娘科植物蓝桉的叶片。

【形态特征】

常绿大乔木。树皮灰蓝色，成薄片状剥落；嫩枝略有棱。幼嫩叶对生；叶片卵形，基部心形，无柄，有白粉；成长叶片革质，披针形，镰状，长15～30厘米，宽1～2厘米，两面有腺点，叶柄长1.5～3厘米，稍扁平。花大，白色，径约4厘米，单生或2～3朵聚生于叶腋内；无花梗或极短；萼管倒圆锥形，长1厘米，宽1.3厘米，表面有4条突起棱角和小瘤关突起，被白粉；帽状体稍扁平，中部为圆锥状突起，比萼管短，2层，外层平滑，早落；雄蕊多数，长8～13毫米，多列，花丝纤细，着生于花药中部，花药椭圆形，阔耳状纵裂；子房与萼管合生，花柱长7～8毫米，粗大。蒴果半球形，有4棱，宽2～2.5厘米，果缘平而宽，果瓣不突出，果期夏季及冬季。

【生境分布】

在疏松、肥沃、湿润的酸性或微碱性土壤上生长。分布于云南、四川、广东、广西等省（区）。

【采收加工】

全年可采，摘取老叶。阴干或鲜用。

【性味归经】

苦、辛，凉。

【功能主治】

疏散风热，清热燥湿，解毒。

【用量用法】

9～24克，煎服。煎水外洗、研末撒布或熬膏外敷。

【配伍应用】

①肺结核：50%桉叶煎剂每次20～50毫升，每日3次，连服3个月为1个疗程；如一般情况良好者，休息半个月，再服1个疗程。小儿和妇女可用按叶糖浆（煎剂1000毫升中，加单糖浆150～200毫升）20～50毫升，每日3次，连服3个月。②急性扁桃体炎：鲜桉树叶阴干后取75克，加水500毫升，用温火煎至250～300毫升（1日量），过滤后分4次服。

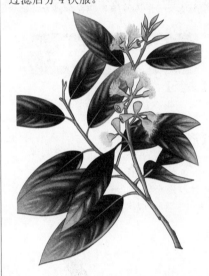

【使用注意】本品对消化道黏膜有刺激性，消化道炎症、溃疡患者慎服。

水蜈蚣

【来源】

本品为莎草科植物水蜈蚣的全草。

【形态特征】

多年生草本，丛生。根茎带紫色，生须根。茎瘦长，秃净，高10～50厘米，三棱形，芳香。叶质软，狭线形，长短不一，长3～10厘米，宽1.5～3毫米，末端渐尖，下部带紫色，鞘状。头状花序，单生，卵形，绿色，长4～8毫米，稠密；总苞3片，叶状，连接穗下，长2～16厘米，往往外向开展；小穗极多数，长椭圆形，长约3毫米，成熟后全穗脱落；花颖4枚，呈舟状的卵形，脊无翼，具小刺，2列，相对排列于轴上，背浅绿色，先

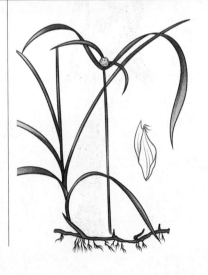

端尖，下部2枚具不发育花，中部1枚具发育花，上端的仅具雄蕊；花无被，雄蕊3，花丝细长丝状，药椭圆形；雌蕊1，花柱细长，与花丝等长，柱头二歧。瘦果呈稍压扁的倒卵形，褐色。花期夏季，果期秋季。

【生境分布】

生长于水边、路旁、水田及旷野湿地。全国大部分地区均有分布。

【性味归经】

辛，平。

【功能主治】

发汗解表退热，清热解毒。主治疟疾、感冒、支气管炎、百日咳、痢疾、肝炎、乳糜尿、热淋、沙淋、肾炎、风湿关节炎、疔疮等症。

【用量用法】

15～30克，煎服。外用：适量。

【配伍应用】

①疟疾：取水蜈蚣全草连根（晒至半干）100～150克，水煎3～4小时。于疟疾发作前2小时或前1日顿服，连服3日。②乳糜尿：取干水蜈蚣根茎、桂圆各100克，水煎服，每日1剂，或代茶，连服15日。③菌痢：取水蜈蚣、白粉藤（即独角乌桕）各50克，水煎分2次服（重症可每日2剂）。

【使用注意】 服药期间，忌高脂肪及高蛋白饮食。

剪刀草

【来源】

本品为唇形科植物光风轮或瘦风轮的全草。

【形态特征】

光风轮为多年生草本，高7～25厘米。茎方形，光滑或有微柔毛。叶对生；叶片菱形至卵形，长0.8～2厘米，宽6～15毫米，先端锐尖或钝，基部楔形，边缘有圆锯齿，两面光滑，有柄。花10余朵排成轮伞花序，对生于叶腋或顶生于枝端；花萼管状，紫色，外面无毛，5齿裂，下唇齿缘有羽状缘毛；花冠紫红色，2唇形，上唇很短，下唇3裂，稍长；能育雄蕊2，退化雄蕊2，小坚果倒卵形，淡黄色，光滑。花期5～6月，果期7～8月。瘦风轮为一年生草本，高10～30厘米。形态与上种近似，唯茎细而柔软，单一，稀分枝，无显著的四棱。萼外面脉上有短毛。花期3～4月，果期5～6月。

【生境分布】

生长于路边、山脚下、荒地。主要分布于江苏、浙江、福建等地。

【采收加工】

6～8月采收，晒干。

【性味归经】

苦、辛，凉。

【功能主治】

疏散风热，清热解毒。本品辛凉轻清疏散，能疏散风热解表；苦凉清泻，能消散火热解毒。

【用量用法】

干品15～30克，鲜品30～60克，煎服。外用：煎水洗或鲜品捣烂敷。

【配伍应用】

菌痢、肠炎：取剪刀草9000克和仙鹤草3500克，粉碎，过120目筛，得4000克细粉，将所剩之粗粉再与瘦风轮11000克混合水煎2次，合并2次滤液浓缩到一定程度后拌入4000克细粉，烘干研粉，过120目筛后装入0号胶囊中，每粒胶囊相当于瘦风轮生药2克，仙鹤草0.35克，每次4～5粒，每日4次。

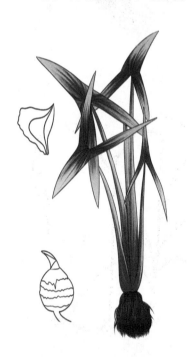

清热泻火药

知母

【别名】

毛知母、肥知母、光知母、盐知母、知母肉。

【来源】

本品为百合科植物知母的干燥根茎。

【形态特征】

本植物为多年生草本，根茎横走，密被膜质纤维状的老叶残基。叶丛生，线形，质硬。花茎直立，从叶丛中生出，其下散生鳞片状小苞片，2～3朵簇生于苞腋，成长形穗状花序，花被长筒形，黄白色或紫堇色，有紫色条纹。蒴果长圆形，熟时3裂。种子黑色。毛知母呈长条状，微弯曲，略扁，少有分枝，长3～15厘米，直径0.8～1.5厘米，顶端有残留的浅黄色叶痕及茎痕，习称"金包头"，上面有一凹沟，具环节，节上密生残存的叶基，由两侧向上方生长，根茎下有点状根痕。质硬，断面黄白色。无臭，味甘、苦，有粘性。知母肉表面黄白色较平滑，有扭曲的沟纹，有的可见叶痕及根痕。

【生境分布】

生长于山地、干燥丘陵或草原地带。分布于河北、山西及东北等地。

【采收加工】

春、秋两季采挖，除去茎苗及须根，保留黄绒毛，晒干，为"毛知母"。鲜时剥去外皮晒干者，称"光知母"或"知母肉"。

【性味归经】

苦、甘，寒。归肺、胃、肾经。

【功能主治】

清热泻火，滋阴润燥。本品苦寒能清热泻火，甘寒质润能滋阴润燥，以清润为专长。入肺胃肾三经，故能上清肺热而泻火，中清胃热而除烦渴，下润肾燥而滋阴。

【用量用法】

6～12克，煎服。清热泻火宜生用，滋阴降火宜盐水炒用。

【配伍应用】

①咳嗽（肺热痰黄黏稠）：知母12克，黄芩9克，鱼腥草、瓜蒌各15克，水煎服。②血淋涩痛：知母、黄柏、木通、滑石各6克，水煎服。③骨蒸劳热、五心烦热：知母、熟地黄各12克，鳖甲、银柴胡各10克，水煎服。④烦渴不止：知母18克，生山药30克，生黄芪15克，生鸡内金6克，葛根5克，五味子、天花粉各9克，水煎服，每日1剂。

【使用注意】 本品性寒质润，有滑肠之弊，故脾虚便溏者不宜用。

栀子

【别名】

越桃、生栀子、黑栀子、生山栀、焦栀子、栀子仁、炒栀子、栀子皮、姜栀子。

【来源】

本品为茜草科常绿灌木植物栀子的干燥成熟果实。

【形态特征】

叶对生或3叶轮生；托叶膜质，联合成筒状。叶片革质，椭圆形、倒卵形至广倒披针形，全缘，表面

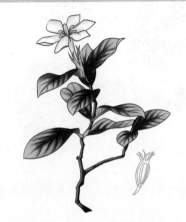

深绿色，有光泽，花单生于枝顶或叶腋、白色、香气浓郁；花萼绿色。圆筒形，有棱，花瓣卷旋，下部联合呈圆柱形，上部5～6裂；雄蕊通常6枚；子房下位，1室。浆果，壶状，倒卵形或椭圆形，肉质或革质，金黄色，有翅状纵棱5～8条。

【生境分布】

生长于山坡、路旁，南方各地有野生。分布于浙江、江西、湖南、福建等我国长江以南各省(区)。以江西产者为地道产品。

【采收加工】

9～11月果实成熟呈红黄色时采收，除去果梗及杂质，蒸至上汽或置沸水中略烫，取出干燥即得。

【性味归经】

苦，寒。归心、肺、肝、胃经。

【功能主治】

泻火除烦，清热利湿，凉血解毒，消肿止痛。本品苦寒，以清泻为功。能清心肺胃三焦之火而利小便；泻心肺胸膈之热而除烦；入心肝走血分凉血止血，清利肝胆湿热而退黄疸；栀子外用又善消肿止痛而用治疮疡肿毒。

【用量用法】

6～10克，煎服。外用：适量。生用清热泻火强；炒焦后止血；姜汁炒用止烦呕。栀子皮偏于达表祛肌热，栀子仁偏于走里清内热。

【配伍应用】

①血淋涩痛：生山栀子末、滑石各等份，葱汤下。②热毒下血：栀子30枚，水1500毫升，煎取500毫升，去滓服。③小便不通：栀子仁27枚，盐少许，独头大蒜1枚。捣烂，摊纸花上贴脐，或涂阴囊上，良久即通。④急性胰腺炎：栀子、丹皮、木香、厚朴、延胡索各25克，大黄、赤芍各40克，芒硝15克，取上方药用水800毫升，煎取药汁约500毫升。轻者每日1剂，分2次服用。

【使用注意】脾虚便溏、食少者忌用。

天花粉

【别名】

花粉、瓜蒌根、栝蒌根。

【来源】

本品为葫芦科多年生宿根草质藤本植物栝蒌或日本瓜蒌的干燥块根。

【形态特征】

多年生草质藤本，根肥厚。叶互生，

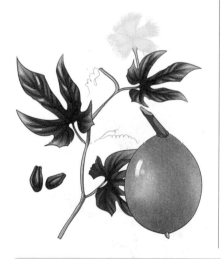

卵状心形，常掌状3～5裂，裂片再分裂，基部心形，两面被毛，花单性雌雄异株，雄花3～8排，成总状花序，花冠白色，5深裂，裂片先端流苏状，雌花单生，子房卵形，果实圆球形，成熟时橙红色。

【生境分布】

生长于向阳山坡、石缝、山脚、田野草丛中。分布于我国南北各地。

【性味归经】

甘、微苦，微寒。归肺、胃经。

【功能主治】

清热生津，清肺润燥，消肿排脓。本品苦寒清热泻火，甘寒养阴生津。入肺胃能清肺润燥，养胃生津。以其苦寒之性，又有清热解毒，消肿排脓之效。

【用量用法】

10～15克，煎服；或入丸、散。外用研末，水或醋调敷。

【配伍应用】

①肺燥咳嗽，口渴：天花粉、天门冬、麦门冬、生地黄、白芍、秦艽各等份，水煎服。②胃及十二指肠溃疡：天花粉10克，贝母6克，鸡蛋壳5个，共研粉，每服6克，每日3次。③天疱疮、痱子：天花粉、连翘、金银花、赤芍、淡竹叶、泽泻、滑石、车前子、甘草各等份，水煎服。

【使用注意】脾胃虚寒、大便滑泻者及孕妇忌服。不宜与乌头、附子同用。

芦根

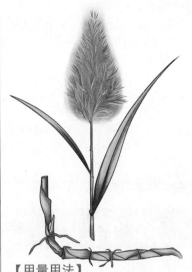

【别名】

苇根、苇茎、鲜芦根。

【来源】

本品为禾本科多年生草本植物芦苇的新鲜或干燥根茎。

【形态特征】

多年生高大草本，具有匍匐状地下茎，粗壮，横走，节间中空，每节上具芽。茎高2～5米，节下通常具白粉。叶2列式排列，具叶鞘；叶鞘抱茎，无毛或具细毛；叶灰绿色或蓝绿色，较宽，线状披针形，粗糙，先端渐尖。圆锥花序大形，顶生，直立，有时稍弯曲，暗紫色或褐紫色，稀淡黄色。

【生境分布】

生长于池沼地、河溪地、湖边及河流两岸沙地及湿地等处，多为野生。全国各地均有分布。

【采收加工】

全年均可采挖其地下根茎，除去芽、须根及膜状叶，切成3～4厘米小段，鲜用或晒干。

【性味归经】

甘，寒。归肺、胃经。

【功能主治】

清热生津，除烦止呕，祛痰排脓。本品甘寒则清热养阴。入肺胃二经，则能清肺热、宣肺气而祛痰排脓，清胃热而生津止呕除烦。

【用量用法】

干品15～30克，鲜品30～60克，煎服。鲜品捣汁内服尤佳。

【配伍应用】

①肺热咳嗽，痰多黄稠：芦根、瓜蒌各12克，半夏、黄芩各10克，甘草6克，水煎服。②肺脓疡：干芦根300克，小火煎2次，取汁分3次服完。③口疮：芦根16克，黄柏、升麻12克，生地黄20克，水煎口含之。④风疹不透：芦根、柽柳各30克，胡荽10克，煎汤内服或外洗。⑤胃热呕吐：芦根15克，竹茹、葛根各10克，生姜、甘草各3克，水煎服。

【使用注意】脾胃虚寒者忌服。

竹叶

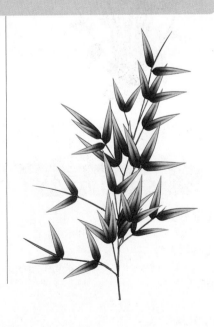

【别名】

苦竹叶、鲜竹叶、竹叶卷心。

【来源】

为禾本科常绿乔木或灌木植物淡竹的叶。其卷而未放的幼叶，也供药用，称竹叶卷心。

【形态特征】

茎高至丈余，茎中空，有节外显。叶披针形，有平行脉，头端尖锐。其笋箨有斑点，刮取新竹的外皮名"竹茹"，古称"竹皮"。新竹置火上烧之，两端滴出之汁名"竹沥"。枝梢之嫩叶名"竹叶卷心"，均供药用。

【生境分布】

通常栽植于庭园。分布于长江流域各省。

【采收加工】

鲜叶可随时采摘，竹叶卷心以清晨摘采为佳，生用。

【性味归经】

甘、淡，寒。归心、肺、胃经。

【功能主治】

清心除烦，清热利尿。本品甘寒则清热生津，味淡则渗湿利尿。入心故可清心除烦，入肺胃则清肺胃而养阴生津，并可导湿热下行而利尿。

【用量用法】

6～12克，鲜品15～30克，煎服。入药以鲜者为佳，不宜久煎。

【配伍应用】

①热病伤津，烦热口渴：常配石膏、玄参、知母等药用，如清瘟败毒饮。②热病后期，余热未清，气津两伤之证：配麦冬、人参等药用，如竹叶石膏汤。③外感风热，烦热口渴：配金银花、薄荷、连翘等，如银翘散。

【使用注意】 阴虚火旺、潮热骨蒸者忌用。

淡竹叶

【来源】

本品为禾本科植物淡竹叶的干燥茎叶。

【形态特征】

多年生草本，高40～100厘米。根茎短缩而木化。秆直立，中空，节明显。叶互生，广披针形，先端渐尖，基部收

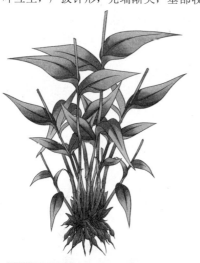

缩成柄状，无毛蔌，两面有小刺毛，脉平行并有小横脉；叶舌短小，质硬，具缘毛。圆锥花序顶生，小枝开展；小穗狭披针形。颖果深褐色。

【生境分布】

生长于林下或沟边阴湿处。分布于长江流域至南方各省（区）。

【采收加工】

夏季未抽花穗前采割，晒干，切段生用。

【性味归经】

甘、淡，寒。归心、胃、小肠经。

【功能主治】

清热除烦，利尿。本品性味甘寒，归心胃经，故能清心胃之热而除烦；又淡渗利尿，归经小肠，故可通利小便。

【用量用法】

10～15克，煎服。

【配伍应用】

①发热心烦口渴：淡竹叶10～15克，水煎服。②肺炎高热咳嗽：淡竹叶30克，麦冬15克，水煎，冲蜜服，每日2～3次。③尿血：淡竹叶12克，鲜茅根30克，仙鹤草15克，水煎服。④火热牙痛、牙龈溃烂：淡竹叶50克，生姜5克，盐2克，生石膏30克，水煎，药液频频含咽。

【使用注意】 虚寒证忌用。

鸭跖草

【别名】

鸭食草、鸭脚掌、竹叶水草。

【来源】

为鸭跖草科一年生草本植物鸭跖草的全草。

【形态特征】

一年生草本，高20～60厘米。茎基部匍匐，上部直立，微被毛，下部光滑，节稍膨大，其上生根。单叶互生，披针形或卵状披针形，基部下延成膜质鞘，抱茎，有缘毛；无柄或几无柄。聚伞花序有花1～4朵；总苞心状卵形，长1.2～2厘米，边缘对合折叠，基部不相连，有柄；花瓣深蓝色，有长爪。蒴果椭圆形。

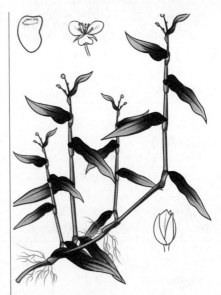

【生境分布】

生长于田野间。全国各地均有分布。

【采收加工】

夏、秋两季采收，洗净鲜用或晒干切段用。

【性味归经】

甘、苦，寒。归肺、胃、膀胱经。

【功能主治】

清热解毒，利水消肿。本品苦寒而有清热之能，归肺胃走气分而能清热泻火以退热，入肺走表又能疗邪在卫气之证，归膀胱利水道故有利水消肿之效。

【用量用法】

15 ～ 30 克，鲜品 30 ～ 60 克，煎服。外用：适量。

【配伍应用】

①流感性腮腺炎并发脑膜炎：鸭跖草每日 60 克，煎服。②感冒：鸭跖草 30 ～ 60 克（鲜草 60 ～ 120 克），水煎 2 次分服。③急性病毒性肝炎：鸭跖草 30 ～ 60 克，水煎 2 次分服，15 ～ 20 日为 1 个疗程。

【使用注意】 脾胃虚弱者，用量宜少。

夏枯草

【别名】

枯草穗。

【来源】

本品为唇形科多年生草本植物夏枯草的全草或果穗。

【形态特征】

多年生草本，有匍匐茎。直立茎方形，高约 40 厘米，表面暗红色，有细柔毛。叶对生，卵形或椭圆状披针形，先端尖，基部楔形，全缘或有细疏锯齿，两面均披毛，下面有细点；基部叶有长柄。轮伞花序密集顶生成假穗状花序；花冠紫红色。小坚果 4 枚，卵形。

【生境分布】

均为野生，多生长于路旁、草地、林边。分布于浙江、江苏、安徽、河南等省。

【采收加工】

夏季当果穗半枯时采收，晒干入药。

【性味归经】

辛、苦，寒。归肝、胆经。

【功能主治】

泻肝火，散郁结，清肝明目。本品苦寒泄热，辛能散结。主入肝经，能清肝火，散郁结，为治肝热痰火郁结之瘰疬、目珠疼痛之要药。

【用量用法】

10 ～ 15 克，煎服；或熬膏服。

【使用注意】 脾胃虚弱者慎用。

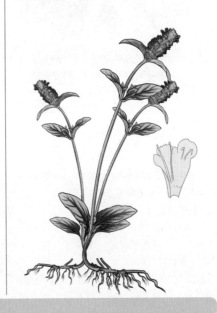

【配伍应用】

①肝虚目痛（冷泪不止，羞明畏日）：夏枯草 25 克，香附子 50 克，共研为末，每服 5 克，茶汤调下。②黄疸型肝炎：夏枯草、金钱草各 30 克，丹参 18 克，水煎，分 3 次服，连服 7 ～ 15 日，未愈，再服 7 日。③跌打伤、刀伤：把夏枯草在口中嚼碎后敷在伤处。④巩膜炎：夏枯草、野菊花各 30 克，水煎，分 2 ～ 3 次服。

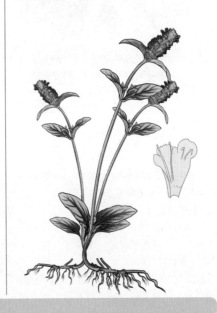

决明子

【别名】

草决明、生决明、炒决明。

【来源】

本品为豆科一年生草本植物决明或小决明的干燥成熟种子。

【形态特征】

决明：一年生半灌木状草本；高1～2米，上部多分枝，全体被短柔毛。双数羽状复叶互生，有小叶2～4对，在下面两小叶之间的叶轴上有长形暗红色腺体；小叶片倒卵形或倒卵状短圆形，长1.5～6.5厘米，宽1～3厘米，先端圆形，有小突尖，基部楔形，两侧不对称，全缘。幼时两面疏生柔毛。花成

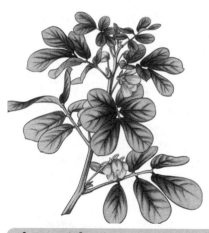

对腋生，小花梗长1～2.3厘米；萼片5，分离；花瓣5，黄色，倒卵形，长约12毫米，具短爪，最上瓣先端有凹，基部渐窄；发育雄蕊7，3枚退化。子房细长弯曲，柱头头状。荚果四棱柱状，略扁，稍弯曲。长15～24厘米，果柄长2～4厘米。种子多数，菱状方形，淡褐色或绿棕色，有光泽，两侧面各有一条线形的宽0.3～0.5毫米浅色斜凹纹。小决明：与决明形态相似，但植株较小，通常不超过130厘米。下面两对小叶间各有1个腺体；小花梗、果实及果柄均较短；种子较小，两侧各有1条宽1.5～2毫米的绿黄棕色带。具臭气。

【生境分布】

生长于村边、路旁和旷野等处。分布于安徽、广西、四川、浙江、广东等省（区），南北各地均有栽培。

【采收加工】

秋季果实成熟后，将全株割下或摘下果荚晒干，打出种子，扬净荚壳及杂质，再晒干。

【性味归经】

甘、苦、咸，微寒。归肝、肾、大肠经。

【功能主治】

清肝明目，润肠通便。本品苦寒可降泄肝经郁热，清肝明目作用好而为眼科常用药；味甘质润而有润肠通便之功。

【用量用法】

10～15克，煎服。

【配伍应用】

①急性结膜炎：决明子、菊花、蝉蜕、青葙子各15克，水煎服。②夜盲症：决明子、枸杞子各9克，猪肝适量，水煎，食肝服汤。③雀目：决明子100克，地肤子50克，上药捣细罗为散，每于食后，以清粥饮调。④习惯性便秘：决明子、郁李仁各18克，沸水冲泡代茶。

【使用注意】气虚便溏者慎用。

谷精草

【别名】

谷精珠。

【来源】

本品为谷精草科 年生草本植物谷精草的干燥带花茎的头状花序。

【形态特征】

多年生草本；叶通常狭窄，密丛生；叶基生，长披针状线形，有横脉。花小，单性，辐射对称，头状花序球形、顶生，总苞片宽倒卵形或近圆形，花苞片倒卵形，顶端聚尖，蒴果膜质，室背开裂；种子单

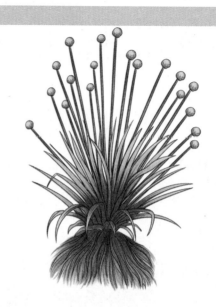

生，胚乳丰富。朔果长约1毫米，种子长椭圆形，有毛茸。

【生境分布】

生长于溪沟、田边阴湿地带。分布于浙江、江苏、安徽、江西、湖南、广东、广西等省（区）。

【采收加工】

秋季采收，将花序连同花茎拔出，除去泥土和须根，晒干，切段，生用。

【性味归经】

甘，平。归肝、胃经。

【功能主治】

清肝明目，疏散风热。本品甘平主归肝经，善清

肝火而明目；又药用花序轻浮上达，善散风热而疗风热目疾。

【用量用法】

6～15克，煎服。

【配伍应用】

①偏正头痛：谷精草适量，研为末，加白面糊调匀搜摊纸上贴痛处，干了再换。②鼻血不止：谷精草为末，每服10克，熟面汤送下。③夜盲症：谷精草、苍术各15克，夜明砂9克，猪肝200克，同煮，空腹食肝喝汤。

密蒙花

【别名】

蒙花。

【来源】

本品为马钱科落叶灌木密蒙花的干燥花蕾及花序。

【形态特征】

本植物为灌木，高约3米，可达6米。小枝微具四棱，枝及叶柄、叶背、花序等均密被白色至棕黄色星状毛及茸毛。单叶对生，具柄；叶片矩圆状披针形至披针形，长5～12厘米，宽1～4.5厘米，先端渐尖，基部楔形，全缘或有小齿。聚伞花序组成圆锥花序，顶生及腋生，长5～12厘米；花小，花萼及花冠密被毛茸；花萼钟形，4裂；花冠淡紫色至白色，微带黄色，筒状，长1～1.2厘米，直径2～3毫米，先端4裂，裂片卵圆形；雄蕊4，近无花丝，着生于花冠筒中部；子房上位，2室，被毛，蒴果卵形，2瓣裂。种子多数，细小，具翅。小花序花蕾密集，有花蕾数朵至十数朵。

【生境分布】

生长于山坡、杂木林地、河边和丘陵地带，通常为半阴生。分布于湖北、四川、陕西、河南、广东、广西、云南等省（区）。

【采收加工】

多在春季花蕾紧密尚未开放时采收。除去杂质，晒干。

【性味归经】

甘，微寒。归肝经。

【功能主治】

清热养肝，明目退翳。本品甘寒则清热养阴。主入肝经则清肝热，养肝阴，润肝燥以明目退翳。

【用量用法】

6～10克，煎服。

【配伍应用】

①结膜炎：密蒙花、菊花、谷精草、桑叶、生地黄、赤芍各9克，山栀、川黄连、桔梗各6克，金银花、连翘、茅根各15克，每日1剂，水煎服。②眼底出血：密蒙花、菊花各10克，红花3克，鲜开水冲泡，加冰糖适量，代茶饮。

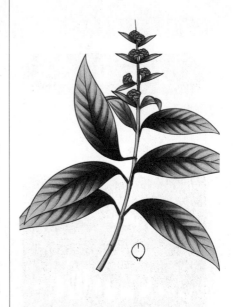

千里光

【别名】

九里光、千里明。

【来源】

为菊科草本植物千里光的地上部分。

【形态特征】

多年生草本，有攀援状，木质茎，高1～5米，有微毛，后脱落。叶互生，卵状三角形或椭圆状披针形，长4～12厘米，

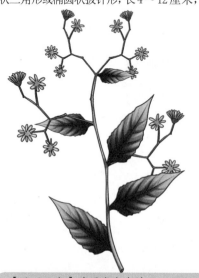

宽2～6厘米，先端渐尖，基部楔形至截形，边缘有不规则缺刻状齿裂或微波状或近全缘，两面疏被细毛。花序顶生，排成伞房状；总苞筒形，总苞片1层；花黄色，舌状花雌性，管状花两性。瘦果圆柱形，有纵沟，被短毛，冠毛白色。花果期秋、冬季至次年春。

【生境分布】

生长于路旁及旷野间。分布于江苏、浙江、安徽、江西、湖南、四川、贵州、云南、广东、广西等地。

【采收加工】

夏、秋两季采收，扎成小把或切段，晒干。

【性味归经】

苦，平；有小毒。归肝经。

【功能主治】

清肝明目，清热解毒。本品苦平之性，主归肝经，以其清泄之力而具清肝明目，清热解毒之功。

【用量用法】

15～30克，煎服。外用：适量，捣敷或熬膏服。

【配伍应用】

①上呼吸道感染、急性咽炎扁桃体炎、急性支气管炎、肺炎：可单用本品煎服。②急性睑板腺炎、急性、亚急性结膜炎、慢性结膜炎、角膜溃疡、沙眼等：常与夏枯草、野菊花、甘草等配用。也可用千里光鲜叶捣汁灭菌点眼，或煎水熏洗，或配制50%千里光眼药水点眼。③急性尿路感染以及手术后感染：可单用本品煎服。

【使用注意】 脾胃虚寒者慎服。

荷叶

【别名】

干荷叶、荷叶炭、鲜荷叶。

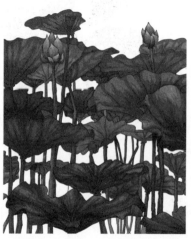

【来源】

本品为睡莲科草本植物的干燥叶。

【形态特征】

荷叶叶多折成半圆形或扇形，展开后呈类圆形，直径20～50厘米，全缘或稍波状。上表面深绿色或黄绿色较粗糙；下表面淡灰棕色，较光滑，有粗脉21～22条，由中心向四周射出，质脆，易破碎。微有清香气，味微苦。

【生境分布】

生长于水泽、池塘、湖沼或水田内，野生或栽培。全国大部分地区均产。

【采收加工】

夏、秋两季采收，晒至七、八成干时，除去叶柄，折成半圆形或折扇形，干燥。

【性味归经】

苦，平。归肝、脾、胃经。

【功能主治】

清热解暑，升发清阳，止血。本品味苦性平，其

气清香，善清夏季之暑邪；药性升浮，归经脾胃，以升发清阳；干品或炒炭用又有止血作用，且止血而不留瘀，用于各种出血症。

【用量用法】

3～9克，鲜品15～30克，荷叶炭3～6克，煎服。鲜者偏解暑热；干者偏升清阳；炒炭用于止血。

【配伍应用】

①黄水疮：荷叶烧炭，研成细末，香油调均，涂敷于患处，每日2次。②腹泻：荷叶洗净，置锅内焖炒成炭，放凉研成细末，取10～15克用白糖冲服，每日3次，数日即愈。③漆疮：干燥荷叶500克，用水5000毫升，煮至2500毫升，擦洗患处，并用贯众末和油涂患部，每日2次，数次即愈。④水肿：枯萎荷叶，烧干研末，每次10克，小米汤冲服，每日3次。

【使用注意】胃酸过多、消化性溃疡和龋齿者，及服用滋补药品期间忌服用。尽量少吃生的荷叶，尤其是胃肠功能弱的人更应该谨慎。脾胃虚弱者慎服。

菱角

【别名】

菱、水菱、水栗。

【来源】

本品为菱科植物菱的果肉。

【形态特征】

菱是一年生草本水生植物，又称"水中落花生"，果实"菱角"为坚果，垂生于密叶下水中，必须全株拿起来倒翻，才可以看得见。秋后成熟，果实变硬，野生菱角如不采摘则渐渐从茎上脱落沉于水底，来年发芽。

【生境分布】

生长在湖里，各地多有种植。

【采收加工】

8～9月采收，晒干备用。

【性味归经】

甘、淡，平。归肠、胃经。

【功能主治】

清暑解热，除湿祛风，益气健脾。本品甘补淡渗，平而偏凉，主归肠胃，故有此功。

【使用注意】胃寒脾弱者不宜生食。

【用量用法】

30～60克，生食或煮食。

【配伍应用】

①小儿头部疮毒，也可解酒：鲜菱草茎（去叶及须根）120克，水煎服。②头面黄水疮：老菱角烧炭存性，研成细末，用麻油调敷患处。③痢疾：红菱角晒干研末，空腹服10克，红痢用老酒送下，白痢用米汤送下。

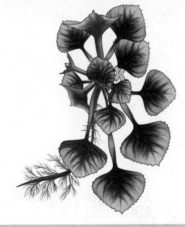

清热凉血药

生地黄

【别名】

生地、鲜地黄、鲜生地。

【来源】

本品为玄参科多年生草本植物怀庆地黄或地黄的块茎。

【形态特征】

多年生草本，全株有白色长柔毛和腺毛。叶基生成丛，倒卵状披针形，基部渐狭成柄，边缘有不整齐钝齿，叶面皱缩，下面略带紫色。花茎由叶丛抽出，花序总状；萼5浅裂；花冠钟形，略2唇状，紫红色，内面常有黄色带紫的条纹。蒴果球形或卵圆形，具宿萼和花柱。花期4～6月，果期7～8月。

【生境分布】

喜温和气候及阳光充足之地，分布

于我国河南、河北、东北及内蒙古，大部分地区有栽培。尤以河南产怀地黄为地道药材。

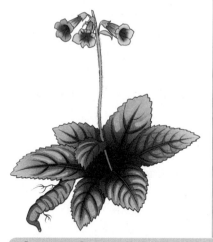

【采收加工】

春、秋两季采挖，除去须根，鲜用，为鲜地黄；或将其大小分开，烘焙干燥，为生地黄。

【性味归经】

甘、苦，寒。归心、肝、肾经。

【功能主治】

清热凉血，养阴生津。本品苦寒入心肝血分，能清热凉血而泻火；甘寒质润入肾经，能滋阴养血而润燥，故为凉血滋阴之主药。

【用量用法】

煎服，10～30克，鲜品用量加倍，或以鲜品捣汁入药。清热生津宜生用，止血宜炒炭用。

【配伍应用】

①病后虚汗、口干心躁：熟地黄250克，水三盏，煎一盏半，每日3次。②骨蒸劳热：生地黄一升，捣三度，绞取汁尽，分再服。若利即减之，以凉为度。③吐血咳嗽：熟地黄末，酒服5克，每日3次。

【使用注意】本品性寒滞腻，脾虚腹满便溏及胸闷食少者不宜用。

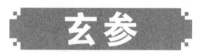

玄参

【别名】

玄台、馥草、黑参、逐马、元参。

【来源】

为玄参科多年生草本植物玄参的根。

【形态特征】

多年生草本，根肥大。茎直立，四棱形，光滑或有腺状毛。茎下部叶对生，近茎顶互生，叶片卵形或卵状长圆形，

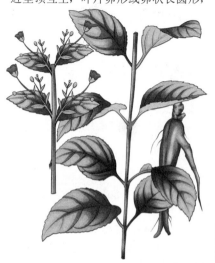

边缘有细锯齿，下面疏生细毛。聚伞花序顶生，展成圆锥状，花冠暗紫色，5裂，上面2裂片较长而大，侧面2裂片次之，最下1片裂片最小，蒴果卵圆形，萼宿存。

【生境分布】

生长于溪边、山坡林下及草丛中。分布于我国长江流域及陕西、福建等省，野生、家种均有。

【采收加工】

冬季茎叶枯萎时采挖，除去根茎、幼芽、须根及泥沙，晒或烘至半干。堆放3～6日，反复数次至干燥。

【性味归经】

甘、苦、咸，寒。归肺、胃、肾经。

【功能主治】

清热凉血，滋阴解毒。本品苦寒能清热泻火解毒，甘寒能滋水养阴，咸寒质润，能软坚润燥。入肾经，能壮肾水以制浮游之火，具有清上彻下之功，为滋阴降火要药。

【用量用法】

10～15克，煎服。

【配伍应用】

①慢性咽喉肿痛：玄参、生地黄各15克，连翘、麦冬各10克，水煎服。②热毒壅盛、气血两燔、高热神昏、发斑发疹：玄参、甘草各10克，石膏30克，知母12克，水牛角60克，粳米9克，水煎服。③瘰疬、颈部淋巴结肿大：玄参、牡蛎、贝母各等份，研粉，炼蜜为丸，每服9克，每日2次。④腮腺炎：玄参15克，板蓝根12克，夏枯草6克，水煎服。

【使用注意】脾胃虚寒、食少便溏者不宜服用。反藜芦。

赤芍

【别名】

红芍药、山芍药、草芍药、木芍药、赤芍药。

【来源】

本品为毛茛科多年生草本植物草芍药或川芍药的根。

【形态特征】

川赤芍为多年生草本。茎直立。茎下部叶为二回三出复叶，小叶通常二回深裂，小裂片宽0.5～1.8厘米。花2～4朵生茎顶端和其下的叶腋；花瓣6～9，紫红色或粉红色；雄蕊多数；心皮2～5。蓇葖果密被黄色绒毛。根为圆柱形，稍弯曲。表面暗褐色或暗棕色，粗糙，有横向突起的皮孔，手搓则外皮易破而脱落（俗称糟皮）。

【生境分布】

生长于山坡林下草丛中及路旁。分布于内蒙古、四川及东北各地。

【采收加工】

春、秋两季采挖，除去根头、须根及泥土，晒干。

【性味归经】

苦、辛，微寒。归肝经。

【功能主治】

清热凉血，散瘀止痛。本品辛散苦降，主入肝经血分，故能清血分实热，散瘀血留滞，为凉血祛瘀之要药。

【用量用法】

煎服，6～15克。

【使用注意】 血寒经闭不宜用。反藜芦。

【配伍应用】

①血热炎症、热蕴疮痈：赤芍、金银花各9克，天花粉、白芷、陈皮、防风、当归、贝母、没药、乳香、甘草各3克，水、酒各半煎为仙方活命饮，温服。②血瘀疼痛、血瘀痛经：赤芍、延胡索、香附、乌药、当归各6克，水煎服。③胁肋瘀痛：赤芍9克，青皮、郁金各6克，水煎服。④血瘀头痛：赤芍、川芎各9克，当归、白芷、羌活各6克，水煎服。⑤冠心病、心绞痛：赤芍10克，丹参20克，降香、川芎各15克，水煎服。

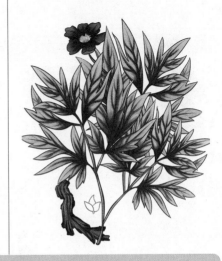

紫草

【别名】

紫丹、紫根、山紫草、紫草茸、紫草根、硬紫草。

【来源】

本品为紫草科多年生草本植物紫草和新疆紫草及内蒙古紫草的干燥根。

【形态特征】

紫草为多年生草本。高50～90厘米。全株被糙毛。根长条状，略弯曲，肥厚，紫红色。茎直立，上部分枝。叶互生，具短柄或无柄，叶片粗糙，卵状披针形，全缘或稍呈不规则波状。总状聚伞花序；苞片叶状，披针形或窄卵形，两面具粗毛；萼片5，披针形，基部微合生；花冠白色，筒状，先端5裂，喉部有5个小鳞片，基部被毛；雄蕊5；子房4深裂，花柱单一，线形，柱头2裂，小坚果卵圆形，灰白色或淡褐色，平滑有光泽。花期5～6月，果期7～8月。

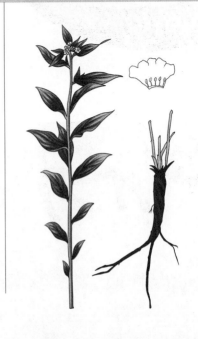

【生境分布】

生长于路边、荒山、田野及干燥多石山坡的灌木丛中。分布于辽宁、湖南、湖北、新疆等地。

【采收加工】

春、秋两季采挖，除去茎叶，晒干，润透切片用。

【性味归经】

甘，寒。归心、肝经。

【功能主治】

凉血活血，解毒透疹。本品甘寒质润，为清润之品。入心、肝走血分，故能凉血、解毒润燥，并有活血透疹作用。

【用量用法】

其煎剂对心脏有明显兴奋作用；有缓和的解热作用，对金黄色葡萄球菌、流感病毒、羊毛状小芽孢癣等有抑制作用。有避孕作用，对绒毛膜上皮癌及恶性葡萄胎有一定治疗作用。

【配伍应用】

①预防麻疹：紫草10克，水煎服。②小儿麻疹：紫草10克，甘草3克，水煎代茶。③宫颈糜烂：紫草200克，香油750毫升，将紫草炸枯后过滤即得，用时以紫草油棉球涂擦宫颈及阴道中、上端，隔日1次。④湿热黄疸：紫草9克，茵陈30克，水煎服。⑤烧烫伤：紫草80克，麻油500毫升，煎熬后去渣得油，待冷后加入冰片2克，搅匀备用。用时以纱布浸油铺放于创面上，或直接涂于创面上。

【使用注意】 本品性寒滑有通便作用，脾虚便溏者忌服。

水牛角

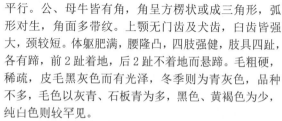

【来源】

本品为牛科动物水牛的角。

【形态特征】

水牛为大家畜，体壮，蹄大，额方，鼻宽，嘴向前伸，下额和颈几乎与地面

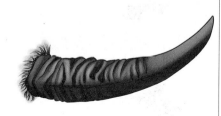

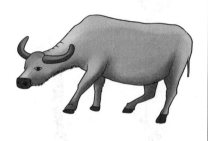

平行。公、母牛皆有角，角呈方楞状或成三角形，弧形对生，角面多带纹。上颚无门齿及犬齿，臼齿皆强大，颈较短。体躯肥满，腰隆凸，四肢强健，肢具四趾，各有蹄，前2趾着地，后2趾不着地而悬蹄。毛粗硬，稀疏，皮毛黑灰色而有光泽，冬季则为青灰色，品种不多，毛色以灰青、石板青为多，黑色、黄褐色为少，纯白色则较罕见。

【生境分布】

全国各地均有饲养，分布华南、华东地区。

【采收加工】

取角后，水煮，除去角塞，干燥。或劈开，用热水浸泡，捞出，镑片，晒干。

【性味归经】

咸，寒。归心、肝、胃经。

【功能主治】

清热，凉血，解毒。本品性寒凉，归心、肝走血分，而有清热凉血解毒之功。

【用量用法】

煎服，6～15克，宜锉碎先煎，或锉末冲服。

【配伍应用】

①温热病热入血分，高热神昏谵语，惊风抽搐：可以水牛角浓缩粉配玄参、石膏、羚羊角等药用。②热病神昏，或中风偏瘫，神志不清：配牛黄、黄芩、珍珠母等药用，如清开灵注射液（口服液）。③血热癫狂：可配石菖蒲、连翘、玄参等药用，如抗热解痉丸。

【使用注意】 脾胃虚寒者不宜用。

清热燥湿药

黄芩

【别名】

腐肠、宿肠、子芩、条芩、黄金茶根、土金茶根。

【来源】

本品为唇形科多年生草本植物黄芩的根。

【形态特征】

多年生草本，茎高20～60厘米，四棱形，多分枝。叶披针形，对生，茎上部叶略小，全缘，上面深绿色，无毛或疏被短毛，下面有散在的暗腺点。圆锥花序顶生。花蓝紫色，二唇形，常偏向一侧、小坚果，黑色。

【生境分布】

生长于山顶、林缘、路旁、山坡等向阳较干燥的地方。分布于河北、山西、内蒙古，以及河南、陕西等地。以山西产量最多，河北承德产者质量最好。

【采收加工】

春、秋两季采挖，除去残茎、须根，撞去粗皮，晒干。

【性味归经】

苦，寒。归肺、胃、胆、大肠、小肠经。

【功能主治】

清热燥湿，泻火解毒，安胎，止血。本品苦燥湿，寒清热，为清热燥湿，泻火解毒常用之品。能清肺胃胆大小肠及诸经之湿热火邪，湿热去则不扰血动胎，故又能止血安胎。

【用量用法】

3～10克，煎服。清热多生用，安胎多炒用，止血多炒炭用，清上焦热多酒炒用。子芩偏泻大肠火，清下焦湿热；枯芩偏泻肺火，清上焦热。

【配伍应用】

①泄泻热痢：黄芩、白芍、葛根各10克，白头翁15克，水煎服。②偏正头痛：黄芩片适量，酒浸透，晒干为末，每服3克，茶、酒下。③慢性气管炎：黄芩、葶苈子各等份，共为细末，糖衣为片，每片含生药0.8克，每日3次，每次5片。

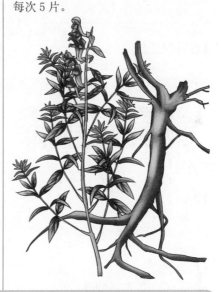

【使用注意】 苦寒伤胃，脾胃虚寒者不宜使用。

黄连

【别名】

味连、支连、王连、云连、雅连、川连。

【来源】

本品为毛茛科多年生草本植物黄连和三角叶黄连的根茎。

【形态特征】

黄连，多年生草本，高15～25厘米。根茎黄色、成簇生长。叶基生，具长柄，叶片稍带革质，卵状三角形，三全裂，中央裂片稍呈棱形，具柄，长为宽的1.5～2倍，羽状深裂，边缘具锐锯齿；侧生裂片斜卵形，比中央裂片短，叶面沿脉被短柔毛。花葶1～2，二歧或多歧聚伞花序，有花3～8朵，萼片5，黄绿色，长椭圆状卵形至

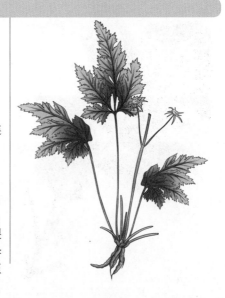

披针形，长9～12.5毫米；花瓣线形或线状披针形，长5～7毫米，中央有蜜槽；雄蕊多数，外轮比花瓣略短；心皮8～12。蓇葖果具柄。三角叶黄连，与上种不同点为：叶的裂片均具十分明显的小柄，中央裂片三角状卵形，4～6对羽状深裂，二回裂片彼此密接；雄蕊长为花瓣之半，种子不育。

【生境分布】

生长于海拔1000～1900米的山谷、凉湿荫蔽密林中。黄连多系栽培，分布于我国中部及南部各省。四川、云南产量较大。

【采收加工】

秋季采挖，除去苗叶、须根及泥沙，干燥，撞去残留须根。生用或炒用。

【性味归经】

苦，寒。归心、肝、胃、大肠经。

【功能主治】

清热燥湿，泻火解毒。本品性寒能清，味苦能燥，有清热燥湿，泻火解毒之功。主入心胃大肠经，尤长于泻心火，清肠胃湿热，而为清心、止痢、除烦之主药。

【用量用法】

煎服，2～10克；或1～1.5克，入丸、散。外用：适量。炒用制其寒性，姜汁炒清胃止呕，酒炒清上焦火，吴茱萸炒清肝胆火。

【配伍应用】

①痔疮：黄连100克，煎膏，加入等份芒硝、冰片5克，痔疮敷上即消。②黄疸：黄连5克，茵陈15克，栀子10克，水煎服。③痈疮、湿疮、耳道流脓：黄连研末，茶油调涂患处。④颈痈、背痈：黄连、黄芩、炙甘草各6克，栀子、枳实、柴胡、赤芍、银花各9克，水煎取药汁。⑤心肾不交失眠：黄连、肉桂各5克，半夏、炙甘草各20克，水煎服。

【使用注意】 苦寒易伤脾胃，故脾胃虚寒者慎用。

黄柏

【别名】

元柏、黄檗、檗木。

【来源】

本品为芸香科落叶乔木植物黄檗（关黄柏）和黄皮树（川黄柏）的除去栓皮的树皮。

【形态特征】

黄皮树：落叶乔木，高10～12米。单数羽状复叶，对生；小叶7～15，矩圆

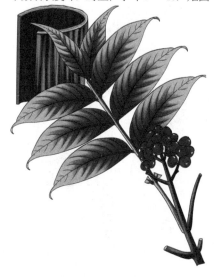

状披针形及矩圆状卵形，长9～15厘米，宽3～15厘米，顶端长渐尖，基部宽楔形或圆形，不对称，上面仅中脉密被短毛，下面密被长柔毛，花单性，雌雄异味，排成顶生圆锥花序，花序轴密被短毛；果轴及果枝粗大，常密被短毛；浆果状核果球形，熟时黑色，有核5～6。黄柏：与上种类似，但树皮的木栓层厚，小叶5～13片，下表面仅中脉基部有长柔毛。川黄柏：为板片状或浅槽状，厚3～7毫米。外表面鲜黄色或黄棕色，有不规则裂纹，偶有残留灰棕色木栓。内表面暗黄色或棕黄色，有细密纵线纹，质坚，断面深黄色，层状，纤维性。关黄柏：较上略薄。厚2～4毫米，表面较上色浅，为棕黄色或灰黄色，栓皮厚，往往残留于外表面。

【生境分布】

生长于沟边、路旁土壤比较肥沃的潮湿地。关黄柏分布于辽宁、吉林、河北等地；川黄柏分布于四川、贵州、湖北、云南等地。

【采收加工】

清明前后，剥取树皮，刮去粗皮，晒干压平，润透切丝或切片，生用或盐水炙、炒炭用。

【性味归经】

苦，寒。归肾、膀胱、大肠经。

【功能主治】

清热燥湿，泻火解毒，退热除蒸。本品寒以清热，苦以燥湿，有清热燥湿，泻火解毒作用，入肾经，长于泻肾火而退虚热，除骨蒸，故有此功。其抗菌谱和抗菌效力弱于黄连，对血小板有保护作用。还有利尿、降压、解热、降血糖作用。

【用量用法】

煎服，5～10克，或入丸、散。外用：适量。

【配伍应用】

①黄水疮：黄柏、煅石膏各30克，枯矾12克，共研细粉，茶油调涂患处，每日1～2次。

②消渴尿多能食：黄柏500克，水500毫升，煮三、五沸，渴即饮用，恣饮数日。

【使用注意】本品苦寒，易伤胃气，故脾胃虚寒者忌用。

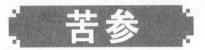

苦参

【别名】

苦骨、地骨、川参、牛参、地参、山槐根、凤凰爪、野槐根。

【来源】

本品为豆科多年生落叶亚灌木植物苦参的根。

【形态特征】

本植物为落叶灌木，高0.5～1.5米。叶为奇数羽状复叶，托叶线形，小叶片11～25，长椭圆形或长椭圆披针形，长2～4.5毫米，宽0.8～2厘米，上面无毛，下面疏被柔毛。总状花序顶生，花冠蝶形，淡黄色，雄蕊10，离生，仅基部联合，子房被毛。荚果线形，于种子间缢缩，呈念珠状，熟后不开裂。

【生境分布】

生长于沙地或向阳山坡草丛中及溪沟边。我国各地均产。

【采收加工】

春、秋两季采收，除去芦头、须根，洗净，切片，晒干生用。

【性味归经】

苦，寒。归心、肝、胃、大肠、膀胱经。

【功能主治】

清热燥湿，杀虫利尿。本品苦寒，其性沉降，归心、胃、膀胱经，可泻心胃之火，利膀胱湿热，故有清热燥湿、杀虫利尿之功。

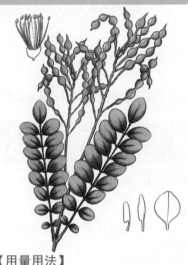

【用量用法】

煎服，3～10克，外用：适量。

【配伍应用】

①血痢不止：苦参适量，炒焦为末，水丸梧子大，每服十五丸，米饮下。

②瘰疬结核：苦参200克，捣末，牛膝汁丸如绿豆大，每暖水下二十丸，日服。

③嗜睡眠：苦参150克，白术100克，大黄50克，捣末，蜜丸如梧子大，每食后服三十丸。④婴儿湿疹：先将苦参30克浓煎取汁，去渣，再将打散的1个鸡蛋及红糖30克同时加入，煮熟即可，饮汤，每日1次，连用6日。

【使用注意】脾胃虚寒及阴虚津伤者忌用或慎用。反藜芦。

秦皮

【别名】

秦白皮、青榔木、鸡糠树、白荆树。

【来源】

本品为木犀科落叶乔木植物苦枥白蜡树、白蜡树或小叶白蜡树的茎皮。

【形态特征】

白蜡树为乔木，高10厘米左右。叶对生，单数羽状复叶，小叶5～9枚，以7枚为多数，椭圆或椭圆状卵形，顶端渐尖或钝。花圆锥形，花小；雄性花与两性

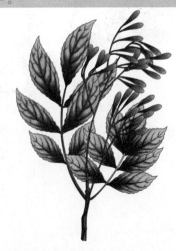

花异株，通常无花瓣，花轴无毛，雌雄异株。

【生境分布】

生长于山沟、山坡及丛林中。分布于陕西、河北、河南、吉林、辽宁等地。

【采收加工】

春、秋两季剥取干皮，晒干，生用。

【性味归经】

苦，寒。归肝、胆、大肠经。

【功能主治】

清热燥湿，清肝明目。本品苦寒能清热燥湿，入肝胆大肠经，能清肝胆之火，泻大肠湿热，故有此功。

【用量用法】

3～10克，煎服。外用：适量。

【配伍应用】

①腹泻：秦皮15克，水煎加糖，分服。②麦粒肿，大便干燥：秦皮15克，大黄10克，水煎服，孕妇忌服。③小儿惊痫发热及变蒸发热：秦皮、茯苓各5克，甘草五分，灯心二十根，水煎服。

【使用注意】胃虚食少者不宜用。

白鲜皮

【别名】

藓皮、北鲜皮、臭根皮、白膻皮。

【来源】

本品为芸香科多年生草本植物白鲜的根皮。

【形态特征】

多年生草本，基部木本，高可达1米，全株有强烈香气。根肉质，黄白色，多分枝。茎幼嫩部分密被白色的长毛及凸起的腺点。单数羽状复叶互生，小叶9～13，卵形至卵状披针形，边缘有锯齿，沿脉被柔毛，密布腺点（油室），叶柄及叶轴两侧有狭翅。总状花序顶生，花梗具条形苞片1枚，花白色，有淡红色条纹，萼片5，花瓣5，雄蕊10，蒴果5裂，密被棕黑色腺点及白色腺毛。皮呈卷筒状，少有双卷筒状，长5～15厘米，直径1～2厘米，厚2～5毫米。外表面灰白色或淡灰黄色，具细纵纹及细根痕，常有突起的颗粒状小点，内表面类白色，平滑。质松脆，易折断，折断时有白粉飞扬，断面乳白色，略带层片状，迎光可见细小亮点。

【生境分布】

生长于土坡、灌木丛中、森林下及山坡阳坡。分布于辽宁、河北、四川、江苏等地。

【采收加工】

春、秋两季采挖根部，去须根和外部糙皮，纵向剖开，抽去木心，切片，晒干用。

【性味归经】

苦，寒。归脾、胃经。

【功能主治】

清热燥湿，祛风解毒。本品性味苦寒，故能清热燥湿，泻火解毒，归脾胃经走肌肉，又能祛风除湿止痒，故有此功。

【用量用法】

6～10克，煎服。外用：适量。

【配伍应用】

①慢性湿疹：白鲜皮、防风各9克，当归、薄荷、甘草各6克，白蒺藜12克，水煎服。②痢黄：白鲜皮、茵陈蒿各等份，水煎服，每日2次。③疥癣、慢性湿疹：白鲜皮、地肤子、苦参、蛇床子各10克，水煎熏洗患处。

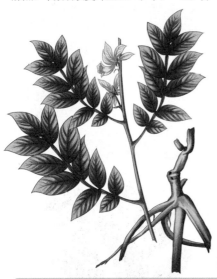

【使用注意】虚寒患者慎用。

椿皮

【别名】

樗白皮、炒椿皮、椿根皮、椿根白皮。

【来源】

本品为苦木科落叶乔木植物椿（樗）的根皮或树皮。

【形态特征】

落叶乔木。树皮灰褐色。叶互生，羽状复叶，小叶13～25，卵状披针形，长7～12厘米，宽2～4.5厘米，先端渐尖，基部截形，近基部有1～2对粗齿，齿尖背面有1腺体，揉碎有臭气。圆锥花序顶生，花小，白色带绿，杂性。翅果扁平，长椭圆形，1～6个着生于一果柄上，每个翅果中部具1种子。花期6～7月，果期9月。

【生境分布】

生长于山坡、路旁，或栽培于庭院、村边。分布于山西、江苏、甘肃、河北等地。

【采收加工】

全年均可剥取，晒干，或刮去粗皮晒干。生用或麸炒用。

【性味归经】

苦，寒。归脾、胃经。

【功能主治】

清热燥湿，祛风解毒。本品性味苦寒，故能清热燥湿，泻火解毒，归脾胃经走肌肉，又能祛风除湿止痒，故有此功。

【用量用法】

6～10克，煎服。外用：适量。

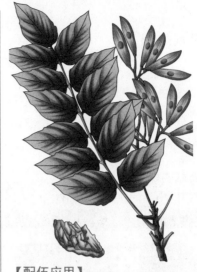

【配伍应用】

①阿米巴痢疾：干樗根白皮10克，加水至600毫升，煎汁浓缩至100毫升，成为1∶1煎剂，每日3次，每次10毫升，一般7日为1个疗程。②便血：樗根白皮120克，切碎，绿豆芽（生）、萝卜（生）各120克榨取鲜汁，混合后加水煎煮过滤，冲入黄酒适量，临睡时炖温服，小儿酌减。③胃及十二指肠溃疡病：将臭椿树皮剥下后，除去最外一层青皮，用内面厚白皮，晒干炒成老黄色研粉，制成丸、散、片均可，每日3次，每次6～9克。

【使用注意】 虚寒患者慎用。

清热解毒药

金银花

【别名】

银花、双花、二宝花、忍冬花、金银藤。

【来源】

本品为忍冬科多年生常绿缠绕性木质藤本植物忍冬、红腺忍冬、山银花或毛花柱忍冬的干燥花蕾或带初开的花。

【形态特征】

为半常绿缠绕性藤本，全株密被短柔毛。叶对生，卵圆形至长卵形，常绿。花成对腋生，花冠2唇形，初开时呈白色，二三日后转变为黄色，所以称为金银花，外被柔毛及腺毛。浆果球形，成熟时呈黑色。花蕾呈棒状略弯曲，长1.5～3.5厘米，表面黄色至浅黄棕色，

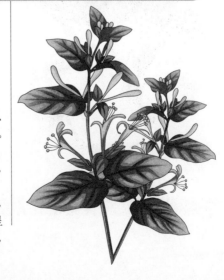

被短柔毛，花冠筒状，稍开裂，内有雄蕊5枚，雌蕊1枚。

【生境分布】

生长于路旁、山坡灌木丛或疏林中。我国南北各地均有分布，以山东产量大，河南新密所产质佳。

【采收加工】

夏初当花苞未发时采摘，阴干，或用硫磺熏后干燥。生用、炒用或制成露剂使用。

【性味归经】

甘，寒。归肺、胃、心经。

【功能主治】

清热解毒，疏散风热，凉血止血。本品甘可缓急解毒，寒可清热泻火，其质轻气芳香，入肺能宣散风热，归心经走血分又能凉血止血，故有此功。

【用量用法】

10～15克，煎服。外用：适量。清热解毒宜生用，凉血止痢宜炒炭用。

【配伍应用】

①咽喉炎：金银花15克，生甘草3克，煎水含漱。②感冒发热、头痛咽痛：金银花60克，山楂20克，煎水代茶饮。③痢疾：金银花15克，焙干研末，水调服。

【使用注意】 脾胃虚寒及气虚疮疡脓清者忌用。

连翘

【别名】

空壳、空翘、落翘、黄花条、旱莲子。

【来源】

本品为木犀科落叶灌木植物连翘的干燥果实。

【形态特征】

落叶灌木，高2～3米。茎丛生，小枝通常下垂，褐色，略呈四棱状，皮孔明显，中空。单叶对生或3小叶丛生，卵形或长圆状卵形，长3～10厘米，

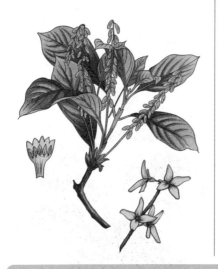

宽2～4厘米，无毛，先端锐尖或钝，基部圆形，边缘有不整齐锯齿。花先叶开放。一至数朵，腋生，金黄色，长约2.5厘米。花萼合生，与花冠筒约等长，上部4深裂。花冠基部联合成管状，上部4裂，雄蕊2枚，着生花冠基部，不超出花冠，子房卵圆形，花柱细长，柱头2裂。蒴果狭卵形，稍扁，木质，长约1.5厘米，成熟时2瓣裂。种子多数，棕色、扁平，一侧有薄翅。

【生境分布】

生长于山野荒坡或栽培。分布于我国东北、华北及长江流域。

【采收加工】

秋季果实初熟尚带绿色时采收，除去杂质，蒸熟，晒干，习称青翘；果实熟透时采收，晒干，除去杂质，习称老翘。以青翘为质佳，生用。

【性味归经】

苦，微寒。归肺、心、胆经。

【功能主治】

清热解毒，消痈散结，疏散风热。本品味苦性寒则清热解毒，质轻上浮以散上焦风热；入心经则清心火而有消痈散结之功。

【用量用法】

3～15克，煎服。

【配伍应用】

①肠痈：连翘15克，黄芩、栀子各12克，金银花18克，水煎服。②舌破生疮：连翘25克，黄柏15克，甘草10克，水煎含漱。③麻疹：连翘6克，牛蒡子5克，绿茶1克，研末，沸水冲泡。

【使用注意】 脾胃虚寒及气虚脓清者不宜用。

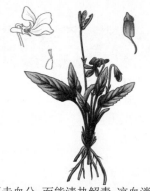

紫花地丁

【别名】
地丁、地丁草、紫地丁、堇堇草。

【来源】
本品为堇菜科多年生草本植物紫花地丁的干燥全草。

【形态特征】
多年生草本，全株具短白毛、主根较粗。叶基生，狭叶披针形或卵状披针形，顶端圆或钝，稍下延于叶柄成翅状，边缘具浅圆齿，托叶膜质。花两侧对称，具长梗，卵状披针形，基部附器矩形或半圆形、顶端截形、圆形或有小齿。蒴果椭圆形，熟时3裂。

【生境分布】
生长于路旁、田埂和圃地中。分布于江苏、浙江、安徽及东北地区。

【采收加工】
夏、秋两季果实成熟时采收，洗净鲜用或晒干，切段生用。

【性味归经】
苦、辛，寒。归心、肝经。

【功能主治】
清热解毒，消痈散结。本品苦泄辛散，寒以清热，入心肝走血分，而能清热解毒，凉血消肿。

【用量用法】
15～30克，煎服。外用：适量。

【配伍应用】
①中耳炎：紫花地丁12克，蒲公英10克（鲜者加倍），将上药捣料，置热水瓶中，以沸水冲泡大半瓶，盖闷10多分钟后，1日内数次饮完。②丹毒：紫花地丁、半边莲各12克，蒲公英10克，把上药捣碎，放入热水瓶中，冲入适量沸水闷泡15分钟，代茶频饮，每日1剂。③前列腺炎：紫花地丁16克，车前草12克，海金沙10克，水煎服，每日1剂，分早、晚2次服用，6日为1个疗程。

【使用注意】体质虚寒者忌服。

蒲公英

【别名】
蒲公草、蒲公丁、黄花草、婆婆丁、羊奶奶草、黄花地丁。

【来源】
本品为菊科多年生草本植物蒲公英及其多种同属植物的带根全草。

【形态特征】
本植物为多年生草本，富含白色乳汁；直根深长。叶基生，叶片倒披针形，边缘有倒向不规则的羽状缺刻。头状花序单生花茎顶端，全为舌状花；总苞片多层，先端均有角状突起；花黄色；雄蕊5枚，雌蕊1枚，子房下位。瘦果纺锤形，具纵棱，全体被有刺状或瘤状突起，顶端具纤细的喙，冠毛白色。

【生境分布】
生长于道旁、荒地、庭园等处。全国各地均有分布。

【采收加工】
夏、秋两季采收，除去杂质，洗净，晒干。

【性味归经】
苦、甘，寒。归肝、胃经。

【功能主治】
清热解毒，消痈散结，利尿通淋。本品性味苦寒，有较强的清热解毒、消痈散结功效，兼有清湿热利尿通淋之功。

【用量用法】
10～30克，煎服。外用：适量。

【配伍应用】
①感冒伤风：蒲公英30克，防风、荆芥各10克，大青叶15克，水煎服。②眼结膜炎：蒲公英15克，黄连3克，夏枯草12克，水煎服。③腮腺炎：蒲公英30～60克，水煎服或捣烂外敷。④小便淋沥涩痛：蒲公英、白茅根、金钱草各15克，水煎服。

【使用注意】用量过大，可致缓泻。

大青叶

【别名】

蓝菜、蓝叶、大青、靛青叶、菘蓝叶、板蓝根叶。

【来源】

本品为十字花科植物菘蓝的干燥叶片。

【形态特征】

两年生草本，茎高 40～90 厘米，稍带粉霜。基生叶较大，具柄，叶片长椭圆形，茎生叶披针形，互生，无柄，

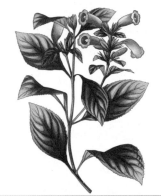

先端钝尖，基部箭形，半抱茎。花序复总状；花小，黄色短角果长圆形，扁平有翅，下垂，紫色；种子 1 枚，椭圆形，褐色。

【生境分布】

生长于山地林缘较潮湿的地方。野生或栽培。分布于江苏、安徽、河北、河南、浙江等地。

【采收加工】

夏、秋两季分 2～3 次采收，除去杂质，晒干。

【性味归经】

苦、咸，大寒。归心、肺、胃经。

【功能主治】

清热解毒，凉血消斑。本品味苦、咸，性寒，既走气分，又走血分，善解心胃二经实火热毒及瘟疫时毒，又能凉血消斑，故有此功。

【用量用法】

煎服，10～15 克，鲜品 30～60 克。外用：适量。

【配伍应用】

①预防乙脑、流脑：大青叶 25 克，黄豆 50 克，水煎服，每日 1 剂，连服 7 日。②乙脑、流脑、感冒发热、腮腺炎：大青叶 25～50 克，海金沙根 50 克，水煎服，每日 2 剂。③热甚黄疸：大青叶 100 克，茵陈、秦艽各 50 克，天花粉 40 克，水煎服。④无黄疸型肝炎：大青叶 100 克，丹参 50 克，大枣 10 枚，水煎服。

【使用注意】脾胃虚寒者忌用。

青黛

【别名】

花露、淀花、靛花、蓝靛、青缸花、青蛤粉。

【来源】

本品为爵床科植物马蓝、蓼科植物蓼蓝或十字花科植物菘蓝的叶或茎叶经加工制得的干燥粉末或团块。

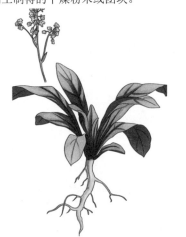

【形态特征】

马蓝：多年生草本，高达 1 米。根茎粗壮。茎基部稍木质化，略带方形，节膨大。单叶对生，叶片卵状椭圆形，长 15～16 厘米，先端尖，基部渐狭而下延。穗状花序顶生或腋生；苞片叶状；花冠漏斗状，淡紫色；裂片 5；雄蕊 4；子房上半部被毛，花柱细长。蒴果匙形，无毛。种子卵形，褐色，有细毛。蓼蓝：一年生草本，高 50～80 厘米。须根细，多数。茎圆柱形，具显明的节，单叶互生；叶柄长 5～10 毫米；基部有鞘状膜质托叶，边缘有毛；叶片椭圆形或卵圆形，长 2～8 厘米，宽 1.5～5.5 厘米，先端钝，基部下延，全缘，干后两面均蓝绿色。穗状花序顶生或腋生；总花梗长 4～8 厘米；苞片有纤毛；花小，红色，花被 5 裂，裂片卵圆形；雄蕊 6～8，着生于花被基部，药黄色，卵圆形；雌蕊 1，花柱不伸出，柱头 3 歧。瘦果，具 3 棱，褐色，有光泽。花期 7 月，果期 8～9 月。菘蓝：二年生草本。茎直立，上部多分枝。叶互生，基生叶具柄，叶片长圆状椭圆形，全缘或波状；茎生叶长圆形或长圆状披针形，先端钝或尖，基部垂耳圆形，抱茎，全缘。复总状花序顶生，花黄色；萼片 4；花瓣 4；雄蕊 6，四强。长角果矩圆形，扁平，边缘翅状。

【生境分布】

生长于路旁、山坡、草丛及林边潮湿处。分布于福建、江苏、安徽等地，以福建所产质量最佳。

【采收加工】

秋季采收以上植物的落叶，加水浸泡，至叶腐烂，叶落脱皮时，捞去落叶，加适量石灰乳，充分搅拌至浸液由乌绿色转为深红色时，捞取液面泡沫，晒干而成。

【性味归经】

咸，寒。归肝、肺、胃经。

【功能主治】

清热解毒，凉血消斑，清泻肝火，定惊。本品咸寒，归肺、胃走气分清热解毒，归肝走血分凉血消斑，清肝定惊，故有此功。

【使用注意】胃寒者慎用。

【用量用法】

内服 1.5 ～ 3 克，本品难溶于水，一般作散剂冲服，或入丸剂服用。外用：适量。

【配伍应用】

①湿疹溃烂：青黛、煅石膏各适量，外撒患处。②百日咳：青黛、海蛤粉各30 克，川贝、甘草各 15 克，共为末，每服 1.5 克，每日 3 次。③腮腺炎：青黛 10 克，芒硝 30 克，醋调，外敷患处。④湿疹、带状疱疹：青黛 20 克，蒲黄、滑石各 30 克，共研粉，患处渗液者，干粉外扑；无渗液者，麻油调搽。

板蓝根

【别名】

大青、靛根、大蓝根、靛青根、蓝靛根、菘蓝根、北板蓝根。

【来源】

本品为十字花科植物菘蓝的干燥根。

【形态特征】

两年生草本，茎高 40 ～ 90 厘米，稍带粉霜。基生叶较大，具柄，叶片长椭圆形，茎生叶披针形，互生，无柄，先端钝尖，基部箭形，半抱茎。花序复总状；花小，黄色短角果长圆形，扁平有翅，下垂，紫色；种子 1 枚，椭圆形，褐色。

【生境分布】

生长于山地林缘较潮湿的地方。野生或栽培。分布于河北、江苏、安徽等地。

【采收加工】

秋季采挖，除去泥沙及残茎、须根，晒干。

【性味归经】

苦，寒。归心、胃经。

【功能主治】

清热解毒，凉血利咽。本品苦寒，既走气分，又

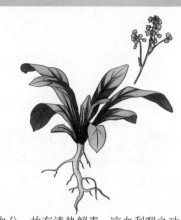

入血分，故有清热解毒，凉血利咽之功。

【用量用法】

10 ～ 15 克，煎服。

【配伍应用】

①流行性感冒：板蓝根 50 克，羌活 25 克，煎汤，每日 2 次分服，连服 2 ～ 3 日。②肝炎：板蓝根 50 克，水煎服。③肝硬化：板蓝根 50 克，茵陈 20 克，郁金 10 克，薏苡仁 15 克，水煎服。④流行性乙型脑炎：用板蓝根 15 克煎服，每日 1 剂，连服 5 日。

【使用注意】脾胃虚寒者忌服。

穿心莲

【别名】

斩蛇剑、四方莲、一见喜、榄核莲、苦胆草、春莲秋柳。

【来源】

本品为爵床科一年生草本植物穿心莲的全草。

【形态特征】

为一年生草本，全体无毛。茎多分枝，且对生，方形。叶对生，长椭圆形。

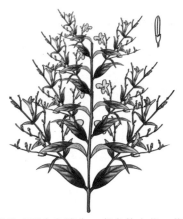

圆锥花序顶生和腋生，有多数小花，花淡紫色，花冠2唇形，上唇2裂，有紫色斑点，下唇深3裂，蒴果长椭圆形，种子多数。

【生境分布】

生长于湿热的丘陵、平原地区。华南、华东、西南地区均有栽培。

【采收加工】

秋初刚开花时采割，晒干。

【性味归经】

苦，寒。归肺、胃、大肠、小肠经。

【功能主治】

清热解毒，燥湿消肿。本品味苦性寒，能清泻肺胃之热毒，燥化大、小肠之湿热，具较强的清热解毒、燥湿消肿之功。

【用量用法】

煎服，6～15克；多作丸、散、片剂。外用：适量。

【配伍应用】

①痈疖疔疮：穿心莲15～20克，水煎服。②多种炎症及感染：穿心莲9～15克，水煎服。③上呼吸道感染：穿心莲、车前草各15克，水煎浓缩至30毫升，稍加冰糖，分3次服，每日1剂。④支气管肺炎：穿心莲、十大功劳各15克，陈皮10克，水煎取汁100毫升，分早、晚各服1次，每日1剂。⑤阴囊湿疹：穿心莲干粉20克，纯甘油100毫升，调匀擦患处，每日3～4次。

【使用注意】脾胃虚寒者不宜用。

野菊花

【别名】

苦薏、路边菊、黄菊花、甘菊花、山菊花、千层菊。

【来源】

本品为菊科多年生草本植物野菊的干燥头状花序。

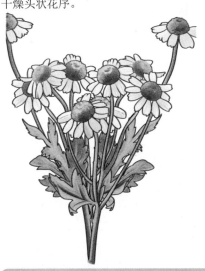

【形态特征】

多年生草本。根茎粗厚，分枝，有长或短的地下匍匐枝。茎直立或基部铺展。茎生叶卵形或长圆状卵形，羽状分裂或分裂不明显；顶裂片大；侧裂片常2对，卵形或长圆形，全部裂片边缘浅裂或有锯齿。头状花序，在茎枝顶端排成伞房状圆锥花序或不规则的伞房花序；舌状花黄色。

【生境分布】

生长于山坡、路旁、原野。全国各地均产。

【采收加工】

秋、冬两季花初开放时采摘，晒干，或蒸后晒干。

【性味归经】

苦，辛，微寒。归肺、肝经。

【功能主治】

清热解毒。本品苦泄辛散，寒能清热，故有此功。

【用量用法】

10～18克，煎服。外用：适量。

【配伍应用】

①疔疮：野菊花和红糖捣烂贴患处。如生于发际，加梅片、生地龙同敷。②风热感冒：野菊花、积雪草各15克，水煎服。③头癣、湿疹、天疱疮：野菊花、苦楝根皮、苦参根各适量。水煎外洗。④毒蛇咬伤，流火：野菊花15～30克，水煎代茶饮。

【使用注意】脾胃虚寒者，孕妇慎用。

鱼腥草

【别名】

蕺菜、紫蕺、蒩菜、蒩子、九节莲、臭猪巢、折耳根。

【来源】

本品为三白草科多年生草本植物蕺菜的干燥地上部分。

【形态特征】

为多年生草本，高 15～60 厘米，具腥臭气；茎下部伏地，节上生根，上部直立，无毛或被疏毛。单叶互生，叶片心脏形，全缘，暗绿色，上面密生腺点，背面带紫色，叶柄长 1～3 厘米；托叶膜质条形，下部与叶柄合生成鞘状。穗状花序生于茎上端与叶对生；基部有白色花瓣状总苞片 4 枚；花小而密集，无花被。蒴果卵圆形，顶端开裂，种子多数。

【生境分布】

生长于沟边、溪边及潮湿的疏林下。分布于长江流域以南各省（区）。全国其他地区也产。

【采收加工】

夏季茎叶茂盛花穗多时采割，除去杂质，晒干。

【性味归经】

辛，微寒。归肺经。

【功能主治】

清热解毒，消痈排脓，利尿通淋。本品辛散而行，微寒清热，入肺能宣肺散结，既清热解毒，又消痈排脓，并有利尿通淋之效。

【用量用法】

15～30 克，煎服。外用：适量。

【配伍应用】

①肺热咳嗽，咯痰带血：鱼腥草18 克（鲜草36 克），甘草6 克，车前草30 克，水煎服。②黄疸发热：鱼腥草150～180 克，水煎温服。③遍身生疮：鱼腥草嫩叶和米粉做成饼，油煎食用。④咳嗽痰黄：鱼腥草15 克，桑白皮、浙贝母各8 克，石韦10 克，水煎服。

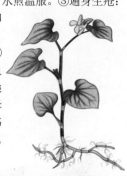

【使用注意】本品含挥发油，不宜久煎。

金荞麦

【别名】

天荞麦、野荞麦根。

【来源】

本品为蓼科多年生草本植物野荞麦的根茎和块根。

【形态特征】

金荞麦多年生宿根草本，高 0.5～1.5 米。主根粗大，呈结节状，横走，红棕色。茎直立，多分枝，具棱槽，淡绿微带红色，全株微被白色柔毛。单叶互生，具柄，柄上有白色短柔毛；叶片为戟状三角形，长宽约相等，但顶部叶长大于宽，一般长4～10 厘米，宽4～9 厘米，先端长渐尖或尾尖状，基部心状戟形，顶端叶狭窄，无柄抱茎，全线成微波状，下面脉上有白色细柔毛；托叶鞘抱茎。秋季开白色小花，为顶生或腋生、稍有分枝的聚伞花序；花被片5，雄蕊8，2 轮；雌蕊1，花柱3。瘦果呈卵状三棱形，红棕色。花期7～8 月，果期10 月。

【生境分布】

生长于山坡、旷野、路边及溪沟较阴湿处。分布于长江流域以南各地。

【采收加工】

秋季挖取根茎及根，洗净，晒干。切成段或小块用。

【性味归经】

苦，平。归肺、脾、胃经。

【功能主治】

清热消痈，清肺化痰。本品味苦性平偏凉，能清热解毒以消痈肿，主入肺经善清肺化痰而为治肺痈要药。

【用量用法】

15～30 克，煎服或隔水炖服。

【配伍应用】

①肺痈咯痰浓稠腥臭或咳吐脓血为其所长：可单用，或与鱼腥草、金银花、芦根等配伍应用。②肺热咳嗽：与天花粉、矮地茶、射干等同用。

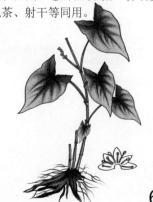

金果榄

【别名】

地苦胆、药锁匙、玉锁匙、金锁匙。

【来源】

本品为防己科常绿缠绕藤本植物金果榄或青牛胆的干燥块根。

【形态特征】

金果榄：常绿缠绕藤本。块根卵圆形、椭圆形、肾形或圆形，常数个相连，表皮土黄色。茎圆柱形，深绿色，粗糙有纹，被毛。叶互生，叶柄长 2～3.5 厘米，略被毛；叶片卵形至长卵形，长 6～9 厘米，宽 5～6 厘米，先端锐尖，基部圆耳状箭形，全缘，上面绿色，无毛，下面淡绿色，被疏毛。花近白色，单性，雌雄异株，成腋生圆锥花序，花序疏松略被毛，总花梗长 6～9 厘米，苞片短，线形；雄花具花萼 2 轮，外轮 3 片披针形，内轮 3 片倒卵形，外侧均被毛；花瓣 6，细小，与花萼互生，先端截形，微凹，基部渐狭，雄蕊 6，花药近方形，花丝分离，先端膨大；雌花萼片与雄花相同，花瓣较小，匙形，退化雄蕊 6，棒状，心皮 3。核果球形，红色。花期 3～5 月，果期 9～11 月。

青牛胆：缠绕藤本。根深长，块根黄色，形状不一。小枝细长，粗糙有槽纹，节上被短硬毛。叶互生，具柄；叶片卵状披针形，长 7～13 厘米，宽 2.5～5 厘米，先端渐尖或钝，基部通常尖锐箭形或戟状箭形，全缘；两面被短硬毛，脉上尤多。花单性，雌雄异株，总状花序；雄花多数，萼片椭圆形，外轮 3 片细小；花瓣倒卵形，基部楔形，较萼片短；雄蕊 6，分离，直立或外曲，长于花瓣，花药卵圆形，退化雄蕊长圆形，比花瓣短；雌花 4～10 朵，小花梗较长；心皮 3 或 4 枚，柱头裂片乳头状。核果红色，背部隆起，近顶端处有时具花柱的遗迹。花期 3～5 月，果期 8～10 月。

【生境分布】

生长于疏林下或灌木丛中，有时也生长于山上岩石旁边的红壤地中。分布于广东、广西、贵州等地。

【采收加工】

秋、冬两季采挖，除去须根，洗净，晒干。

【性味归经】

苦，寒。归肺、大肠经。

【功能主治】

清热解毒，利咽，止痛。本品寒能清热，苦能清泄，归肺、大肠经，咽为肺之门户，肺与大肠相表里，故有清热解毒、利咽止痛之功。

【用量用法】

3～9 克，煎服。外用：适量，研末吹喉或醋磨涂敷患处。

【配伍应用】

①肺胃蕴热，咽喉肿痛：单用本品煎服；或与冰片共研粉吹喉；也可与栀子、甘草、青果等同用。
② 热毒蕴结，疔毒疮痈，红肿疼痛：将本品与鲜苍耳草，捣汁服用；或将本品醋磨后，外敷患处。

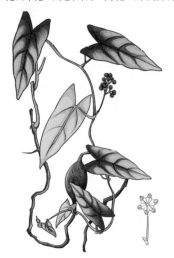

【使用注意】脾胃虚弱者慎服。

射干

【别名】

寸干、鬼扇、乌扇、乌蒲、野萱花、山蒲扇、金蝴蝶。

【来源】

本品为鸢尾科多年生草本植物射干的干燥根茎。

【形态特征】

多年生草本，高 50～120 厘米，根茎横走，呈结节状。叶剑形，扁平，嵌迭状排成二列，叶长 25～60 厘米，宽 2～4 厘米。伞房花序，顶生，总花梗和小花梗基部具膜质苞片，花橘红色，散生暗色斑点，花被片 6，雄蕊 3 枚，

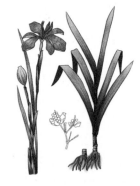

子房下位，柱头3浅裂。蒴果倒卵圆形，种子黑色。根茎呈不规则结节状，有分枝，长3～10厘米，直径1～2厘米。

【生境分布】

生长于林下或山坡。分布于湖北、河南、江苏、安徽等地。

【采收加工】

春初刚发芽或秋末茎叶枯萎时采挖，除去须根及泥沙，干燥。

【性味归经】

苦，寒。归肺经。

【功能主治】

清热解毒，祛痰利咽。本品苦寒，善能清热解毒，归肺经消肿而利咽，祛痰而平喘，故有此功。

【用量用法】

6～12克，煎服。

【配伍应用】

①血瘀闭经：射干、莪术各9克，当归、川芎各10克，水煎服。②淋巴结核肿痛：射干9克，玄参、夏枯草各15克，水煎服。③慢性咽喉炎：射干、金银花、玉竹、麦冬、知母各10克，红糖适量，水煎服，10日为1个疗程。④风热郁结、咽喉红肿热痛：射干12克，水煎服。⑤跌打损伤：鲜射干60克，捣烂敷患处。⑥腮腺炎：射干鲜根3～5克，水煎，饭后服，每日2次。

【使用注意】 孕妇忌用或慎用。

山豆根

【别名】

豆根、黄结、广豆根、小黄连、南豆根、山大豆根。

【来源】

本品为豆科蔓生性矮小灌木植物越南槐（广豆根）的干燥根及根茎。

【形态特征】

为灌木，高1～2米。羽状复叶互生，小叶11～17，卵形或长圆状卵形，长1～2.5厘米，宽0.5～1.5厘米，顶端一小叶较大，上面疏生短柔毛，下面密生灰棕色短柔毛；小叶柄短，被毛。总状花序顶生及腋生，有毛；花萼阔钟形；花冠蝶形，黄白色；雄蕊10，子房密生柔毛，花柱弯曲，柱头上簇生长柔毛。荚果连珠状。花期5～6月，果期7～8月。

【生境分布】

生长于坡地、平原等地。分布于广西、广东、江西、贵州等省（区）。

【采收加工】

全年可采，以秋季采者为佳，除去杂质，洗净，干燥。

【性味归经】

苦，寒。归肺、胃经。

【功能主治】

清热解毒，利咽消肿。本品苦寒，性善泄降下行，能清泄肺胃之火而有此功，为治喉症之要药。

【用量用法】

3～10克，煎服。外用：适量。

【配伍应用】

①急性咽喉炎、扁桃体炎：山豆根、板蓝根各10克，金银花、连翘各12克，桔梗6克，甘草5克，水煎服。②慢性咽炎：山豆根、板蓝根、玄参各30克，麦门冬、生地黄、牛蒡子、黄芩各15克，桔梗、橘红各12克，水煎服。

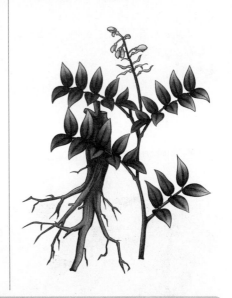

【使用注意】 本品大苦大寒，过量服用易引起呕吐、腹泻、胸闷、心悸等副作用，故用量不宜过大。

马勃

【别名】

灰包、灰色菌、马粪包。

【来源】

本品为灰包科真菌脱皮马勃、大马勃或紫色马勃的干燥子实体。

【形态特征】

子实体球形至近球形，直径15～45厘米或更大，基部或很小，由粗菌索与地面相连。包被白色，老后污白色。初期有细纤毛，渐变光滑，包被两层，外包被膜状，

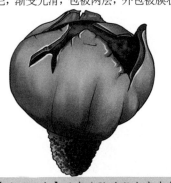

内包被较厚，成熟后块状脱落，露出浅青褐色孢体。孢子形，具微细小疣，淡青黄色，孢丝分枝，横隔稀少。

【生境分布】

生长于旷野草地上。分布于内蒙古、甘肃、吉林、辽宁等省（区）。

【采收加工】

夏、秋两季子实体成熟时及时采收，除去泥沙及外层硬皮，干燥。

【性味归经】

辛，平。归肺经。

【功能主治】

清热解毒，利咽，止血。本品味辛质轻，专入肺经，既能宣散肺经风热，又能清泻肺经实火，长于解毒利咽，为治咽喉肿痛之常用药。又有止血之功。

【用量用法】

3～6克，煎服。外用：适量。

【配伍应用】

①外伤出血，鼻衄，拔牙后出血：马勃适量，撕去皮膜，取内部海绵绒样物压迫出血部位或塞入鼻孔，填充牙龈处。②痈疽疮疖：马勃孢子粉，以蜂蜜调和涂敷患处。③咽喉肿痛，不能咽物：马勃一分，蛇蜕一条，浇为末，棉裹5克，含咽。

【使用注意】风寒伏肺咳嗽失音者禁服。

橄榄

【别名】

青果、忠果、甘榄、黄榄、青橄榄、干青果、橄榄子。

【来源】

本品为橄榄科常绿乔木橄榄的成熟果实。

【形态特征】

常绿乔木，高10～20米。羽状复叶互生；小叶9～15，对生，革质，长

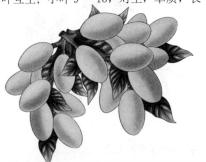

圆状披针形，先端尾状渐尖，下面网脉上有小窝点。圆锥花序顶生或腋生；花小，两性或杂性；萼杯状，花瓣白色。核果卵形，长约3厘米，青黄色。

【生境分布】

生长于低海拔的杂木林中；多为栽培。分布于广东、福建、四川等地。

【采收加工】

秋季果实成熟时采收，鲜用或阴干生用。

【性味归经】

甘、涩、酸，平。归肺经。

【功能主治】

清肺利咽，解毒。本品性平偏寒入肺经，故有解毒利咽之功。

【用量用法】

6～12克，或用至30克，煎服。

【配伍应用】

①肺胃热毒壅盛，咽喉肿痛：鲜橄榄15克，鲜萝卜250克，切碎或切片，加水煎汤服。②癫痫：橄榄500克，郁金25克，加水煎取浓汁，放入白矾（研末）25克，混匀再煎，约得500毫升，每次20毫升，早、晚分服，温开水送下。

【使用注意】本品不宜多服，脾胃虚寒及大便秘结者慎服。

白头翁

【别名】

翁草、老翁花、野丈人、白头公、犄角花、胡王使者。

【来源】

本品为毛茛科多年生草本植物白头翁的干燥根。

【形态特征】

多年生草本，高达50厘米，全株密被白色长柔毛。主根粗壮，圆锥形。叶基生，具长柄，叶3全裂，中央裂片具短柄，3深裂，侧生裂片较小，不等3裂，叶上面疏被伏毛，下面密被伏毛。花茎1～2厘米，高10厘米以上，总苞由3小苞片组成，苞片掌状深裂。花单一，顶生，花被6，紫色，2轮，外密被长绵毛。雄蕊多数，雌蕊多数，离生心皮，花柱丝状，果期延长，密被白色长毛。瘦果多数，密集成头状，宿存花柱羽毛状。

【生境分布】

生长于平原或低山山坡草地、林缘或干旱多岩石的坡地。分布于我国北方各省。

【采收加工】

春、秋两季采挖，除去泥沙、花茎和须根，保留根头白绒毛，晒干，生用。

【性味归经】

苦，寒。归大肠经。

【功能主治】

清热解毒，凉血止痢。本品苦寒，归经大肠，善清除肠中热毒而止泻痢，治热毒血痢、湿热泻痢要药。

【用量用法】

9～30克，煎服。

【配伍应用】

①气喘：白头翁10克，水煎服。②外痔：白头翁全草，以根捣烂贴之，逐血止痛。③心烦口渴、发热、里急后重：白头翁9克，川黄连、川黄柏、北秦皮各6克，水煎服。④细菌性痢疾：白头翁15克，马齿苋30克，鸡冠花10克，水煎服。

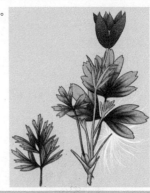

【使用注意】 虚寒泻痢忌服。

马齿苋

【别名】

酸苋、马齿草、马齿菜、长命菜、马齿龙芽。

【来源】

本品为马齿苋科多年生肉质草本植物马齿苋的干燥地上部分。

【形态特征】

一年生草本，长可达35厘米。茎下部匍匐，四散分枝，上部略能直立或斜上，肥厚多汁，绿色或淡紫色，全体光滑无毛。单叶互生或近对生；叶片肉质肥厚，长方形或匙形，或倒卵形，先端圆，稍凹下或平截，基部宽楔形，形似马齿，故名"马齿苋"。夏日开黄色小花。蒴果圆锥形，自腰部横裂为帽盖状，内有多数黑色扁圆形细小种子。

【生境分布】

生长于田野、荒芜地及路旁。南北各地均产。

【采收加工】

夏、秋两季采收，除去残根及杂质，洗净，略蒸或烫后晒干。

【性味归经】

酸，寒。归大肠、肝经。

【功能主治】

清热解毒，凉血止痢。本品性寒滑利，入肝经走血分，有清热解毒凉血之功。归大肠而有滑利大肠之效，为解毒治痢之常用要药。

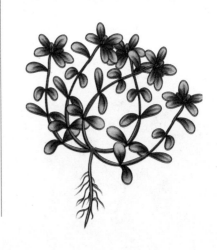

草加倍），扁豆花 3～12 克，水煎加红糖，每日 2 次。②痢疾便血、湿热腹泻：马齿苋 250 克，粳米 60 克，粳米加水适量，煮成稀粥，马齿苋切碎后下，煮熟，空腹食。③细菌性痢疾、肠炎：马齿苋 150 克，水煎服。

【用量用法】

　　煎服，30～60 克，鲜品加倍。外用：适量。

【配伍应用】

　　赤白痢疾：马齿苋 60～90 克（鲜

【使用注意】脾胃虚寒，肠滑作泄者忌服。

鸦胆子

【别名】

　　老鸦胆、苦榛子、雅旦子、小苦楝、鸭蛋子、苦参子。

【来源】

　　本品为苦木科常绿大灌木或小乔木鸦胆子的成熟果实。

【形态特征】

　　落叶灌木或小乔木，高 2～3 米，全株被黄色柔毛。羽状复叶互生，卵状

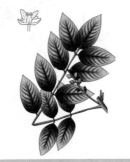

披针形，边缘有粗齿，两面被柔毛。花单性异株，圆锥状聚伞花序腋生，花极小，暗紫色。核果椭圆形，黑色。

【生境分布】

　　生长于灌木丛、草地及路旁向阳处。分布于福建、广西、云南、台湾、广东等地。

【采收加工】

　　秋季果实成熟时采收，除去杂质，晒干。

【性味归经】

　　苦，寒；有小毒。归大肠、肝经。

【功能主治】

　　清热解毒，截疟，止痢，腐蚀赘疣。

【用量用法】

　　0.5～2 克，用龙眼肉包裹或装入胶囊吞服。外用：适量。

【配伍应用】

　　①阿米巴痢疾：鸦胆子仁，用龙眼肉包裹吞服（或装胶囊中），每次 15～30 粒，每日 3 次，服时切勿咬碎。②疣：鸦胆子去皮，取白仁之成实者，杵为末，以烧酒和涂少许，小作疮即愈。③阿米巴疟疾：鸦胆子仁，用龙眼肉包裹吞服（或装胶囊中），每次 10～15 粒，每日 3 次，服时切勿咬碎。

【使用注意】对胃肠及肝肾均有损害，不宜多用久服。

地锦草

【别名】

　　地锦、铺地锦、斑地锦。

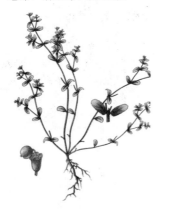

【来源】

　　本品为大戟科一年生草本植物地锦或斑地锦的干燥全草。

【形态特征】

　　地锦：一年生匍匐草本。茎纤细，近基部分枝，带紫红色，无毛。叶对生；叶柄极短；托叶线形，通常 3 裂；叶片长圆形，长 4～10 毫米，宽 4～6 毫米，先端钝圆，基部偏狭，边缘有细齿，两面无毛或疏生柔毛，绿色或淡红色。杯状花序单生于叶腋；总苞倒圆锥形，浅红色，顶端 4 裂，裂片长三角形；腺体 4，长圆形，有白色花瓣状附属物；子房 3 室；花柱 3，2 裂。蒴果三棱状球形，光滑无毛；种子卵形，黑褐色，外被白色蜡粉，长约 1.2 毫米，宽约 0.7 毫米。花期 6～10 月，果实 7 月渐次成熟。斑叶地锦：本种与地锦草极相似，主要区别在于：叶片中央有一紫斑，背面有柔毛；蒴果表面密生白色细柔毛；种子卵形，有角棱。花果期与地锦草同。

【生境分布】

生长于田野路旁及庭院间。全国各地均有分布，尤以长江流域及南方各省（区）为多。

【采收加工】

夏、秋两季采集，洗净，晒干，切段用。

【性味归经】

苦、辛，平。归肝、胃、大肠经。

【功能主治】

清热解毒，凉血止血。本品苦能清泄，辛散能行，归肝、胃，既清热解毒，又止血活血，故有清热解毒、凉血止血之功。

【用量用法】

15～30克，煎服。外用：适量。

【配伍应用】

①湿热泻痢：以本品研末，米饮服之。②血痢、便下脓血者：与地榆、马齿苋等配伍以增强疗效。③妇女崩漏：可单用为末，姜、酒调服。④外伤肿痛出血：可取鲜品捣烂，外敷患处。

蚤休

【别名】

重楼、草河车、七叶一枝花。

【来源】

本品为百合科多年生草本植物蚤休（七叶一枝花）及同属多种植物的根茎。

【形态特征】

多年生草本。叶6～10片轮生，叶柄长5～20毫米，叶片厚纸质，披针形、卵状长圆形至倒卵形，长5～11厘米，宽2～4.5厘米。花梗从茎顶抽出，顶生一花；花两性，萼片披针形或长卵形，绿色，长3.5～6厘米；花被片线形而略带披针形，黄色，长为萼片的1/2左右至近等长，中部以上宽2～6毫米；雄蕊8～10，花药长1～1.5厘米，花丝比药短，药隔突出部分1～2毫米。花期6～7月，果期9～10月。

【生境分布】

生长于林下阴湿处。我国分布甚广，南北均有，分布长江流域及南方各省（区）。

【采收加工】

秋末冬初采挖，除去须根，洗净晒干，切片，生用。

【性味归经】

苦，寒；有小毒。归肝经。

【功能主治】

解毒消肿，凉肝定惊。本品苦寒，入肝经走血分，故有清热解毒、消肿止痛、凉肝定惊之效，为解毒疗疮之要药。

【用量用法】

5～10克，煎服；或1～2克，入丸、散。外用：适量，研末敷患处。

【配伍应用】

①乙脑（用于高热、抽搐，或小儿惊风）：用重楼研末，每服0.6克，每日2次。或与钩藤、蝉蜕等配伍，以增强定惊止痉作用。②跌打外伤及出血：内服、外用本品，以化瘀止血。③疮痈热毒、败血症及腮腺炎、乳腺炎：可用本品研末，醋调涂敷患处；或与黄连、银花等配伍应用，增强抑菌、消炎、解毒的作用。

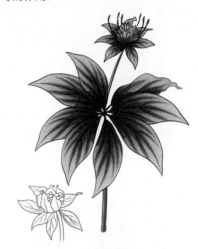

【使用注意】虚证及妊娠慎用。

拳参

【别名】

石蚕、牡参、紫参、红三七、刀枪药、活血莲。

【来源】

本品为蓼科多年生草本植物拳参的干燥根茎。

【形态特征】

多年生草本，高35～85厘米。根茎肥厚，黑褐色。茎单一，无毛，具纵沟纹。基生叶有长柄，叶片长圆披针形或披针形，长 10～20 厘米，宽 2～5 厘米，叶基圆钝或截形，沿叶柄下延成窄翅，茎生叶互生，向上柄渐短至抱茎。托叶鞘筒状，膜质。总状花序成穗状圆柱形顶生。花小密集，淡红色或白色。瘦果椭圆形，棕褐色，有三棱，稍有光泽。根茎呈扁圆柱形，常弯曲成虾状。

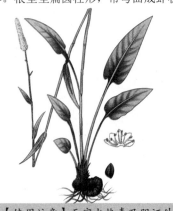

长 1～1.5 厘米，直径 1～2.5 厘米，两端圆钝或稍细。

【生境分布】

生长于草丛、阴湿山坡或林间草甸中。分布于东北、华北及山东、江苏、湖北等地。

【采收加工】

春季发芽前或秋季茎叶将枯萎时采挖，除去泥沙，晒干，去须根。

【性味归经】

苦，凉。归肺、肝、大肠经。

【功能主治】

清热解毒，利湿，凉血止痢。本品味苦善于清热解毒去湿。入阳明大肠经、厥阴肝经，能降泄其热毒湿邪，以凉血、止痢，故有此功。

【用量用法】

3～12 克，煎服。外用：适量。

【配伍应用】

①菌痢，肠炎：拳参50克，水煎服，每日1～2次。
②肺结核：取拳参洗净晒干粉碎，加淀粉调匀压成 0.3 克的片剂。成人每次 4～6 片，小儿酌减。

【使用注意】 无实火热毒及阴证外疡者忌用。

半边莲

【别名】

半边菊、腹水草、细米草、蛇利草、蛇舌草。

【来源】

本品为桔梗科多年生蔓生植物半边莲的全草。

【形态特征】

植株高约 1.5 米，叶大，二回羽状，

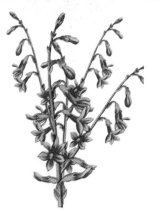

长圆形，向基部稍狭。叶脉略开展，二叉或下部的往往二回分叉，叶厚纸质，下面为浅绿色，无鳞片。

【生境分布】

生长于阳光或局部阴凉环境和肥沃、潮湿、多有机质、排水良好的土壤里。分布于安徽、江苏及浙江等地。

【采收加工】

夏季采收，除去泥沙，洗净，晒干或用鲜品。

【性味归经】

甘、淡，寒。归心、小肠、肺经。

【功能主治】

清热解毒，利水消肿。本品甘淡利湿，性寒清热，故有此功。又为治疗蛇毒之要药。

【用量用法】

煎服，干品 10～15 克，鲜品 30～60 克。外用：适量。

【配伍应用】

①多发性疖肿、急性蜂窝织炎：半边莲 30 克，紫花地丁 15 克，野菊花 9 克，金银花 6 克，水煎服，并用鲜半边莲适量，捣烂敷患处。②气喘：半边莲、雄黄各 10 克，共捣成泥，放碗内，盖好，等颜色变青后，加饭做成丸子，如梧子大。每服 9 丸，空心服，盐汤送下。

【使用注意】 虚证水肿忌用。

苦瓜

【别名】
凉瓜。

【来源】
本品为葫芦科植物苦瓜的果实。

【形态特征】
根系发达，侧根较多，根群分布范围在1.3米以上，茎为蔓性，五棱，浓绿色，有茸毛，分枝力强，易发生侧蔓，侧蔓又发生孙蔓，形成枝叶繁茂的地上部。子叶出土，初生真生对生，盾形、绿色。真叶互生，掌状深裂，绿色，叶背淡绿色，5条放射叶脉，叶长18厘米，宽18～24厘米，叶柄长9～10厘米，柄上有沟。花为单性，雌雄异花同株。先发生雄花，后生雌花，单生。果实为浆果，表面有很多瘤状突起，果形有纺缍形、短圆锥形、长圆锥形等。皮色有绿色、绿白色和浓绿色，成熟时为橘黄色，果肉开裂，露出种子，种子盾形、扁、淡黄色，每果含有种子20～30粒，千粒重为150～180克。苦瓜整个生育过程需80～100天左右，在抽蔓期以前生长缓慢，绝大部分茎蔓在开花结果期形成。各节自下而上发生侧蔓，形成多级茎蔓。随着茎蔓生长，叶数和叶面积不断增加，在单株叶面积中，其开花结果期就占95%，由此可见，同化器官是在开花结果中后期形成。一般植株在第4～6节发生第一雄花；第8～14节发生第一雌花，通常间隔3～6节发生一个雌花，但在主蔓50节之前一般具有6～7个雌花者居多。从调整植株营养来看，除去侧蔓，有利于集中养分，提高主蔓的雌花座果率。

【生境分布】
全国各地均有栽培，分布于广东、广西、福建等地。

【采收加工】
秋后采取，切片晒干或鲜用。

【性味归经】
苦，寒。归心、肝、脾、胃经。

【功能主治】
清热涤暑，明目，解毒。本品苦寒，无毒，清热涤暑，明目清心解毒，泻六经实火，除烦止渴。药食兼用，熟则养血滋肝，润脾补肾。

【用量用法】
6～15克，煎汤内服；或煅存性研末，开水冲服。外用：适量，捣烂敷。

【配伍应用】
①胃气疼：苦瓜煅为末，开水下。②眼疼：苦瓜煅为末，灯草汤下。③痢疾：鲜苦瓜捣烂绞汁1杯，开水冲服。④烦热口渴：鲜苦瓜1个，剖开去瓤，切碎，水煎服。⑤痈肿：鲜苦瓜捣烂敷患处。

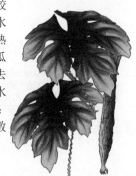

【使用注意】脾胃虚寒者忌用，不宜与葱同用。

山慈菇

【别名】
毛菇、光慈菇、毛慈菇、山茨菇、冰球子。

【来源】
本品为兰科植物杜鹃兰、独蒜兰或云南独蒜兰的干燥假鳞茎。

【形态特征】
杜鹃兰 陆生植物。假鳞茎聚生，近球形，粗1～3厘米。顶生1叶，很少具2叶；叶片椭圆形，长达45厘米，宽4～8厘米，先端急尖，基部收窄为柄。花葶侧生于假鳞茎顶端，直立，粗壮，通常高出叶外，疏生2枚筒状鞘；总状花序疏生多数花；花偏向一侧，紫红色；花苞片狭披针形，等长于或短于花梗（连子房）；花被片呈筒状，先端略开展；萼片和花瓣近相等，倒披针形，长3.5厘米左右，中上部宽约4毫米，先端急尖；唇瓣近匙形，与萼片近等长，基部浅囊状，两

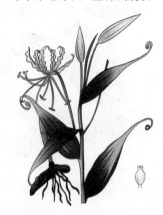

侧边缘略向上反折，前端扩大并为3裂，侧裂片狭小，中裂片长圆形，基部具1个紧贴或多少分离的附属物；合蕊柱纤细，略短于萼片。花期6～8月。独蒜兰：陆生植物，高15～25厘米。假鳞茎狭卵形或长颈瓶状，长1～2厘米，顶生1枚叶，叶落后1杯状齿环。叶和花同时出现，椭圆状披针形，长10～25厘米，宽2～5厘米，先端稍钝或渐尖，基部收狭成柄抱花葶。花葶顶生1朵花。花苞片长圆形，近急尖，等于或长于子房；花淡紫色或粉红色；萼片直立，狭披针形，长达4厘米，宽5～7毫米，先端急尖；唇瓣基部楔形，先端凹缺或几乎不凹缺，边缘具不整齐的锯齿，内面有3～5条波状或近直立的褶片。花期4～5月，果期7月。

【生境分布】

杜鹃兰生长于山坡及林下阴湿处。分布于长江流域以南地区及山西、陕西、甘肃等地。独蒜兰生长于林下或沟谷旁有泥土的石壁上。分布于华东、中南、西南及陕西、甘肃等地。

【采收加工】

夏、秋两季采挖，除去地上部分及泥沙，分开大小置沸水锅内蒸煮至透心，干燥。

【性味归经】

甘、微辛，寒；有小毒。归肝、胃经。

【功能主治】

清热解毒，消痈散结。本品味辛能散，寒能清热，故有清热解毒、消痈散结之效。

【用量用法】

煎服，3～6克，入丸、散剂减半。外用：适量。

【配伍应用】

①急性扁桃腺炎、口腔炎：山慈菇、冰片、硼砂、黄柏各30克，青黛60克，黄连120克，猪苦胆12克，研为细末，吹入患处，每次0.5克。②血栓性静脉炎：山慈菇假球茎90克，碾碎浸泡在500毫升的75%酒精中，7日后滤出浸液即为山慈菇酊。用时将药酊少许倒入手掌，在患处来回搓擦，直至皮肤发热，每日3～5次，7日为1个疗程。

【使用注意】气虚体弱者慎用。

土茯苓

【别名】

地茯苓、过山龙、土太片、山地栗、冷饭团。

【来源】

本品为百合科多年生常绿藤本植物光叶拔葜的干燥根茎。又称红土茯苓。

【形态特征】

多年生常绿攀缘状灌木，茎无刺。

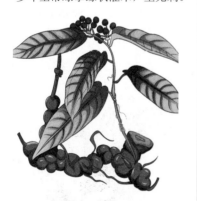

单叶互生，薄革质，长圆形至椭圆状披针形，先端渐尖，全缘，表面通常绿色，有时略有白粉，有卷须。花单性异株，腋生伞形花序；花被白色或黄绿色。浆果球形，红色，外被白粉。

【生境分布】

生长于林下或山坡。分布于长江流域南部各省（区）。

【采收加工】

夏、秋两季采挖，除去须根，洗净，干燥，或趁鲜切成薄片，干燥。

【性味归经】

甘、淡，平。归肝、胃经。

【功能主治】

解毒除湿，通利关节。本品淡能利湿，利湿导热之中，更长于解毒，尤善疗梅毒和解汞中毒。

【用量用法】

15～60克，煎服。

【配伍应用】

①钩端螺旋体病：土茯苓60～150克，甘草6克，水煎服。②疮疖：土茯苓30克，苍耳子、大黄、金银花、蒲公英各9克，水煎服。③阴痒：土茯苓、蛇床子、地肤子各30克，白矾、花椒各9克，煎水，早晚熏洗或坐浴。

【使用注意】服药期间忌饮茶，否则可致脱发。

熊胆

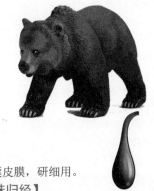

【来源】

本品为脊椎动物熊科棕熊和黑熊的干燥胆汁。

【形态特征】

黑熊：体形较大，长1.5～1.7米，体重约150千克。头部宽圆。吻部短而尖；鼻端裸露，眼小；耳较长且被有长毛，伸出头顶两侧。颈部短粗，两侧毛特别长。胸部有一倒人字形白斑。尾很短。毛较一致漆黑色，有光泽。四肢粗健，前后足均具5趾，前足腕垫宽大与掌垫相连，后足跖垫也宽大且肥厚，前宽后窄，内侧中部无毛间隔。具爪。除其鼻面部棕色、下颌白色、倒人字白斑外，全身均为黑色并带有光泽。棕熊：体形较大，长约2米，重200～300千克。头阔而圆，吻部较长，鼻也较阔，其端裸出，略侧扁。耳小，能动，内外被毛。肩端隆起，腰粗壮，尾短。四肢粗壮，前后足均具5趾，前足的爪长于后足。爪侧扁而弯曲，呈暗褐色。全身为黑棕色，或近黑色以至很淡的银灰色、棕黄色或棕红色。成体胸部有白色斑纹。

【生境分布】

黑熊栖息于混交林或阔叶林中。一般居于山上的石洞或大树洞中。分布极广泛，东北、华北、西南、华南及陕西、甘肃、青海、安徽、浙江、江西、福建、台湾、西藏等地均有分布。棕熊栖息于广阔叶林、针叶林或混交林中。有冬眠习性，杂食以植物为主。分布于东北及甘肃、青海、新疆、四川、贵州、西藏等地。

【采收加工】

夏、秋两季猎取为宜，迅速取出胆囊，干燥。去净胆囊皮膜，研细用。

【性味归经】

苦，寒。归肝、胆、心经。

【功能主治】

清热解毒，息风止痉，清肝明目。本品苦寒主入肝经，能清泄肝热以制止痉挛，清泄肝热以明目退翳，故有此功。

【用量用法】

1～2.5克，内服，多作丸、散，不入汤剂。外用：适量。

【配伍应用】

①肝胆疾病（患有胆结石、胆道炎和黄疸的患者）：可采用熊胆汁配伍郁金、姜黄和茵陈蒿水煎服，进行治疗，有一定疗效。②急性肾性高血压：熊胆汁干粉，每次0.5克，每日2次。③眼科疾病：取20%熊胆注射液结合膜下注射，每次0.2毫升，对晶体混浊、眼底出血及球后视神经炎有较好疗效。

【使用注意】 非实热者不可用。

漏芦

【别名】

毛头、野兰、大头翁、大花蓟、鬼油麻、龙葱根。

【来源】

本品为菊科植物祁州漏芦或禹州漏芦的干燥根。

【形态特征】

本植物为多年生草本，高30～80厘米，全体密被白色柔毛。主根粗大，上部密被残存叶柄。基生叶丛生；茎生叶互生。叶长椭圆形，长10～20厘米，羽状全裂至深裂，裂片矩圆形，边缘具不规则浅裂，两面密被白色茸毛。头状花序，总苞多列，具干膜质苞片，多列，花全为管状花，淡紫色，雄蕊5，聚药。瘦果卵形，有4棱，棕褐色，冠毛刚毛状。根呈圆锥形，多扭曲，长短不一，完整者长10～30厘米，直径1～2厘米。

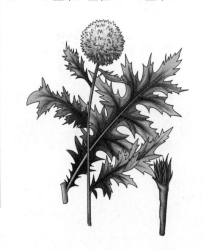

【生境分布】

生长于向阳的草地、路边、山坡。祁州漏芦分布于河北、辽宁、山西等地；禹州漏芦分布于湖北、安徽、河南等地。

【采收加工】

春、秋两季采挖,除去须根及泥沙,晒干。

【性味归经】

苦,寒。归胃经。

【功能主治】

清热解毒,消痈散结,通经下乳。

本品苦寒,主入胃经,具有清热解毒消痈功效。又能通下乳汁,用于乳汁不下,故有此功。尤为治乳痈的良药。

【用量用法】

3～12克,煎服。

【配伍应用】

①产后乳汁不下:漏芦15克,王不留行、炮甲珠各9克,路路通12克,通草6克,水煎服。②痈肿疮疡:漏芦、金银花、蒲公英各15克,连翘9克,黄柏12克,甘草6克,水煎,对底出血及球后视神经炎有较好疗效。

【使用注意】气虚、疮疡平塌及孕妇忌服。

白蔹

【别名】

白根、昆仑、山地瓜、地老鼠、见肿消、鹅抱蛋。

【来源】

本品为葡萄科多年生藤本植物白蔹的块根。

【形态特征】

木质藤本,茎多分枝,带淡紫色,散生点状皮孔,卷须与叶对生。掌状复叶互生,一部分羽状分裂,一部分羽状

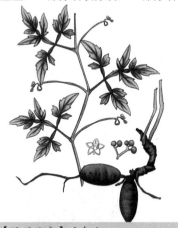

缺刻,边缘疏生粗锯齿,叶轴有宽翅,裂片基部有关节,两面无毛。聚伞花序与叶对生,序梗细长而缠绕,花淡黄色,花盘杯状,边缘稍分裂。浆果球形或肾形,熟时蓝色或白色,有针孔状凹点。

【生境分布】

生长于荒山的灌木丛中。分布于东北、华北、华东及河北、陕西、河南、湖北、四川等省（区）。

【采收加工】

春、秋两季采挖,除去泥沙及细根,切成纵瓣或斜片,晒干。

【性味归经】

苦、辛,微寒。归心、胃经。

【功能主治】

清热解毒,消痈散结,生肌止痛。本品苦寒能清热解毒,味辛则能散结消痈,外用又可敛疮生肌,故有此功。

【用量用法】

3～10克,煎服。外用:适量。

【配伍应用】

①水火烫伤:白蔹、地榆各等量,共为末,适量外敷,或麻油调敷患处。②痈肿:白蔹、乌头（炮）、黄芩各等份,捣末筛,和鸡子白敷上。③汤火灼烂:白蔹末敷之。④急、慢性细菌性痢疾:白蔹适量,焙干研末,每次1～3克,每日3次。

【使用注意】反乌头。

四季青

【别名】

冬青叶、红冬青叶、野冬青叶。

【来源】

本品为冬青科常绿乔木冬青的叶。

【形态特征】

常绿乔木,高可达12米。树皮灰色或淡灰色,无毛。叶互生;叶柄长5～15厘米;叶片革质,通常狭长椭圆形,长6～10厘米,宽2～3.5厘米,先端渐尖,基部楔形,很少圆形,边缘疏生浅锯齿,上面深绿色而有光泽,冬季变紫红色,中脉在下面隆起。花单性,雌雄异株,聚伞花序着生于叶腋外或叶腋内;花萼4裂,

花瓣 4，淡紫色；雄蕊 4；子房上位。核果椭圆形，长 6～10 毫米，熟时红色，内含核 4 颗，果柄长约 5 毫米。花期 5 月，果熟期 10 月。

【生境分布】

生长于向阳山坡林缘、灌丛中。分布于江苏、浙江、广西、广东和西南各省（区）。

【采收加工】

秋、冬两季采收，晒干用。

【性味归经】

苦、涩，寒。归肺、心经。

【功能主治】

清热解毒，凉血止血，敛疮。本品苦寒，可清热解毒。外用有止血、敛疮之功。

【用量用法】

15～30 克，煎服。外用：适量。

【配伍应用】

①水火烫伤，下肢溃疡，皮肤湿疹，热毒疮疖初起等：可单用制成搽剂外涂患处；也可用本品干叶研粉，麻油调敷；或用鲜叶捣烂，外敷患处。②肺火上壅，咳嗽、咽痛以及风热感冒，或热毒下侵，小便淋沥涩痛，泄泻痢疾者：单用本品即效。③外伤出血：可单用鲜叶捣敷伤口；也可用干叶研细，撒敷在伤口，外加包扎。

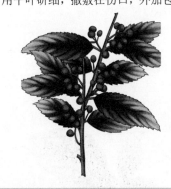

【使用注意】脾胃虚寒、肠滑泄泻者慎用。

绿豆

【别名】

青小豆。

【来源】

本品为豆科一年生草本植物绿豆的种子。

【形态特征】

一年生直立或顶端微缠绕草本。高约 60 厘米，被短褐色硬毛。三出复叶，互生；叶柄长 9～12 厘米；小叶 3，叶片阔卵形至菱状卵形，侧生小叶偏斜，长 6～10 厘米，宽 2.5～7.5 厘米，先端渐尖，基部圆形、楔形或截形，两面疏被长硬毛；托叶阔卵形，小托叶线形。总状花序腋生，总花梗短于叶柄或近等长；苞片卵形或卵状长椭圆形，有长硬毛；花绿黄色；萼斜钟状，萼齿 4，最下面 1 齿最长，近无毛；旗瓣肾形，翼瓣有渐窄的爪，龙骨瓣的爪截形，其中一片龙骨瓣有角；雄蕊 10，二体；子房无柄，密被长硬毛。荚果圆柱形，长 6～8 厘米，宽约 6 毫米，成熟时黑色，被疏褐色长硬毛。种子绿色或暗绿色，长圆形。花期 6～7 月，果期 8 月。

【生境分布】

全国大部分地区均产，皆为栽培。

【采收加工】

秋后种子成熟时采收，洗净晒干。打碎入药或研粉用。

【性味归经】

甘，寒。归心、胃经。

【功能主治】

清热解毒，消暑利尿。本品寒可清热，甘寒则可生津解暑。故有此功。

【用量用法】

15～30 克，煎服。外用：适量。

【配伍应用】

①烧伤：绿豆粉 60 克和 75% 酒精（白酒也可）适量调成糊状，30 分钟后，加入冰片 9 克调匀备用，伤面清洗后，将药糊涂于创面约 0.5 毫米厚，每日 2～3 次。②烫伤：绿豆粉 30 克，鸡蛋清适量，上药调匀涂伤处，有水泡者，先刺破水泡，再涂。③腮腺炎：生绿豆 60 克置小锅内煮至将熟时，加入白菜心 2～3 个，再煮约 20 分钟，取汁顿服，每日 1～2 次。

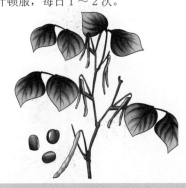

【使用注意】脾胃虚寒、肠滑泄泻者忌用。

乌蔹莓

【别名】

乌蔹草、五叶藤、五爪龙、母猪藤。

【来源】

本品为葡萄科多年生蔓生草本植物乌蔹莓的全草或单用根及叶。

【形态特征】

多年生草质藤本。茎带紫红色，有纵棱；卷须二歧分叉，与叶对生。鸟趾状复叶互生；小叶5，膜质，椭圆形、椭圆状卵形至狭卵形，长2.5～8厘米，宽2～3.5厘米，先端急尖至短渐尖，

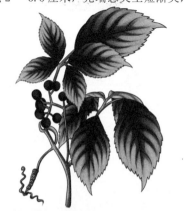

有小尖头，基部楔形至宽楔形，边缘具疏锯齿，两面脉上有短柔毛或近无毛，中间小叶较大而具较长的小叶柄，侧生小叶较小；叶柄长可达4厘米以上；托叶三角状，早落。聚伞花序呈伞房状，通常腋生或假腋生，具长梗，有或无毛；花小，黄绿色；花萼不明显；花瓣4，先端无小角或有极轻微小角；雄蕊4，与花瓣对生；花盘肉质，浅杯状；子房陷于4裂的花盘内。浆果卵圆形，径6～8毫米，成熟时黑色。花期5～6月，果期8～10月。

【生境分布】

生长于旷野、山谷、林下、路旁。分布于我国山东、长江流域至广东、福建等省。

【采收加工】

夏、秋两季采收，晒干用或鲜用。

【性味归经】

酸，苦，寒。归肝、脾、膀胱经。

【功能主治】

清热解毒，凉血消肿，利尿。

【用量用法】

15～30克，鲜者加倍，煎服。外用：适量。

【配伍应用】

①化脓性感染：取新鲜全草或茎叶洗净，捣烂如泥，敷于患处；或取叶、根研成细末，和凡士林调成20%的软膏；或取其原汁烘干碾粉外用，每日换药1次。
②接骨及消肿：取洗净泥沙、剔去硬结的新鲜根500克，糯米饭半碗，捶成膏敷患处，一般敷3～7日即可。

八角莲

【别名】

鬼臼、八角莲、六角莲、独角莲。

【来源】

本品为小檗科多年生草本植物八角莲的根茎及根。

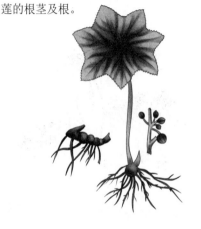

【形态特征】

多年生草本，茎直立，高20～30厘米。不分枝，无毛，淡绿色。根茎粗壮，横生，具明显的碗状节。茎生叶1片，有时2片，盾状着生；叶柄长10～15厘米；叶片圆形，直径约30厘米，常状深裂几达叶中部，边缘4～9浅裂或深裂，裂片楔状长圆形或卵状椭圆形，长2.5～9厘米，宽5～7厘米，先端锐尖，边缘具针刺状锯齿，上面无毛，下面密被或疏生柔毛。花5～8朵排成伞形花序，着生于近叶柄基处的上方近叶片处；花梗细，长约5厘米，花下垂，花冠深红色；萼片6，外面被疏毛；花瓣6，勺状倒卵形，长约2.5厘米；雄蕊6，蕴含隔突出；子房上位，1室，柱头大，盾状。浆果椭圆形或卵形。种子多数。花期4～6月，果期8～10月。

【生境分布】

生长于海拔300～2200米的山坡林下阴湿处。分布于我国南部、西南部及东南部，分布于四川、广西、贵州等地。

【采收加工】

秋、冬两季采挖，洗净泥沙，晒干或鲜用。

【性味归经】

　　苦、辛，平。归肺经。

【功能主治】

　　清热解毒，化痰散结，祛瘀消肿。

【用量用法】

　　6～12克，煎服，或研末服。外用：研末调敷、捣敷或浸酒涂敷。

【使用注意】孕妇禁服，体质虚弱者慎服。

翻白草

【别名】

　　鸡腿儿、老鸦爪、叶下白。

【来源】

　　本品为蔷薇科多年生草本植物翻白草的带根全草。

【形态特征】

　　多年生草本，高15～30厘米。根多分枝，下端肥厚成纺锤状。茎上升向外倾斜，多分枝，表面具白色卷绒毛。基生叶丛生，单数羽状复叶，小叶3～5，茎生叶小，为三出复叶，顶端叶近无柄，小叶长椭圆形或狭长椭圆形，长2～6厘米，宽0.7～2厘米，先端锐尖，基部楔形，边缘具锯齿，上面稍有柔毛，下面密被白色绵毛；托叶披针形或卵形，也被白绵毛。花黄色，聚伞状排列；萼绿色，宿存，5裂，裂片卵状三角形，副萼线形，内面光滑，外而均被白色绵毛；花瓣5，倒心形，凹头；雄蕊和雌蕊多数，子房卵形而扁，花柱侧生，乳白色，柱头小，淡紫色。瘦果卵形，淡黄色，光滑，脐部稍有薄翅突起。花期5～8月，果期8～10月。

【生境分布】

　　生长于丘陵山地、路旁和畦埂上。全国各地均产，分布于河北、安徽等地。

【采收加工】

　　春、夏未开花前连根挖取，除净泥土，切段晒干生用。

【使用注意】阳虚有寒、脾胃虚寒等少用。

委陵菜

【别名】

　　鸡爪草、下路鸡。

【来源】

　　本品为蔷薇科植物委陵菜的干燥全草。

【形态特征】

　　多年生草本，高30～60厘米。主根发达，圆柱形。茎直立或斜生，密生白色柔毛。羽状复叶互生，基

【性味归经】

　　甘、微苦，平。归肝、脾、大肠经。

【功能主治】

　　清热解毒，凉血止血。

【用量用法】

　　10～15克，煎服。外用：适量。

【配伍应用】

　　①慢性鼻炎、咽炎、口疮：翻白草15克，紫花地丁12克，水煎服。②痢疾、肠炎对细菌性痢疾、阿米巴痢疾及肠炎：可单用翻白草30克；也可与马齿苋、银花同用。③痔肿出血：常与槐角、地榆等配伍；并可同芒硝配伍，煎液洗浴。④热毒疖肿、淋巴结炎、疥疮、湿疹：可用翻白草捣敷患处。

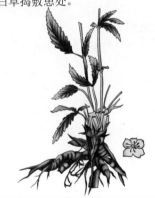

生叶有15～31小叶，茎生叶有3～13小叶；小叶片长圆形至长圆状倒披针形，长1～6厘米，宽6～15毫米，边缘缺刻状，羽状深裂，裂片三角形，常反卷，上面被短柔毛，下面密生白色绒毛；托叶和叶柄基部合生。聚伞花序顶生；副萼及萼片各5，宿存，均密生绢毛；花瓣5，黄色，倒卵状圆形；雄蕊多数；雌蕊多数。瘦果有毛，多数，聚生于被有绵毛的花

【配伍应用】

　　①肿毒初起：八角莲加红糖或酒糟适量，一同捣烂敷贴，每日2次。②疔疮：八角莲10克，蒸酒服；并用须根捣烂敷患处。③带状疱疹：八角莲根研细末，醋调涂患处。

托上，花萼宿存。花期5～8月，果期8～10月。

【生境分布】

生长于山坡、路边、田旁、山林草丛中。大部分地区作翻白草用，少数地区作白头翁用。

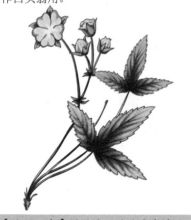

【采收加工】

春季未抽茎时采挖，除去泥沙，晒干。

【性味归经】

苦，寒。归肝、大肠经。

【功能主治】

清热解毒，凉血止痢，祛风湿。本品苦寒清泄，归肝经走血分则凉血、解毒；入大肠祛热毒则止泄痢；苦燥又可祛湿邪，故有此功。

【用量用法】

15～30克，煎服、研末或浸酒。外用：适量，煎水洗、捣敷或研末撒。

【配伍应用】

①热毒泻痢或湿热泻痢，下痢脓血，发热腹痛，里急后重，久痢不止等症：可单用本品研末冲服；也与黄柏、马齿苋、白头翁同用。②痔疮出血、刀伤出血：单用本品研末，或用鲜品捣烂外敷患处。③血热妄行所致的崩漏、月经过多、尿血、便血等证：常与贯众、茜草、小蓟、大蓟、白茅根等同用。

【使用注意】慢性腹泻伴体虚者慎用。

虎耳草

【别名】

石荷叶、佛耳草、金丝荷叶。

【来源】

本品为虎耳草科多年生常绿草本植物虎耳草的全草。

【形态特征】

多年生小草本，冬不枯萎。根纤细，匍匐茎细长，紫红色，有时生出叶与不定根。叶基生，通常数片；叶柄长3～10厘米；叶片肉质，圆形或肾形，直径4～6厘米，有时较大，基部心形或平截，边缘

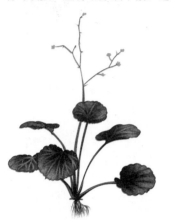

有浅裂片和不规则细锯齿，上面绿色，常有白色斑纹，下面紫红色，两面被柔毛。花茎高达25厘米，直立或稍倾斜，有分枝；圆锥状花序，轴与分枝、花梗被腺毛及绒毛；苞片披针形，被柔毛；萼片卵形，先端尖，向外伸展；花多数，花瓣5，白色或粉红色下方2瓣特长，椭圆状披针形，长1～1.5厘米，宽2～3毫米，上方3瓣较小，卵形，基部有黄色斑点；雄蕊10，花丝棒状，比萼片长约1倍，花药紫红色；子房球形，花柱纤细，柱头极小。蒴果卵圆形，先端2深裂，呈喙状。花期5～8月，果期7～11月。

【生境分布】

生长于海拔400～4500米的林下、灌丛、草甸和荫湿岩隙。分布于我国中部、南部及西南各省（区）。

【采收加工】

四季均可采收，或夏、秋开花期采收，洗净晒干或鲜用。

【性味归经】

苦、辛，寒；有小毒。归肺、肾经。

【功能主治】

清热解毒，消肿止痛，凉血止血。

【用量用法】

10～15克，鲜品15～30克，煎服。外用：适量。

【配伍应用】

化脓性中耳炎：取虎耳草鲜叶数片，捣汁，纱布过滤，加适量冰片，装入滴眼瓶内备用。用时先用3%双氧水洗涤外耳道，将脓性分泌物清除干净，然后取虎耳草液滴耳，每次1～2滴，每日3次。

鬼针草

【别名】

盲肠针、婆婆针。

【来源】

本品为菊科一年生草本植物鬼针草的全草。

【形态特征】

一年生草本，茎直立，高30～100厘米，钝四棱形，无毛或上部被极稀疏的柔毛，基部直径可达6毫米。茎下部叶较小，3裂或不分裂，通常在开花前枯萎，中部叶具长1.5～5厘米无翅的柄，三出，小叶3枚，很少为具5(-7) 小叶的羽状复叶，两侧小叶椭圆形或卵状椭圆形，长2～4.5厘米，宽1.5～2.5厘米，先端锐尖，基部近圆形或阔楔形，有时偏斜，不对称，具短柄，边缘有锯齿、顶生小叶较大，长椭圆形或卵状长圆形，长3.5～7厘米，先端渐尖，基部渐狭或近圆形，具长1～2厘米的柄，边缘有锯齿，无毛或被极稀疏的短柔毛，上部叶小，3裂或不分裂，条状披针形。头状花序直径8～9毫米，有长1～6（果时长3～10）厘米的花序梗。总苞基部被短柔毛，苞片7～8枚，条状匙形，上部稍宽，开花时长3～4毫米，果时长至5毫米，革质，边缘疏被短柔毛或几无毛，外层托片披针形，果时长5～6毫米，干膜质，背面褐色，具黄色边缘，内层较狭，条状披针形。无舌状花，盘花筒状，长约4.5毫米，冠檐5齿裂。瘦果黑色，条形，略扁，具棱，长7～13毫米，宽约1毫米，上部具稀疏瘤状突起及刚毛，顶端芒刺3～4枚，长1.5～2.5毫米，具倒刺毛。茎直立，下部略带淡紫色，四棱形，无毛，或于上部的分枝上略具细毛。中、下部叶对生，长11～19厘米，二回羽状深裂，裂片披针形或卵状披针形，先端尖或渐尖，边缘具不规则的细尖齿或钝齿，两面略具短毛，有长柄；上部叶互生，较小，羽状分裂。头状花序直径6～10毫米，有梗，长1.8～8.5厘米；总苞杯状，苞片线状椭圆形，先端尖或钝，被有细短毛；花托托片椭圆形，先端钝，长4～12毫米，花杂性，边缘舌状花黄色，通常有1～3朵不发育；中央管状花黄色，两性，全育，长约4.5毫米，裂片5枚；雄蕊5，聚药；雌蕊1，柱头2裂。瘦果长线形，体部长12～18毫米，宽约1毫米，具3～4棱，有短毛；顶端冠毛芒状，3～4枚，长2～5毫米。花期8～9月，果期9～11月。

【生境分布】

生长于海拔50～3100米的路边荒地、山坡及田间。分布于我国南北各地。

【采收加工】

夏、秋两季采收，洗净，切段晒干，生用或鲜用。

【性味归经】

苦，微寒。归肺、脾、胃、大肠经。

【功能主治】

清热解毒，活血散瘀，清肠止泻。

【用量用法】

15～60克，煎服，鲜品捣汁服或捣烂外敷。

【配伍应用】

①阑尾炎：鬼针草干品25～50克（鲜品75克）煎服，或加冰糖、蜂蜜、牛乳同服，每日1剂。②小儿腹泻：鲜鬼针草6～10棵（干品3～5棵）加水浸泡后煎成浓汁，连渣倒入盆内，用于熏洗患儿两脚。腹泻轻者每日熏洗3～4次，较重者熏洗6次。1～5岁洗脚心，5～15岁洗至脚面，腹泻严重者熏洗位置可适当提高。

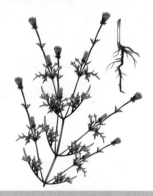

【使用注意】 孕妇忌服。

鸡眼草

【别名】

人字草。

【来源】

本品为豆科一年生或多年生草本植物鸡眼的全草。

【形态特征】

一年生草本，高10～30厘米。茎直立，斜升或平卧，基部多分枝，茎及枝上疏被向下倒生的毛。叶互生；托叶膜质；三出复叶，小叶被缘毛；叶片倒卵形或长圆形，长5～20毫米，宽3～7毫米，先端圆形，有时凹入，基部近圆形或宽楔形，两面中脉及边缘有白色长硬毛。花通常1～2朵腋生；稀3～5朵；花梗基部有2苞片，不等大；萼基部具4枚卵状披针形小苞片；花萼钟形，萼齿5，宽卵形，带紫色；花冠淡红紫色，长5～7毫米，旗瓣椭圆形，先端微凹；雄蕊10，二体。子房椭圆形，花柱细长，

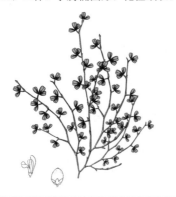

柱头小。荚果宽卵形或椭圆形，稍扁，长3.5～5毫米，顶端锐尖，成熟时与萼筒近等长或长达1倍，表面具网纹及毛。种子1颗。花期7～8月，果期8～9月。

【生境分布】

生长于山地、丘陵、田野，为常见杂草。分布于我国东北以及河北、山东、江苏、湖北、福建、四川等地。

【采收加工】

7～8月采收，晒干或鲜用。

【性味归经】

苦，凉。归肝、脾、肺、肾经。

【功能主治】

清热解毒，健脾，利湿，收敛固脱。

【用量用法】

9～15克，煎服。外用：捣敷或捣汁涂。

【配伍应用】

传染性肝炎：每日用新鲜鸡眼草300克（小儿减半），洗净加水煎煮20～30分钟，去渣分3次服，连服10日。

一枝黄花

【来源】

本品为菊科多年生草本植物一枝黄花的全草或带根全草。

【形态特征】

多年生草本，高（9）35～100厘米。茎直立，通常细弱，单生或少数簇生，不分枝或中部以上有分枝。中部茎叶椭圆形、长椭圆形、卵形或宽披针形，长2～5厘米，宽1～1.5（2）厘米，下部楔形渐窄，有具翅的柄，仅中部以上边缘有细齿或全缘；向上叶渐小；下部叶与中部茎叶同形，有长2～4厘米或更长的翅柄。全部叶质地较厚，叶两面、沿脉及叶缘有短柔毛或下面无毛。头状花序较小，长6～8毫米，宽6～9毫米，多数在茎上部排列成紧密或疏

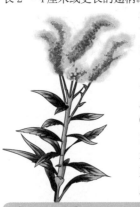

松的长6～25厘米的总状花序或伞房圆锥花序，少有排列成复头状花序的。总苞片4～6层，披针形或披狭针形，顶端急尖或渐尖，中内层长5～6毫米。舌状花舌片椭圆形，长6毫米。瘦果长3毫米，无毛，极少有在顶端被稀疏柔毛的。果期4～11月。

【生境分布】

生长于阔叶林缘、林下、灌丛中、山坡草地上及路边。分布于全国大部分地区。

【采收加工】

夏、秋两季采收。

【贮藏保管】

置阴凉干燥处，勿重压。

【性味归经】

辛、苦，凉；有小毒。归肝、胆经。

【功能主治】

疏风清热，消肿解毒。本品性凉则清热解毒，辛散则有疏风之能。

【用量用法】

9～15克，鲜品21～30克，煎服。外用：捣敷或煎水洗。

【配伍应用】

①慢性支气管炎：一枝黄花全草（干）50克或（鲜）100克，水煎服，每日1剂，10日为1个疗程，连服2～3个疗程。②外伤出血：以一枝黄花晒干研末，撒于伤口；同时内服，每次5～10克。

【使用注意】孕妇忌服。

白毛夏枯草

【别名】

筋骨草、白夏枯草。

【来源】

本品为唇形科多年生草本植物筋骨草的全株。

【形态特征】

属多年生草本，高10～30厘米。茎方形，基部匍匐，多分枝，全株被白色柔毛。单叶对生，有柄，卵形、长椭圆形或倒卵形，长4～11厘米，宽1～3厘米，先端尖，基部楔形，边缘有不规则的波状粗齿，上面绿色，幼时下面紫色，两面有短柔毛。花轮有数花，腋生；在枝顶者集成多轮的穗状花序；苞片叶状卵形，生于花轮下方；萼钟状，有5齿，齿三角形，外面和齿边有白色长柔毛；花冠白色或淡紫色，唇形，外面有短柔毛，内部有毛环，上唇半圆形，极短，下唇外折，3裂；雄蕊4，2强，着生花冠筒上而略伸出筒外；雌蕊1，子房4裂，花柱丝状，柱头2裂。小坚果灰黄色，具网状皱纹。花期3～4月，果期5～6月。

【生境分布】

生长于路旁、河岸、山脚下、荒地上。分布于华东、中南、华南及西南地区。

【采收加工】

夏、秋两季采收，晒干切段用，或用鲜品。

【性味归经】

苦，寒。归肺、肝、心经。

【功能主治】

清热解毒，祛痰止咳，凉血止血。本品苦寒清热解毒，入心、肝走血分而凉血止血，归肺则可祛痰止咳。

【用量用法】

10～30克，煎服。外用：适量。

【配伍应用】

①慢性气管炎：用新鲜白毛夏枯草（全草）100克或干品50克，水煎至60～100毫升，加糖适量，分2～3次服，每日1剂，10日为1个疗程。②呼吸道其他炎症：将白毛夏枯草制成200%注射液，肌肉注射，每日2次。4岁以下每次2毫升，4岁以上4毫升。

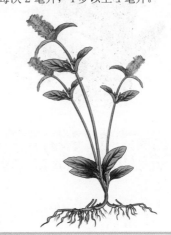

无花果

【别名】

蜜果、奶浆果、映日果。

【来源】

本品为桑科落叶灌木或小乔木无花果的果实。

【形态特征】

落叶灌木或小乔木，高达3～10米。全株具乳汁；多分枝，小枝租壮，表面褐色，被稀短毛。叶互生；叶柄长2～5厘米，粗壮；托叶卵状披针形，长约1厘米，红色；叶片厚膜质，宽卵形或卵圆形，长10～24厘米，宽8～22厘米，3～5裂，裂片卵形，边缘有不规则钝齿，上面深绿色，粗糙，下面密生细小钟乳体及黄褐色短柔毛，基部浅心形，基生脉3～5条，侧脉5～7对。雌雄异株，隐头花序，花序托单生于叶腋；雄花和瘿花生于同一花序托内；雄花生于内壁口部，雄蕊2，花被片3～4；瘿花花柱侧生，短；雌花生在另一花序托内，花被片3～4，花柱侧生，柱头2裂。榕果（花序托）梨形，成熟时长3～5厘米，呈紫红色或黄绿色，肉质，顶部下陷，基部有3苞片。花、果期8～11月。

【生境分布】

各地均有栽培，我国中南地区较多。

【采收加工】

秋后采收果实，放开水中略烫，晒干备用。

【性味归经】

甘、酸、平。归肺、胃、大肠经。

【功能主治】

清热消肿，止泻止痢。

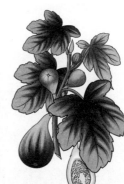

【用量用法】

10～15克，煎服。

蔷薇花

【来源】

本品为蔷薇科落叶小灌木植物多花蔷薇的花朵。

【形态特征】

攀援灌木，小枝有短、粗稍弯曲皮刺。小叶5～9，近花序的小叶有时3，连叶柄长5～10厘米；托叶篦齿状，

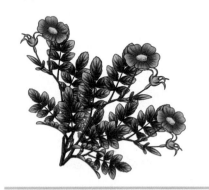

大部贴生于叶柄；小叶片倒卵形，长圆形或卵形，长1.5～5厘米，宽0.8～2.8厘米，先端急尖或圆钝，基部近圆形或楔形，边缘有锯齿，上面无毛，下面有柔毛，小叶柄和轴有散生腺毛。花两性；多朵簇排成圆锥状花序，花直径1.5～2厘米；萼片5，披针形，有时中部具2个线形裂片；花瓣5，白色，宽倒卵形，先端微凹，基部楔形；雄蕊多数；花柱结合成束。果实近球形，直径6～8毫米，红褐色或紫褐色，有光泽。花期5～6月，果期9～10月。

【生境分布】

生长于路旁、田边或丘陵地的灌木丛中，分布于浙江、江苏等地。

【采收加工】

5～6月花盛开时，择晴天采收，晒干。

【性味归经】

甘，凉。

【功能主治】

清暑，和胃，止血。

【用量用法】

3～6克，煎服。外用：研末撒。

腊梅花

【别名】

腊梅、蜡梅花、黄梅花。

【来源】

本品为蜡梅科落叶灌木植物腊梅的花蕾。

【形态特征】

落叶灌木，高2～4米。茎丛出，多分枝，皮灰白色。叶对生，有短柄，不具托叶，叶片卵形或矩圆状披针形，长7～15厘米，宽3～7厘米，先端渐尖，全缘，基部楔形或圆形，上面深绿色而光亮，老时粗糙，下面淡绿色，光滑，有时于叶脉上略被疏毛。花先于叶开放，黄色，富有香气；花被多数，呈花瓣状，成多层的覆瓦状排列，内层花被小形，中层花被较大；黄色，薄而稍带光泽，外层成多数细鳞片；雄蕊5～6个，药外向；心皮多数，分离，着生于花托的内面；子房卵形，1室。瘦果，椭圆形，深紫褐色，疏生细白毛，内有种子1粒。

【生境分布】

生长于山坡灌丛或水沟边。我国各地均有腊梅花栽植，分布于江苏、浙江、四川、贵州、河南等地。

【采收加工】

1～2月间采摘，晒干或烘干。

【性味归经】

辛，温。

【功能主治】

解暑生津。

【用量用法】

3～6克，煎服。外用：适量浸油涂患处。

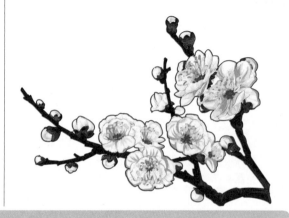

【使用注意】湿邪盛者慎用。

喉咙草

【别名】

点地梅。

【来源】

本品为报春花科一年生草本植物点地梅的全草或果实。

【形态特征】

一年生草本，高8～15厘米，全体被有白色细柔毛。根出叶丛生，呈莲座状平铺于地上，有细柄；叶片近圆形，径约15毫米，基部略呈心形，边缘呈圆齿状，上面绿色，有时局部带紫红色。花茎自叶丛抽出，3～7枝，顶端有小伞梗5～7，排列为伞形花序；萼绿色，5深裂，裂片卵形，宿存；花冠白色，下部愈合成短管形，上部5裂，向外平展；雄蕊5；子房球形，柱头不明显。蒴果球形，直径2～3毫米，成熟时5瓣裂。种子多数，细小，棕色。花期4月，果期5月。

【生境分布】

生长于草地、路旁、牧场上。分布很广，北至河北，南至广东、云南，西至四川、青海等地均有野生。

【采收加工】

清明前后采收全草，晒干。

【性味归经】

辛、甘，微寒。

【功能主治】

清热解毒，祛风，消肿。

【用量用法】

3～9克，煎服，或研末、浸酒。外用：捣敷或研末掺。

【配伍应用】

①咽喉肿痛，白口疮：点地梅为极细末，吹在患处。②跌打损伤或久坐腰酸腰痛：点地梅50克，仙桃草25克，乱头发5克，泡酒250毫升，每日2次，每次服量不超过50毫升。③偏正头痛、牙痛、风火赤眼：点地梅15～50克，煎服。④风湿关节痛：点地梅25克，煎水服。

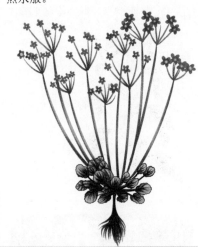

景天

【别名】

护火、戒火、火焰草、佛指甲。

【来源】

本品为景天科植物景天的全草。

【形态特征】

叶互生；叶柄长4～8毫米；叶片正三角形或三角状卵形，长10～20毫米，宽5～10毫米，先端钝或急尖，基部宽楔形至截形，全缘。总状聚伞花序，顶生，疏分枝，花多数；花梗长5～10毫米；萼片5，披针形至长圆形，长1～2毫米；花瓣5，黄色，披针状长圆形，长3～5毫米；雄蕊10，2轮，较花瓣短，花药肾形，黑紫色；鳞片5，宽匙形至宽楔形，先端有微凹；心皮5，近直立，长圆形，先端突狭成短花柱。蓇葖果，上部略叉开，基部合生。种子长圆状卵形，长0.3～0.5毫米，有纵纹，淡褐色。花期6～8月，果期8～9月。

【生境分布】

生长于山坡或山谷石缝中。分布于云南、贵州、四川、湖北、陕西、山西等地。

【采收加工】

7～8月间采收，晒干，切段。

【性味归经】

苦，酸，寒。归肝经。

【功能主治】

清热解毒，止血。

【用量用法】

15～30克，煎服或捣汁或入散剂。外用：捣汁涂或煎水洗。

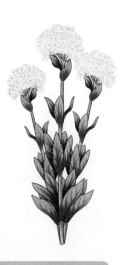

【使用注意】脾胃虚寒者忌服。

铁苋菜

【别名】
人苋、铁苋、铁苋菜、海蚌含珠。

【来源】
本品为大戟科一年生草本植物铁苋菜的全草。

【形态特征】
一年生草本，高30～60厘米，被柔毛。茎直立，多分枝。叶互生，椭圆状披针形，长2.5～8厘米，宽1.5～3.5厘米，顶端渐尖，基部楔形，两面有疏毛或无

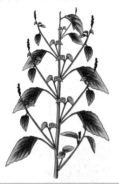

毛，叶脉基部3出；叶柄长，花序腋生，有叶状肾形苞片1～3，不分裂，合对如蚌；通常雄花序极短，着生在雌花序上部，雄花萼4裂，雄蕊8；雌花序生于苞片内。蒴果钝三棱形，淡褐色，有毛。种子黑色。花期5～7月，果期7～11月。

【生境分布】
生长于山坡、沟边、路旁、田野。分布于江苏、广东、广西、福建、四川、江西、安徽等地。

【采收加工】
5～7月间采收，除去泥土，晒干。

【性味归经】
苦、涩，平。归心、大肠经。

【功能主治】
解毒止痢，清热利湿，凉血止血。

【用量用法】
干品10～15克，或鲜品30～60克，煎服。
外用：适量捣敷。

【配伍应用】
①吐血，衄血：铁苋菜、白茅根各50克，水煎服。
②崩漏：铁苋菜、蒲黄炭各15克，藕节炭25克，水煎服。
③血淋：鲜铁苋菜50克，蒲黄炭、小蓟、木通各15克，水煎服。④月经不调：一方用鲜铁苋菜100克，水煎服。一方用铁苋菜全草，熬膏，每次服5～10克，早、晚分服。

荸荠

【别名】
马蹄、荸荠粉。

【来源】
本品为莎草科多年生水生草本植物荸荠的球茎。

【形态特征】
多年生水生草本。地下匍匐茎末端膨大成扁圆形球状，直径约4厘米，黑褐色；地上茎圆柱形，高达75厘米，直径约9毫米，丛生，直立，不分枝，中空，具横隔，表面平滑，色绿。叶片退化，叶鞘薄膜质，上部斜截形。穗状花序1个，顶生，直立，线状圆柱形，淡绿色，上部尖锐，基部与茎等粗，长2.5～4厘米，宽2～4毫米；花数朵或多数；鳞片宽倒卵形，螺旋式或覆瓦状排列，背部有细密纵直条纹。刚毛6个。上具倒生钩毛，与小坚果等长或较长；雄蕊2，花丝细长，

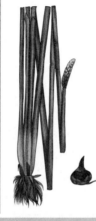

花药长椭圆形；子房上位，柱头2或3裂，深褐色。小坚果呈双凸镜形，长约2.5毫米。花期秋季。

【生境分布】
栽植于水田中。我国大部分地区均产。

【采收加工】
10～12月挖取，洗净，风干或鲜用。

【性味归经】
甘，寒。归肺、胃经。

【功能主治】
清热，化痰，消积。

【用量用法】
内服：60～120克，煎汤，或捣汁、浸酒或煅存性研末。外用：煅存性研末撒，或澄粉点目，或生用涂擦。

【配伍应用】
①痰核、瘰疬：荸荠、海蜇各100克，煮汤服，每日2～3次。
②阴虚肺燥、痰热咳嗽：鲜荸荠150克，打碎绞汁，加入藕汁100毫升、梨汁、芦根汁各60毫升同服，每日1～2次。

【使用注意】虚寒及血虚者慎服。

水蓼

【来源】

本品为蓼科植物水蓼的全草。

【形态特征】

一年生草本，高20～60厘米。茎直立或斜升，不分枝或基部分枝，无毛，基部节上有不定根。单叶互生；有短叶柄；托叶鞘筒形，长约1厘米，褐色，膜质，疏生短伏毛，先端截形，有短睫毛；叶片披针形，长4～8厘米，宽0.8～2厘米，先端渐尖，基部楔形，两面有黑色腺点，叶缘具缘毛。总状花序穗状，顶生或腋生，细长，上部弯曲，下垂，长4～10厘米，苞片漏斗状，有褐色腺点，先端具短睫毛或近无毛；花被4～5深裂，裂片淡绿色或淡红色，密被褐色腺点；雄蕊6，稀8，比花被短；花柱2～3，基部合生，柱头头状。瘦果卵形，侧扁，暗褐色，具粗点。花、果期6～10月。

【生境分布】

生长于水边、路旁湿地。我国大部分地区均有分布。分布广东、广西、四川等地。

【采收加工】

秋季开花时采收，晒干。

【性味归经】

辛，平。

【功能主治】

化湿行滞，祛风消肿。

【用量用法】

15～30克，鲜品30～60克，煎服或捣汁。外用：煎水浸洗或捣敷。

【配伍应用】

①脚气肿痛成疮：水蓼汁搽洗。②小儿疳积：水蓼全草25～30克，麦芽20克，水煎，早、晚饭前2次分服，连服数日。③痢疾，肠炎：水蓼全草100克，水煎服，连服3日。

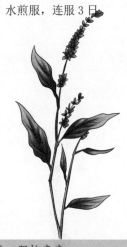

85

【使用注意】食入量过多有毒，发心痛。和生鱼食之，令人脱气，阴核疼痛。

马鞭草

【来源】

本品为马鞭草科植物马鞭草的干燥地上部分。

【形态特征】

本品茎呈方柱形，多分枝，四面有纵沟，表面灰绿色或绿褐色，粗糙，具稀疏毛。质硬而脆，断面纤维状，中心为白色髓部或成空洞。叶对生，皱缩，多破碎，完整者展平后叶片3深裂，边缘有锯齿。穗状花序细长，小花多数，排列紧密，有时可见黄棕色的花瓣。有时已成果穗，果实外有灰绿色萼片，或见四个小坚果。无臭，味苦。

【生境分布】

全国各地均产。均为野生。

【采收加工】

6～8月花开时采割，除去杂质，晒干。

【性味归经】

苦，凉。归肝、脾经。

【功能主治】

活血散瘀，截疟，解毒，利水消肿。

【配伍应用】

①疟疾：马鞭草煎剂内服，每日3次，连服3～7日，可抑制疟疾的发作。②早、中期型血吸虫病：成人每日用马鞭草10克煎汤，送服马鞭草细末制成的水泛丸10克，每日3次，连服10日为1个疗程。

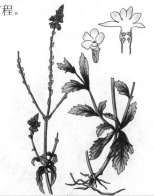

【使用注意】孕妇慎服。

瓦松

【别名】

流苏瓦松。

【来源】

本品为景天科多年生肉质草本植物瓦松或晚红瓦松的全草。

【形态特征】

瓦松为多年生肉质草本，高10～40厘米。茎略斜伸，全体粉绿色。基部叶成紧密的莲座状，线形至倒披针形，长2～3厘米，绿色带紫，或具白粉，边缘有流苏状的软骨片和1针状尖刺。茎上叶线形至倒卵形，长尖。花梗分枝，侧生于茎上，密被线形或为长倒披针形苞叶，花成顶生肥大穗状的圆锥花序，幼嫩植株上则排列疏散，呈伞房状圆锥花序；花萼与花瓣通常均为5片，罕为4片；萼片卵圆形或长圆

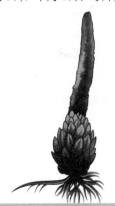

形，基部硝合生；花瓣淡红色，膜质，长卵状披针形或长椭圆形；雄蕊10，几与花瓣等长；雌蕊为离生的5心皮组成，花柱与雄蕊等长。菁葵果。花期7～9月，果期8～10月。晚红瓦松为多年生肉质草本，高10～20厘米。茎光滑无毛，全株被白粉及棕红色腺点，基部尤多。叶卵状披针形，或长圆状卵形，先端锐尖，微弯，有小尖头突出，全缘或具微细的波状齿。花序间叶苞片卵状披针形或镰刀形；花密集成窄长圆锥状总状花序；花淡红色或白色；萼片5，披针形，长约为花瓣的一半；花瓣5，线状披针形或卵状披针形，基部相连；雄蕊10，5枚较长，伸出花冠外，另5枚较短，生于花冠内；心皮5，花柱与短雄蕊等长。花期8～9月，果期9～11月。

【生境分布】

瓦松生长于屋顶、墙头及石上。全国各地均有分布。晚红瓦松生长于屋顶或岩石上。分布于辽宁、江苏、浙江等地。

【采收加工】

夏、秋两季采收，将全株连根拔起，除去根及杂质，晒干。

【性味归经】

酸、苦，凉。归肝、肺经。

【功能主治】

清热解毒，止血，利湿，消肿。

【用量用法】

15～30克，煎服，捣汁或入丸剂。

外用：捣敷、煎水熏洗或烧存性研末调敷。

【配伍应用】

①吐血：瓦松，炖猪杀口内服。②热毒酒积，肠风血痢：瓦松400克（捣汁，和酒200毫升），白芍药、炮姜末各25克，煎减半，空心饮。③疟疾：鲜瓦松25克，烧酒50毫升，隔水炖汁，于早晨空腹时服，连服1～3剂。

【使用注意】脾胃虚寒者忌用。

小飞扬草

【来源】

本品为大戟科一年生草本植物千根草的全草。

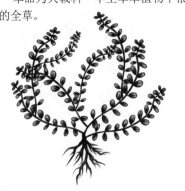

【形态特征】

一年生直立草本，高10～30厘米，无毛或稍有柔毛。茎通常自基部分枝。叶对生，具短柄，托叶三角形，边缘撕裂；叶片倒卵形至长圆形，长1～2.5厘米，宽0.5～1厘米，基部圆形，常偏斜，先端饨圆，边缘有不明显的细锯齿，两面疏被柔毛或无毛。杯状聚伞花序，数个簇生于叶腋或侧枝顶端，总苞陀螺状，无毛，檐部4裂，裂片间有4个头状小腺体，腺体有白色或带红色花瓣状附属物；子房3室，花柱3，离生，顶端2浅裂。蒴果，三棱状卵球形，长1～2毫米，被贴伏的短柔毛。种子卵状三棱形，每面有4～5横沟。花期6～8月，果期8～9月。

【生境分布】

生长于荒地、路旁。分布于广东。

【采收加工】

夏、秋间采收，晒干或鲜用。

【性味归经】

酸、涩，凉。归肝、胃经。

【功能主治】

清热解毒，利湿消肿。

【用量用法】

15～30克，鲜品30～60克，煎服或捣汁煎。外用：捣敷或煎水洗。

叶下珠

【别名】

夜合草、珍珠草、叶后珠。

【来源】

本品为大戟科一年生草本植物叶下珠的全草或带根全草。

【形态特征】

一年生草本，高10～40厘米，秃净或近秃净。茎直立，分枝常呈赤色，具翅状纵棱。单叶互生，排成2列，形似复叶；叶片长椭圆形，长5～15毫米，宽2～5毫米，先端尖或钝，基部圆形，下面灰绿色；叶柄短或近无柄，托叶小，尖三角形。花单性，雌雄同株，腋生，细小，赤褐色；无柄或具短柄；花萼6枚；花冠缺；雄花2～3朵聚生，雄蕊3，花丝基部合生，药室纵裂；雌花在叶下2列着生，子房3室。蒴果无柄，扁圆形，径约3毫米，赤褐色，表面有鳞状凸起物。种子三角状卵形，淡褐色，有横纹。花期7～8月。

【生境分布】

生长于山坡、路旁、田边。分布于广东、广西、四川等地。

【采收加工】

夏、秋间采收，晒干。

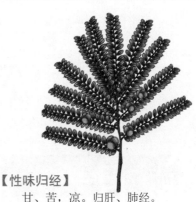

【性味归经】

甘、苦，凉。归肝、肺经。

【功能主治】

清热解毒，平肝，利水。

【用量用法】

15～30克，鲜品30～60克，煎汤或捣汁。外用：捣敷。

【配伍应用】

①小儿疳积：可单用本品水炖服。②湿热蕴结肝胆，面目皮肤色黄如橘者：与茵陈同用。③膀胱湿热之热淋涩痛与沙淋、石淋：可与金钱草等药配伍。④疮疡肿毒，蛇犬咬伤：可内服外敷并用；或与白花蛇舌草、蚤休等配伍应用。

【使用注意】阳虚体弱者慎用。

小飞蓬

【别名】

小飞蓬、祁州一枝蒿。

【来源】

本品为菊科一年生草本植物小飞蓬的全草。

【形态特征】

种子繁殖，以幼苗和种子越冬。瘦果长矩椭圆形，长1.2～1.5毫米，宽约0.5毫米，扁状，顶端收缩，无明显的衣领状环，中央具残存花柱，冠毛常宿存，污白色。果皮膜质，浅黄色或黄褐色，表面有白色细毛，果实基部稍窄。果脐凹陷，周围白色，位于果实基端。果含1粒种子。种子成熟后，即随风飘扬，落地以后，

作短暂休眠，在10月中旬出苗，除12月，1～2月的严寒期间极少发生外，直至次年的5月均有出苗，但10月和4月为二

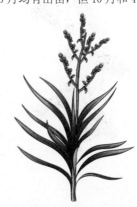

个出苗的高峰期，幼苗除了叶外全体被毛；子叶2，卵圆形，长2～4毫米，宽约1.5毫米，先端钝圆，基部楔形，具短柄；初生叶椭圆形，全缘，先端突尖，基部楔形，具柄；后生叶簇生，椭圆形至长椭圆状披针形，全缘或有疏钝齿。茎直立，高50～100厘米，淡绿色，有细纹及粗糙毛，上部多分枝，茎生叶互生，条状披针形或长圆状条形，边缘具微锯齿或全缘，有长睫毛。花期7～9月。头状花序具短梗，多数密集成圆锥状或伞房形圆锥状；总苞半球形，总苞片2～3层，条状披针形，边缘膜质，几乎无毛；舌状花小而直立，白色或微带紫色；筒状花较舌状花稍短。种子于8月即渐次成熟随风飞散。

【生境分布】

生长于河滩、渠旁、路边或农田。分布于华北、华东、华南各地。

【性味归经】

苦，凉。

【功能主治】

清热解毒，祛风止痒。

【用量用法】

9～30克，煎服。外用：捣敷、捣汁含漱或研末调敷。

【配伍应用】

细菌性痢疾及急、慢性肠炎：可单用本品50克（鲜草用75克），煎汁加糖服；也可配合马齿苋、辣蓼等药同用。

白英

【别名】

白毛藤、蜀羊泉。

【来源】

本品为茄科多年生蔓性半灌木植物白英的全草。

【形态特征】

草质藤本，长0.5～1米，茎及小枝均密被具节长柔毛。叶互生，多数为琴形，长3.5～5.5厘米，宽2.5～4.8厘米，基部常3～5深裂，裂片全缘，侧裂片愈近基部的愈小，端钝，中裂片较大，通常卵形，先端渐尖，两面均被白色发亮的长柔毛，中脉明显，侧脉在下面较清晰，通常每边5～7条；少数在小枝上部的为心脏形，较小，长1～2厘米；叶柄长1～3厘米，被有与茎枝相同的毛被。聚伞花序顶生或腋外生，疏花，总花梗长2～2.5厘米，被具节的长柔毛，花梗长0.8～1.5厘米，无毛，顶端稍膨大，基部具关节；萼环状，直径约3毫米，无毛，萼齿5枚，圆形，顶端具短尖头；花冠蓝紫色或白色，直径约1.1厘米，花冠筒隐于萼内，长约1毫米，冠檐长约6.5毫米，5深裂，裂片椭圆状披针形，长约4.5毫米，先端被微柔毛；花丝长约1毫米，花药长圆形，长约3毫米，顶孔略向上；子房卵形，直径不及1毫米，花柱丝状，长约6毫米，柱头小，头状。浆果球状，成熟时红黑色，直径约8毫米；种子近盘状，扁平，直径约1.5毫米。花期夏秋，果熟期秋末。

【生境分布】

生长于山谷草地或路旁、田边。全国大部分地区均有分布。

【采收加工】

5～6月或9～11月间割取全草，洗净晒干。

【性味归经】

甘、苦，寒。归肝、胆经。

【功能主治】

清热，利湿，祛风，解毒。

【用量用法】

15～24克，鲜者30～60克，煎汤或浸酒。

外用：煎水洗，捣敷，或捣汁涂。

【配伍应用】

①黄疸性肝炎：白英、天胡荽各30克，虎刺根15克，水煎服，每日1剂。②声带癌：白英、龙葵各30克，蛇莓、石见穿、野荞麦根各15克，麦冬、石韦各12克，水煎2次分服。③肺癌：白英、垂盆草各30克，水煎服，每日1剂。

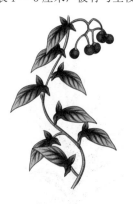

凤尾草

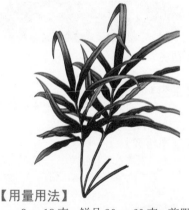

【别名】

凤凰草、凤尾蕨。

【来源】

本品为凤尾蕨科多年生草本植物凤尾草的全草或根。

【形态特征】

陆生矮小蕨类植物，高35～45厘米，凤尾蕨的根很粗壮，但它的茎比较短，它是直立生长的，并且有黑褐色鳞片。凤尾蕨的叶子一般簇生于根茎那一部分，凤尾蕨的叶子形状像羽毛重叠生长在一起的；它的叶柄比较长，并且有棱，叶子呈灰绿色或褐色而有光泽，叶片卵圆形，叶片比较小，像直线一样散开，底部逐渐缩小与茎相连。

【生境分布】

长江流域及南部各省（区）较多。

【采收加工】

全年可采。拣去杂质，切段，晒干。

【性味归经】

淡、苦，寒。归肾、胃、大肠、肝经。

【功能主治】

清热利湿，消肿解毒，凉血止血。本品苦寒淡渗，清热利湿，故有此功。

【用量用法】

9～18克，鲜品30～60克，煎服，研末或捣汁饮。外用：捣敷或煎水洗。

【配伍应用】

①湿热炎症，急性肝炎：凤尾草、酢浆草、连钱草各30克，水煎服。②绒毛膜癌：凤尾草、水杨梅根各60克，向日葵盘1枚，均用鲜品，水煎服，每日1剂。③血热出血，血热尿血：凤尾草30克，小蓟15克，水煎2次分服。④直肠癌：凤尾草、黄药子各30克，水杨梅根、野葡萄根、蚤休、半枝莲、半边莲各15克，藤梨根60克，水煎，早、晚分服，每日1剂。

【使用注意】 虚寒证忌服。

天葵子

【别名】

天葵根、紫背天葵子。

【来源】

本品为毛茛科植物天葵的干燥块根。

【形态特征】

多年生草本，高达40厘米。茎纤细，疏生短柔毛。基生叶有长柄，为三出复叶，小叶广楔形，3深裂，裂片疏生粗齿，下面带紫色；茎生叶较小，夏末茎叶枯萎。花小，单生于叶腋或茎顶，白色微带淡红，萼片5，花瓣状；花瓣5，匙形，基部囊状；雄蕊8～14；心皮3～5。种子黑色。花期3～4月，立夏前果实成熟。

【生境分布】

生长于丘陵或低山林下、草丛、沟边等阴湿处。分布于江苏、湖南、湖北等地。

【采收加工】

夏初采挖，洗净，干燥，除去须根。

【性味归经】

甘、苦，寒。归肝、胃经。

【功能主治】

清热解毒，消肿散结，利尿。

【用量用法】

3～9克，煎服，或研末或浸酒。外用：捣敷或捣汁点眼。

【配伍应用】

①瘰疬疔疮：可单用或与他药配用。②疔疮、痈肿等外症热毒盛者：多与野菊花、紫花地丁、金银花等清热解毒药配用。③热淋，沙淋，小便淋沥涩痛：可单用或配萹蓄、车前子等同用。

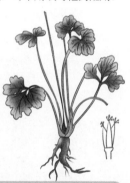

【使用注意】 脾虚便溏者忌用。

九节茶

【别名】

观音茶、肿节风、接骨茶、草珊瑚。

【来源】

本品为金粟兰科常绿亚灌木植物接骨金粟兰的枝叶。

【形态特征】

常绿亚灌木，茎高70～100厘米，绿色，无毛，节膨大，节间有纵行的脊和沟。叶对生，革质，卵状长圆形至披

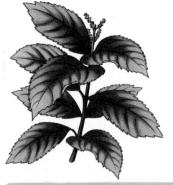

针状长圆形，长6～16厘米，宽3～7厘米，先端渐尖，基部尖或楔形，边缘除基部外有粗锯齿，齿端为硬骨质；叶柄长0.5～1.5厘米，无毛；托叶鞘状。花小，黄绿色，单性，雌雄同株；雌雄花合生，生于一极小的苞片的腋内，组成顶生短穗状花序；雄蕊1，药隔膨大成卵形，花药2室；子房1，卵形，柱头无柄。核果球形，直径约3毫米，熟时红色。花期6月，果期8～9月。

【生境分布】

生长于丛林阴湿处。分布于四川、湖南、广东、广西等地。

【采收加工】

夏季采收。除去杂质，晒干。

【性味归经】

辛，平。有小毒。

【功能主治】

清热解毒，祛风除湿，活血止痛。

【用量用法】

6～15克，煎服或浸酒服。外用：捣敷或煎水熏洗。

【配伍应用】

各种炎症性疾患（如肺炎、急性阑尾炎、急性胃肠炎、细菌性痢疾、脓肿等）：通常采用口服煎剂，每日100克，分3次服。

【使用注意】 阴虚火旺及孕妇忌服。

梓白皮

【来源】

本品为紫葳科落叶乔木梓的根皮或树皮的韧皮部。

【形态特征】

落叶乔木，高达10余米。树皮灰褐色，纵裂；幼枝常带紫色，光滑或少被柔毛。单叶对生或常3枚轮生，稀互生，具柄，阔卵形至近圆形，长14～24厘米，宽12～22厘米，稀更大，不分裂或掌状3浅裂，裂片先端渐尖，基部近心形，全缘，上面暗绿色，被短毛，下面淡绿色，沿叶脉疏生短柔毛，掌状脉5出，常带紫色，脉腋及叶片基部常具紫色斑点状的腺体，柄长9～17厘米，带暗紫色。圆锥花序顶生；花序轴及分枝被疏毛或无毛；花萼2裂，裂片阔卵形，绿色或紫色；花冠黄白色，具数行紫色斑点，2唇形，前唇2裂，后唇3裂，裂片边缘成。极不规则波状皱曲；雄蕊5，仅2枚完全发育；雄蕊1，子房上位，2室，花柱细长，柱头2裂。蒴果长圆柱形，

长20～30厘米。熟时深褐色。种子扁平，长椭圆形，长约5毫米，两端簇生白色长软毛。花期5～6月，果期7～8月。

【生境分布】

生长于低山河谷，湿润土堆。分布于黑龙江、吉林、辽宁、河北、山东等地。

【采收加工】

根皮于春、夏两季挖采，洗去泥沙，将皮剥下，晒干。

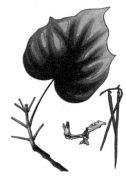

【性味归经】

苦，寒。归肝、胆、胃经。

【功能主治】

清热解毒，燥湿杀虫。

【用量用法】

6～9克，煎服。外用：适量，研末调敷或煎水洗浴。

【配伍应用】

①伤寒瘀热在里，身发黄：麻黄（去节）、生姜（切）、甘草（炙）、连翘根各100克，杏仁四十个（去皮、尖），赤小豆一升，大枣十二枚（剖），生梓白皮（切）一升，以潦水一斗，先煮麻黄再沸，去上沫，内诸药，煮取三升，去滓，分温三服，半每日尽。②伤寒及时气温病，头痛，壮热，脉大，始得一日：生梓木削去黑皮，细切里白皮，以水二升五合煎，去滓，一服八合，三服。

木槿皮

【来源】

本品为锦葵科落叶灌木或小乔木植物木槿的茎皮或根皮。

【形态特征】

落叶灌木或小乔木，高3～6米。树皮灰褐色，无毛，嫩枝上有绒毛。叶互生；菱状卵形或卵形，长4～7厘米，宽2.5～5厘米，具有深浅不同的3裂或不裂，叶基楔形，边缘具圆钝或尖锐的齿，主脉3条明显，两面均疏生星状毛，后变光滑；叶柄长1～2厘米，光滑或被有绒毛或星状毛。花单生于叶腋，小苞片6～7，线形，长约为花萼之半，萼片5裂，卵状披针形，有星状毛和细短软毛；花瓣5，淡红色、白色或紫色；雄蕊多数，花丝联合成筒状；子房5室，花柱5裂，柱头头状。蒴果长椭圆形，先端具尖嘴，全体被绒毛。种子黑褐色，背部有长棕色毛。花期6～7月。

【生境分布】

全国各地均有栽培，分布于四川。

【采收加工】

4～5月，剥下茎皮或根皮，洗净晒干。

【性味归经】

甘、苦，凉。归大肠、肝、脾经。

【功能主治】

清热解毒，利湿止痒。

【用量用法】

3～9克，煎服。外用：酒浸搓擦或煎水熏洗。

【配伍应用】

慢性气管炎：鲜木槿条200克，洗净，切断，水煎2次，将滤液合并浓缩成100毫升，每日2次分服，连服10日为1个疗程。

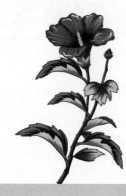

【使用注意】无湿热者不宜服用。

火炭母草

【来源】

本品为蓼科多年生直立或半攀援状草本植物火炭母草的全草。

【形态特征】

多年生直立或半攀援状草本，基部近木质。根状茎粗壮。茎直立，高70～100厘米，通常无毛，茎略具棱沟，斜上，光滑或被疏毛或腺毛，斜卧地面或依附而生，下部质坚实，多分枝，匍地者节处生根，嫩枝紫红色。叶互生，具柄，有翅；叶片卵状长椭圆形或卵状三角形，长4～10厘米，宽2～4厘米，顶端短渐尖，基部截形或宽心形，边缘全缘或具细圆齿，两面无毛，有时下面沿叶脉疏生短柔毛，下部叶具叶柄，叶柄长1～2厘米，通常基部具叶耳，上部叶近无柄或抱茎；托叶鞘膜质，无毛，长1.5～2.5厘米，具脉纹，顶端偏斜，无缘毛，花序头状，通常数个排成圆锥状，顶生或腋生，花序梗被腺毛；枝上部叶心脏形，有短叶柄或无柄而抱茎；上面鲜绿色或有V形黑纹，下面主脉有毛；托鞘膜质，斜截形。头状花序，再组成圆锥或伞房花序，花序轴常被脓毛，无总苞；苞片宽卵形，每苞内具1～3花，

小苞片光滑，通常急尖；小花白色、淡红色或紫色；花被5裂片，白色或淡红色，裂片卵形，果时增大，呈肉质，蓝黑色；雄蕊8；比花被短；花柱3，中下部合生。子房上位，花柱3裂。瘦果卵形，黑色，具三棱，长3～4毫米，无光泽，包于宿存的花被内。花期7～9月，果期8～10月。

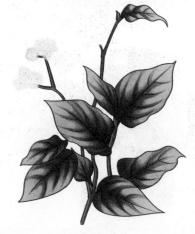

【生境分布】

生长于山谷、水边、湿地。分布于台湾、福建、江西、广东、广西、云南、四川等地。

【采收加工】

夏、秋两季采收，晒干，切段。

【性味归经】

酸、甘，凉。归心、肝、肺经。

【功能主治】

清热利湿，凉血解毒，明目退翳。

叶上珠

【别名】

叶上花、叶上果。

【来源】

本品为山茱萸科落叶灌木植物青荚叶、西藏青荚叶或中华青荚叶的叶和果实。

【形态特征】

①青荚叶：落叶灌木，高1～3米，嫩枝绿色或紫绿色。叶互生，卵圆形或卵圆状椭圆形，长3～7厘米，先端锐尖，基部阔楔形，基部上方边缘具细齿，齿端具细尖，近基部处有刺毛状芽齿，两面均平滑无毛，光绿色；叶柄长1～2.5厘米，有时具针形分枝的小托叶，边缘具睫毛。花雌雄异株，绿白色，雌花单生或2～3朵簇生于叶上面中脉的近中央处；

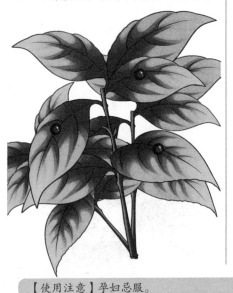

【用量用法】

15～30克，鲜品30～60克，煎服。

外用：捣敷或煎水洗。

【配伍应用】

①白喉：将火炭母鲜叶捣烂，取汁30毫升，加蜂蜜适量，每日6次服，病重者少量多次灌服，疗程一般2～4日。②急性肠炎：火炭母50克，古羊藤25克，水煎每日1剂，分2次服。③霉菌性阴道炎：火炭母50克，煎水坐浴；火炭母粉于冲洗后局部喷撒，两者交替使用，3～5次为1个疗程。

雄花10～12朵形成密聚伞花序；花瓣3～5，三角状卵形；雄花具雄蕊3～5；雌花子房下位，花柱3～5裂。核果近球形，黑色，具3～5棱。花期4～5月，果熟期8月。②西藏青荚叶：落叶灌木，高达2～3米。嫩枝黄褐色。叶互生，薄革质，倒披针形或长椭圆状披针形，长11～15厘米，宽1～4厘米，先端渐尖，具有尖尾，基部楔形，边缘具刺状锯齿，基部全缘；托叶边缘具钝齿。花雌雄异株，雄花成密聚伞花序，着生于叶上面的中脉上，近叶基部，或生于嫩枝上，雌花1～3朵簇生于叶上面中脉上，花瓣4，三角状卵形，浅紫色，雄花具雄蕊4；雌花子房下位，核果红色，具5棱。花期4～5月，果期6月。③中华青荚叶：落叶灌木，高1～3米，嫩枝紫绿色。叶互生，革质或近革质，线状披针形或披针形，长4～15厘米，宽9～20毫米，先端尾状，边缘除基部外均有稀疏锯齿，齿尖锐。花雌雄异株；雄花成聚伞花序，由嫩枝或叶上面中部生出，花梗长2～10（偶至25）毫米，花瓣3～5片，卵形，雄蕊3～5；雌花无梗，生叶面中部，子房下位，柱头3～5裂。核果黑色。

【生境分布】

青荚叶生长于海拔1000～2000米的林下，分布于陕西、河南、浙江、福建、台湾等地；西藏青荚叶1200～2400米的半阴斜坡或山地阴湿的林下，分布于西藏、云南等地；中华青荚叶生长于海拔1200～2300米的密林中潮湿处。分布于甘肃、湖北等地。

【采收加工】

夏季或初秋叶片未枯黄前，将果实连叶采摘，鲜用或晒干。

【性味归经】

苦、辛，平。归肺、心经。

【功能主治】

清热除湿，解毒消肿，行气止痛。

【用量用法】

9～24克，煎服。外用：适量捣敷。

【使用注意】孕妇忌服。

清虚热药

青蒿

【别名】

嫩青蒿、青蒿梗、香青蒿、鳖血拌青蒿。

【来源】

本品为菊科一年生草本植物青蒿和黄花蒿的全草。

【形态特征】

一年生草木，茎直立，多分枝。叶对生，基生及茎下部的叶花期枯萎，上部叶逐渐变小，呈线形，叶片通常三回羽状深裂，上面无毛或微被稀疏细毛，下面被细柔毛及丁字毛，基部略扩大而抱茎。头状花序小，球形，极多，排列成大的圆锥花序，总苞球形，苞片2～3层，无毛，小花均为管状、黄色，边缘小花雌性，中央为两性花，瘦果椭圆形。

【生境分布】

生长于林缘、山坡、荒地。分布于全国各地。

【采收加工】

夏、秋两季采收，阴干或晒干，切段生用。也可鲜用。

【性味归经】

苦，寒。归肝、胆经。

【功能主治】

凉血退虚热，解暑，截疟。本品苦寒能清热，芳香而透散，长于清泄肝胆和血分之热，可使阴分伏热外透而出；其芳香疏达，又能清透解肌，故有祛暑截疟之效，从而具凉血退蒸，解暑截症之能。

【用量用法】

3～10克，煎服，或鲜用绞汁。

【配伍应用】

①温病后期，余热未清，邪伏阴分，伤阴劫液，夜热早凉，热退无汗，或热病后低热不退等：与鳖甲、丹皮、知母、生地等同用，如青蒿鳖甲汤（《温病条辨》）。②阴虚发热，骨蒸劳热，潮热盗汗，五心烦热，舌红少苔者：与胡黄连、银柴胡、鳖甲、知母等同用，如清骨散（《证治准绳》）。③外感暑热，头昏头痛，发热口渴等：与连翘、西瓜翠衣、滑石等同用，如清凉涤暑汤（《时病论》）。

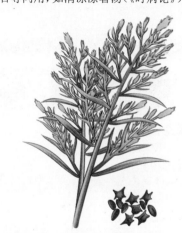

【使用注意】 不宜久煎。脾胃虚弱，肠滑泄泻者忌服。

白薇

【别名】

嫩白薇、香白薇。

【来源】

本品为萝藦科多年生草本植物白薇或蔓生白薇的干燥根及根茎。

【形态特征】

白薇：多年生草本，高50厘米。茎直立，常单一，被短柔毛，有白色乳汁。叶对生，宽卵形或卵状长圆形，长5～10厘米，宽3～7厘米。两面被白色短柔毛。伞状聚伞花序，腋生，花深紫色，直径1～1.5厘米，花冠5深裂，副花冠裂片5，与蕊柱几等长。雄蕊5，花粉块每室1个，下垂。蓇葖果单生，先端尖，基部钝形。

种子多数，有狭翼，有白色绢毛。蔓生白薇与上种不同点：半灌木状，茎下部直立，上部蔓生，全株被绒毛，花被小，直径约1毫米，初开为黄色，后渐变为黑紫

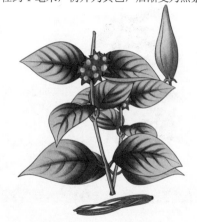

色，副花冠小，较蕊柱短。白薇根茎呈类圆柱形，有结节，长1.5～5厘米，直径0.5～1.2厘米。上面可见数个圆形凹陷的茎痕，直径2～8毫米，有时尚可见茎基，直径在5毫米以上，下面及两侧簇生多数细长的根似马尾状。根呈圆柱形，略弯曲，长5～20厘米，直径1～2毫米；表面黄棕色至棕色，平滑或具细皱纹。质脆，易折断，折断面平坦，皮部黄白色或淡色，中央，木部小，黄色。气微，味微苦。蔓生白薇根茎较细，长2～6厘米，直径4～8毫米。残存的茎基也较细，直径在5毫米以下。根多弯曲。

【生境分布】

生长于树林边缘或山坡。分布于山东、安徽、辽宁、四川、江苏、浙江、福建、甘肃、河北、陕西等地。

【采收加工】

春、秋两季采挖，除去地上部分，洗净，晒干，润透，切段生用。

【性味归经】

苦、咸，寒。归胃、肝经。

【功能主治】

清热解毒，凉血退蒸，利尿通淋。本品苦寒以清热泻火解毒，咸寒以清热凉血退蒸，经配伍又有利尿通淋之能，故有此功。

【用量用法】

3～12克，煎服。

【配伍应用】

①热病后期，余邪未尽，夜热早凉，或阴虚发热，骨蒸潮热：与知母、地骨皮、青蒿等同用。②产后血虚发热，低热不退及昏厥等症：与当归、甘草、人参同用，如白薇汤（《全生指迷方》）。

【使用注意】脾胃虚寒、食少便溏者不宜服用。

地骨皮

【别名】

净骨皮。

【来源】

本品为茄科落叶灌木植物枸杞或宁夏枸杞的根皮。

【形态特征】

枸杞：灌木，高1～2米。枝细长，常弯曲下垂，有棘刺。叶互生或簇生于短枝上，叶片长卵形或卵状披针形，长2～5厘米，宽0.5～1.7厘米，全缘，叶柄长2～10毫米。花1～4朵簇生于叶腋，花梗细；花萼钟状，3～5裂；花冠漏斗状，淡紫色，5裂，裂片与筒部几等长，裂片有缘毛；雄蕊5，子房2室。浆果卵形或椭圆状卵形，长0.5～1.5厘米，红色，内有多数种子，肾形，

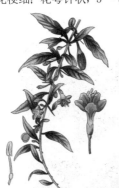

黄包。宁夏枸杞：灌木或小乔木状，高达2.5厘米。叶长椭圆状披针形；花萼杯状，2～3裂，稀4～5裂；花冠粉红色或紫红色，筒部较裂片稍长，裂片无缘毛。浆果宽椭圆形，长1～2厘米。根皮呈筒状、槽状，少数为卷片状。长3～10厘米，直径0.5～1.5厘米，厚1～3毫米。外表面灰黄色或土棕黄色，粗糙，具不规则裂纹，易成鳞片状剥落。

【生境分布】

生长于田野或山坡向阳干燥处；有栽培。分布于河北、河南、陕西、四川、江苏、浙江等地。

【采收加工】

春初或秋后采挖根部，剥取根皮，晒干切段。

【性味归经】

甘，寒。归肺、肾经。

【功能主治】

凉血退蒸，清泻肺火。本品性寒清热，甘寒则滋阴增液。入肺肾二经，能上清肺火以止咳，下滋肾水以退蒸，故有此功。

【用量用法】

6～15克，煎服。

【配伍应用】

①阴虚发热：与鳖甲、知母、银柴胡等配伍，如地骨皮汤（《圣济总录》）。②盗汗骨蒸、肌瘦潮热：与秦艽、鳖甲配伍，如秦艽鳖甲散（《卫生宝鉴》）。③肺火郁结，气逆不降，咳嗽气喘，皮肤蒸热等症：与甘草、桑白皮等同用，如泻白散（《小儿药证直诀》）。

【使用注意】外感风寒发热及脾虚便溏者不宜用。

银柴胡

【别名】

银胡。

【来源】

本品为石竹科多年生草本植物银柴胡的干燥根。

【形态特征】

银柴胡多年生草本，高20～40厘米。主根圆柱形，直径1～3厘米，外皮淡黄色，顶端有许多疣状的残茎痕迹。茎直立，节明显，上部二叉状分歧，密被短毛或腺毛。叶对生；无柄；茎下部叶较大，披针形，长4～30毫米，宽1.5～4毫米，先端锐尖，基部圆形，全缘，上面绿色，疏被短毛或几无毛，下面淡绿色，被短毛。花单生，花梗长1～4厘米；花小，白色；萼片5，绿色，披针形，外具腺毛，边缘膜质；花瓣5，较萼片为短，先端2深裂，裂片长圆形；雄蕊10，着生在花瓣的基部，稍长于花瓣；雌蕊1，子房上位，近于球形，花柱3，细长。蒴果近球形，成熟时顶端6齿裂。花期6～7月，果期8～9月。

【生境分布】

生长于干燥的草原、悬岩的石缝或碎石中。分布于我国西北部及内蒙古等地。

【采收加工】

春、夏间植株萌发或秋后茎叶枯萎时采挖，除去须根及泥沙，洗净，晒干，切片。

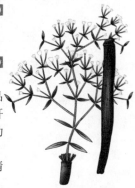

【性味归经】

甘，寒。

归肝、胃经。

【功能主治】

退虚热，清疳热。本品甘微寒，归肝经走血分，功可凉血退虚热，入胃经又有清疳热之能。

【用量用法】

3～10克，煎服；或入丸、散。

【配伍应用】

①阴虚发热，骨蒸劳热，潮热盗汗：多与地骨皮、青蒿、鳖甲同用，如清骨散（《证治准绳》）。②小儿食滞或虫积所致的疳积发热，腹部膨大，口渴消瘦，毛发焦枯等：常与胡黄连、鸡内金、使君子等药同用，以共奏消积杀虫，健脾疗疳之效；也可与栀子、人参、薄荷等同用，如柴胡清肝汤（《证治准绳》）。

【使用注意】 外感风寒，血虚无热者忌用。

胡黄连

【别名】

胡连。

【来源】

本品为玄参科多年生草本植物胡黄连的干燥根茎。

【形态特征】

多年生草本，高20～40厘米。主根圆柱形，根头部具多数疣状突起的茎部残基。茎直立，上部节略膨大。叶对生，无柄，叶片披针形，长5～30毫米，宽1.5～4毫米，全缘。二岐聚伞花序，花瓣5，白色，先端二裂。蒴果近球形，外被宿萼，成熟时顶端6齿裂。根类圆柱形，偶有分枝，长15～40厘米，直径1～2.5厘米。根头部有多数茎的残基，呈疣状突起，习称"珍珠盘"。表面淡黄色或灰黄色，有明显的纵皱纹，常向一方扭转。有凹陷的须根痕，习称"砂眼"。

【生境分布】

生长于干燥的草原、悬岩的石缝或碎石中。分布于宁夏、甘肃、陕西等地。

【采收加工】

秋季采挖，除去泥土及须根，晒干、切片，生用。

【性味归经】

苦，寒。归心、肝、胃、大肠经。

【功能主治】

退虚热，除疳热，清湿热。本品味苦燥湿，寒能清热，入肝胃大肠经，既清泄阳明湿热，又可凉肝退虚热，除骨蒸，为治劳热骨蒸、小儿疳积、湿热积滞之良药。

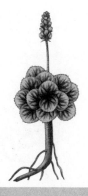

【用量用法】

3～10克，煎服。

【使用注意】 外感风寒，血虚无热者忌用。

第四章 泻下药

攻下药

大黄

【别名】

将军、川军、西吉、生大黄（生军）、大黄炭（军炭）、制大黄（熟军）、酒炒大黄（酒军）。

【来源】

本品为蓼科植物掌叶大黄、唐古特大黄、药用大黄的根及根茎。

【形态特征】

掌叶大黄：多年生高大草木。叶多根生，根生具长柄，叶片广卵形，3～5（～7）深裂至叶片1/2处。茎生叶较小，互生。花小紫红色，圆锥花序簇生。瘦果三角形有翅。唐古特大黄：与上种相似，不同处：叶片分裂极深，裂片成细长羽状。花序分枝紧密。常向上贴于茎。药用大黄：叶片浅裂达1/4处。花较大，黄色。

【生境分布】

生长于山地林缘半阴湿的地方。分布于四川、甘肃、青海、西藏等地。

【采收加工】

秋末茎叶枯萎或次春发芽前采挖，除去细根，刮去外皮，切瓣或段，绳穿成串干燥或直接干燥。

【性味归经】

苦，寒。归脾、胃、大肠、肝、心经。

【功能主治】

泻热通便，凉血解毒，逐瘀通经。本品苦寒沉降，性猛善走，素有"将军"之称，可荡涤肠胃积滞，为治疗热结便秘之要药。并能泻血分实热，有清热泻火、凉血解毒及活血祛瘀之效。

【用量用法】

3～12克，煎服。外用：适量。生用泻下力强，制用泻下和缓，活血宜酒制，止血则炒炭应用。入汤剂应后下或开水泡服。

【配伍应用】

①热结津伤者：配生地黄、麦冬、玄参等，方如增液承气汤（《温病条辨》）。②火邪上炎所致的目赤、咽喉肿痛、牙龈肿痛等症：与栀子、黄芩等药同用，如凉膈散（《和剂局方》）。③乳痈：与粉草共研末，酒熬成膏的金黄散（《妇人良方》）。④口疮糜烂：与枯矾等份为末擦患处（《太平圣惠方》）。⑤烧烫伤：可单用粉；或配地榆粉，用麻油调敷患处。

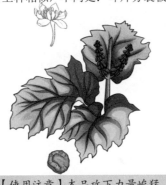

【使用注意】本品攻下力量峻猛，易伤正气，非实证不宜妄用。妇女胎前产后、经期、哺乳期均当慎用或忌用。

番泻叶

【别名】

泻叶。

【来源】

本品为豆科草本状小灌木狭叶番泻或尖叶番泻的小叶。

【形态特征】

狭叶番泻：矮小灌木，高约1米。叶互生，偶数羽状复叶，小叶4～8对。总状花序，花黄色。荚果扁平长方形，长4～6厘米，宽1～1.7厘米，含种子6～7枚。尖叶番泻：与上不同点为小叶基部不对称。荚果宽2～2.5厘米，含种子8枚。

【生境分布】

野生或栽培，原分布于干热地带。适宜生长的平均气温低于10℃的日数应有180～200天。土壤要求疏松、排水良好的砂质土或冲积土，土壤微酸性或中性为宜。前者分布于印度、埃及和苏丹，后者分布于埃及，我国广东、广西及云南也有栽培。

【采收加工】

狭叶番泻在开花前摘取叶，阴干，按叶片大小和品质优劣分级。尖叶番泻在果实成熟时，剪下枝条，摘取叶片，晒干，按完整叶与破碎叶分别包装。

【性味归经】

甘、苦，寒。归大肠经。

【功能主治】

泻热行滞，通便，利水。本品苦寒滑润，归大肠经而泻积热润肠燥，并有行水消胀之功。

【用量用法】

温开水泡服，1.5～3克；煎服，5～9克，宜后下。

【配伍应用】

①热结便秘（也可用于习惯性便秘及老年便秘）：大多单味泡服，小剂量可起缓泻作用，大剂量则可攻下。②热结便秘，腹满胀痛者：与厚朴、枳实配伍，以增强泻下导滞作用。③腹水肿胀：单味泡服；或与大腹皮、牵牛子同用。

芦荟

【别名】

真芦荟。

【来源】

本品为百合科植物库拉索芦荟、好望角芦荟或其他同属近缘植物叶的液汁浓缩干燥物。

【形态特征】

库拉索芦荟，多年生草本。茎极短。叶簇生于茎顶，直立或近于直立，肥厚多汁；呈狭披针形，长15～36厘米，宽2～6厘米，先端长渐尖，基部宽阔，粉绿色，边缘有刺状小齿。花茎单生或稍分枝，高60～90厘米；总状花序疏散；花点垂，长约2.5厘米，黄色或有赤色斑点；花被管状，6裂，裂片稍外弯；雄蕊6，花药丁字着生；雌蕊1，3室，每室有多数胚珠。蒴果，三角形，室背开裂。花期2～3月。

【生境分布】

生长于排水性能良好、不易板结的疏松土质中。福建、台湾、广东、广西、四川、云南等地有栽培。

【采收加工】

全年可采，割取植物的叶片，收集流出的液汁，置锅内熬成稠膏，倾入容器，冷却凝固后即得。

【性味归经】

苦，寒。归肝、胃、大肠经。

【功能主治】

泻下，清肝，杀虫。本品苦以降泄杀虫，寒以清热，入肝经而泻肝胆实火，行大肠以泄热通秘、杀虫消疳，为泻火通便之峻剂，消疳杀虫之良药。

【用量用法】

每次1～2克，入丸、散服。外用：适量。

【配伍应用】

①热结便秘，兼见心、肝火旺，烦躁失眠之证：与朱砂同用，如更衣丸（《本草经疏》）。②肝经火盛的便秘溲赤、头晕头痛、烦躁易怒、惊痫抽搐等证：与龙胆、青黛、栀子等同用，如当归芦荟丸（《医学六书》）。③虫积腹痛、面色萎黄、形瘦体弱的小儿疳积证：以芦荟与使君子等份为末，米饮调服；或配白术、人参等同用，如肥儿丸（《医宗金鉴》）。

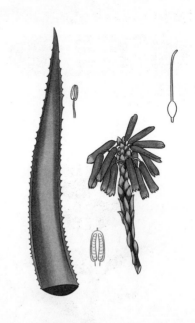

润下药

火麻仁

【别名】

麻仁、麻子仁、大麻仁。

【来源】

本品为桑科二年生草本植物大麻的成熟种子。

【形态特征】

一年生直立草本，高1～3米。掌状叶互生或下部对生，全裂，裂片3～11枚，披针形至条状披针形，下

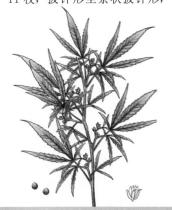

面密被灰白色毡毛。花单性，雌雄异株；雄花序为疏散的圆锥花序，黄绿色，花被片5；雌花簇生于叶腋，绿色，每朵花外面有一卵形苞片。瘦果卵圆形，质硬，灰褐色，有细网状纹，为宿存的黄褐色苞所包裹。

【生境分布】

生长于土层深厚、疏松肥沃、排水良好的沙质土壤或黏质土壤里。分布于东北、华北、华东、中南等地。

【采收加工】

秋、冬果实成熟时，割取全株，晒干，打下果实，除去杂质。

【性味归经】

甘，平。归脾、胃、大肠经。

【功能主治】

润肠通便。本品甘平，质润多脂，故能润肠通便，兼能滋养补虚。

【用量用法】

10～15克，打碎入煎，或捣取汁煮粥。外用：适量。

【配伍应用】

①老人、产妇及体弱津血不足的肠燥便秘证：单用有效，如《肘后方》用本品研碎，以米杂之煮粥服。②肠燥便秘：临床也常与杏仁、苏子、瓜蒌仁、郁李仁等同用；或与厚朴、大黄等配伍，以加强通便作用，如麻子仁丸（《伤寒论》）。

【使用注意】 火麻仁大量食入，可引起中毒。

黑芝麻

【别名】

炒黑芝麻。

【来源】

本品为胡麻科植物芝麻的干燥成熟种子。

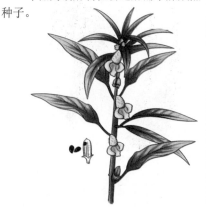

【形态特征】

一年生草本，高80～180厘米。茎直立，四棱形，棱角突出，基部稍木质化，不分枝，具短柔毛。叶对生，或上部者互生；叶柄长1～7厘米；叶片卵形、长圆形或披针形，长5～15厘米，宽1～8厘米，先端急尖或渐尖，基部楔形，全缘，有锯齿或下部叶3浅裂，表面绿色，背面淡绿色，两面无毛或稍被白色柔毛。花单生，或2～3朵生于叶腋，直径1～1.5厘米；花萼稍合生，绿色，5裂，裂片披针形，长5～10厘米，具柔毛；花冠筒状，唇形，长1.5～2.5厘米，白色，有紫色或黄色采晕，裂片圆形，外侧被柔毛；雄蕊4，着生于花冠筒基部，花药黄色，呈矢形；雌蕊1，心皮2，子房圆锥形，初期呈假4室，成熟后为2室，花柱线形，柱头2裂。蒴果椭圆形，长2～2.5厘米，多4棱或6、8棱，纵裂，初期绿色，成熟后黑褐色，具短柔毛。种子多数，卵形，两侧扁平，黑色、白色或淡黄色。花期5～9月，果期7～9月。

【生境分布】

常栽培于夏季气温较高，气候干燥，排水良好的沙壤土或壤土地区。我国各地均有栽培。

【采收加工】

秋季果实成熟时采割全株，晒干，打下种子，除去杂质，再晒干。

【性味归经】

甘，平。归肝、肾、大肠经。

【功能主治】

补肝肾，益精血，润肠燥。本品味甘性平，入肝、肾经而补肝肾，益精血。因其油润多脂，能养血润肠通便。

【用量用法】

10～30克，煎汤，或入丸、散。内服宜炒熟用。外用：适量。

【配伍应用】

①老年咳喘：炒黑芝麻250克，生姜200克，捣汁去渣，再与芝麻同炒，加蜂蜜（蒸熟）、冰糖（捣碎蒸溶）各120克，混合后装瓶，每日早、晚各服1汤匙。②头发枯脱、早年白发：黑芝麻、何首乌各200克共研细末，每日早、晚各服15克。③便秘：黑芝麻、核桃仁各30克，共捣烂，加蜂蜜20克，用开水搅匀，1次服下。

【使用注意】大便溏泻者慎服。

峻下逐水药

甘遂

【别名】

制甘遂、煨甘遂。

【来源】

本品为大戟科植物甘遂的干燥块根。

【形态特征】

多年生草本，高25～40厘米，全株含白色乳汁。茎直立，下部稍木质化，淡红紫色，下部绿色，叶互生，线状披针形或披针形，先端钝，基部宽楔形或近圆形，下部叶淡红紫色。杯状聚伞花序，顶生，稀腋生；总苞钟状，先端4裂，腺体4；花单性，无花被；雄花雄蕊1枚，雌花花柱3，每个柱头2裂。蒴果近球形。

【生境分布】

生长于低山坡、沙地、荒坡、田边和路旁等。分布于陕西、河南、山西等地。

【采收加工】

春季开花前或秋末茎叶枯萎后采挖，撞去外皮，晒干。

【性味归经】

苦，寒；有毒。归肺、肾、大肠经。

【功能主治】

泻水逐饮，消肿散结。本品苦寒降泄，善行经隧之水湿，泻水逐饮力峻。

【用量用法】

0.5～1克，研末服；或入丸剂。生用毒性强，醋制或面裹煨后可减低毒性。外用：适量。

【配伍应用】

①疮痈肿毒：可用甘遂末水调外敷。②水肿、大腹臌胀、胸胁停饮，正气未衰者：可单用研末服；或与牵牛子同用，如二气汤（《圣济总录》）；或与芫花、大戟为末，枣汤送服，如十枣汤（《伤寒论》）。③风痰癫痫之证：临床上以甘遂为末，入猪心煨后，与朱砂末为丸服，如遂心丹（《济生方》）。

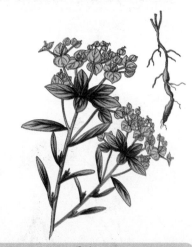

【使用注意】虚弱者及孕妇忌用。甘遂对消化道有较强的刺激性，服后易出现恶心呕吐、腹痛等副作用，故宜用枣汤送服或研末装胶囊吞服。反甘草。

京大戟

【别名】

大戟、醋京大戟。

【来源】

本品为大戟科多年生草本植物大戟的干燥根。

【形态特征】

多年生草本，全株含乳汁。茎直立，被白色短柔毛，上部分枝。叶互生，长圆状披针形至披针形，长3～8厘米，宽5～13毫米，全缘。伞形聚伞花序

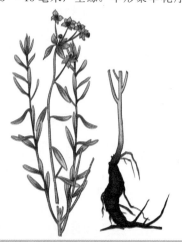

顶生，通常有5伞梗，腋生者多只有工梗，伞梗顶生1杯状聚伞花序，其基部轮生卵形或卵状披针形苞片5，杯状聚伞花序总苞坛形，顶端4裂，腺体椭圆形；雄花多数，雄蕊1；雌花1，子房球形，3室，花柱3，顶端2浅裂。蒴果三棱状球形，表面有疣状突起。花期4～5月，果期6～7月。

【生境分布】

生长于山坡、路旁、荒地、草丛、林缘及疏林下。分布于江苏、四川、江西、广西等地。

【采收加工】

秋、冬两季采挖，除去残茎及须根，洗净，晒干。

【性味归经】

苦、辛，寒。归肺、肾、大肠经。

【功能主治】

泻水逐饮，消肿散结。本品苦辛寒，性善走泄下行，功能通利二便，为泻水逐饮之峻剂。

【用量用法】

1.5～3克，煎服；入丸、散服，每次1克。外用：适量，生用。

【配伍应用】

①水肿腹水：用大戟与大枣同煮，去大戟不用，食枣（《活法机要》）；又如十枣汤（《伤寒论》）、舟车丸（《景岳全书》）等方，均与甘遂、芫花等同用。②热毒痈肿疮毒：可鲜用捣烂外敷。③颈项间痈疽：配白术、当归、生半夏为丸服。④痰火凝聚的瘰疬痰核：可用大戟与鸡蛋同煮，食鸡蛋。

【使用注意】 虚弱者及孕妇忌用。不宜与甘草同用。

芫花

【别名】

陈芫花、醋芫花。

【来源】

本品为瑞香科落叶灌木植物芫花的花蕾。

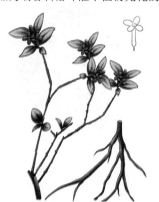

【形态特征】

本品为落叶灌木，幼枝密被淡黄色绢毛，柔韧。单叶对生，稀互生，具短柄或近无柄。叶片长椭圆形或卵状披针形，长2.5～5厘米，宽0.5～2厘米，先端急尖，基部楔形，幼叶下面密被淡黄色绢状毛。花先叶开放，淡紫色或淡紫红色，3～7朵排成聚伞花丛，顶生及腋生，通常集于枝顶；花被筒状，长1.5厘米，外被绢毛，裂片4，卵形，约为花全长的1/3；雄蕊8枚，2轮，分别着生于花被筒中部及上部；子房密被淡黄色柔毛。核果长圆形，白色。

【生境分布】

生长于路旁及山坡林间。分布于长江流域以南及山东、河南、陕西。

【采收加工】

春季花未开放前采摘。晒干或烘干。

【性味归经】

辛、苦，温；有毒。归肺、肾、大肠经。

【功能主治】

泻水逐饮，解毒杀虫。本品峻泻逐水之功与大戟、甘遂同，故常同用，治疗胸胁水饮痰癖等。唯本品味辛体轻，功偏于上。外用又有杀虫作用。

【用量用法】

1.5～3克，煎服；醋芫花研末吞服，每次0.6～0.9克，每日1次。外用：适量。

【使用注意】虚弱者及孕妇忌用。反甘草。

商陆

【别名】

商陆根、醋商陆。

【来源】

本品为商陆科植物商陆或垂序商陆的干燥根。

【形态特征】

多年生草本，全株光滑无毛。根粗壮，圆锥形，肉质，外皮淡黄色，有横长皮孔，侧根甚多。茎绿色或紫红色，多分枝。单叶互生，具柄，柄的基部稍扁宽；叶片卵状椭圆形或椭圆形，先端急尖或渐尖，基部渐狭，全缘。总状花序生于枝端或侧生于茎上，花序直立；花初为白色后渐变为淡红色。浆果，扁圆状，有宿萼，熟时呈深红紫色或黑色。种子肾形黑色。

【生境分布】

生长于路旁疏林下或栽培于庭园。分布于全国大部分地区。

【采收加工】

秋季至次春采挖，除去须根及泥沙，切成块或片，晒干或阴干。

【性味归经】

苦，寒；有毒。归肺、肾、大肠经。

【使用注意】孕妇忌用。

【功能主治】

泻下利水，消肿散结。本品苦寒性降，泻下逐水作用颇猛，故可治周身水肿，二便不利之证。外用又能消肿散结。

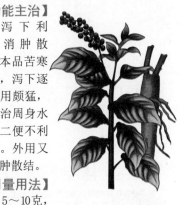

【用量用法】

5～10克，煎服。外用：适量，鲜品捣烂或干品研末涂敷。

【配伍应用】

①水肿臌胀，大便秘结，小便不利的水湿肿满实证：单用有效；或与赤小豆、鲤鱼煮食，或与茯苓皮、泽泻等利水药同用，如疏凿饮子（《济生方》）；也可将本品捣烂，入麝香少许，贴于脐上，以利水消肿。②疮疡肿毒，痈肿初起者：可用鲜商陆根，酌加盐，捣烂外敷。

【配伍应用】

①皮肤病：可单用研末，或配雄黄用猪脂调敷。②咳嗽痰喘证：可单用或与大枣煎服。③痈肿：用本品研末，胶和如粥敷之（《千金方》）。

牵牛子

【别名】

黑丑、白丑、二丑。

【来源】

本品为旋花科一年生攀援草本植物裂叶牵牛或圆叶牵牛的干燥成熟种子。

【形态特征】

裂叶牵牛：一年生缠绕性草质藤本。全株密被粗硬毛。叶互生，近卵状心形，叶片3裂，具长柄。花序有花1～3朵，总花梗稍短于叶柄，腋生；萼片5，狭披针形，中上部细长而尖，基部扩大，被硬毛；

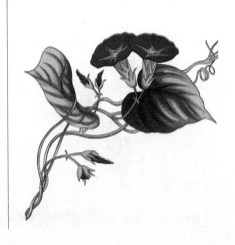

花冠漏斗状，白色、蓝紫色或紫红色，顶端5浅裂。蒴果球形，3室，每室含2枚种子。圆叶牵牛：与上种区别为茎叶被密毛；叶阔心形，常不裂，总花梗比叶柄长。萼片卵状披针形，先端短尖。种子呈三棱状卵形，似橘瓣状。长4～8毫米，表面黑灰色（黑丑）或淡黄白色（白丑），背面正中有纵直凹沟，两侧凸起部凹凸不平，腹面棱线下端有类圆形浅色的种脐。

【生境分布】

生长于山野灌木丛中、村边、路旁；多栽培。全国各地有分布。

【采收加工】

秋末果实成熟、果壳未开裂时采割植株，晒干，打下种子，除去杂质。

【性味归经】

苦，寒；有毒。归肺、肾、大肠经。

【功能主治】

泻水通便，消痰涤饮，杀虫攻积。本品苦寒性降，攻逐力强，少则致泻，多则泻下如水，故治水肿胀满、二便不利之证。

【用量用法】

3～9克，煎服；入丸、散服，每次1.5～3克。

【配伍应用】

①水肿臌胀，二便不利者：可单用研末服（《千金方》）；或与茴香为末，姜汁调服（《儒门事亲》）；病情较重者，可与京大戟、甘遂等同用，以增强泻水逐饮之力，如舟车丸（《景岳全书》）。②肺气壅滞，痰饮咳喘，面目浮肿者：与槟榔、大黄为末服，如牛黄夺命散（《保婴集》）。③蛔虫、绦虫及虫积腹痛者：与使君子、槟榔同用，研末送服，以增强去积杀虫之功。

【使用注意】孕妇禁用。不宜与巴豆同用。

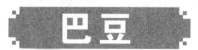

巴豆

【别名】

巴豆霜、焦巴豆。

【来源】

本品为大戟科常绿乔木植物巴豆的干燥成熟果实。

【形态特征】

常绿小乔木。叶互生，卵形至矩圆状卵形，顶端渐尖，两面被稀疏的星状毛，近叶柄处有2腺性。花小，成顶生的总状花序，雄花生上，雌花在下；蒴果类圆形，3室，每室内含1粒种

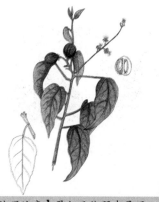

子。果实呈卵圆形或类圆形。长1.5～2厘米，直径1.4～1.9厘米。表面黄白色，有6条凹陷的纵棱线。去掉果壳有3室，每室有1枚种子。

【生境分布】

多为栽培植物；野生于山谷、溪边、旷野，有时也见于密林中。分布于四川、广西、云南、贵州等省。

【采收加工】

秋季果实成熟时采收，堆置2～3日，摊开，干燥。

【性味归经】

辛，热；有大毒。归胃、大肠经。

【功能主治】

峻下冷积，逐水退肿，祛痰利咽，蚀疮祛腐。本品大辛大热，有大毒。归胃与大肠，可荡涤胃肠寒滞食积和腹水，是重要的温通峻下、逐水消胀药。外用可蚀疮祛腐。

【用量用法】

0.1～0.3克，入丸、散服。大多制成巴豆霜用。外用：适量。

【配伍应用】

①寒积便秘：可单用巴豆霜装入胶囊服；或配干姜、大黄制丸服，如三物备急丸（《金匮要略》）。②腹水臌胀：可用巴豆配杏仁为丸服（《肘后备急方》）。③晚期血吸虫病肝硬化腹水：用本品配绛矾、神曲为丸，即含巴绛矾丸。④白喉及喉炎引起喉梗阻：用巴豆霜吹入喉部，引起呕吐，排出痰涎，使梗阻症状得以缓解。

【使用注意】孕妇及体弱者忌用。畏牵牛子。

千金子

【别名】

续随子、千金子霜、续随子霜。

【来源】

本品为大戟科二年生草本植物续随子的干燥成熟种子。

【形态特征】

二年生草木；高达1米，全株表面微被白粉，含白色乳汁；茎直立，粗壮，无毛，多分枝。单叶对生，茎下部叶较密而狭小，线状披针形，无柄；往上逐渐增大，茎上部叶具短柄，叶片广披针形，长5～15厘米，基部略呈心形而多少抱茎，全缘。花单性，成圆球形杯状聚伞花序，再排成聚伞花序；各小聚伞花序有卵状披针形苞片2枚，总苞杯状，4～5裂；裂片三角状披针形，腺体4，黄绿色，肉质，略成新月形；雄花多数，无花被，每花有雄蕊1枚，略长于总苞，药黄白色；雌花1朵，子房三角形，3室，每室具一胚珠，花柱3裂。蒴果近球形。

【生境分布】

生长于向阳山坡，各地也有野生。分布于河南、浙江、河北、四川、辽宁、吉林等地。

【采收加工】

夏、秋两季果实成熟时采收，除去杂质，干燥。

【性味归经】

辛，温；有毒。归肝、肾、大肠经。

【功能主治】

泻下逐水，破血消癥。本品味辛性温，峻烈有毒，泻下逐水力猛，且能利尿消肿。归肝经，走血分，又能破血消癥。

【用量用法】

0.5～1克，内服制霜入丸、散。外用：适量，捣烂敷患处。

【配伍应用】

①二便不利之水肿实证：单用有效；或配大黄，酒水为丸服；或与槟榔、防己、葶苈子、桑白皮等行气利水药同用，以增强逐水消肿之功，如续随子丸（《证治准绳》）。②癥瘕痞块者：可配青黛、轻粉为末，糯米饭黏合为丸服，如续随子丸（《圣济总录》）。③瘀滞经闭者：可与川芎、当归、红花同用。

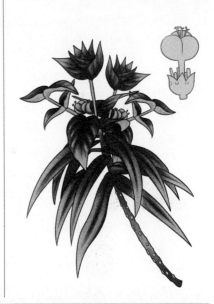

【使用注意】孕妇及体虚便溏者忌服。

祛风湿散寒药

独活

【别名】

大活、川独活、山独活、香独活、西独活。

【来源】

本品为伞形科多年生草本植物重齿毛当归的根。

【形态特征】

重齿毛当归为多年生草本，高60～100厘米，根粗大。茎直立，带紫色。基生叶和茎下部叶的叶柄细长，基部成鞘状；叶为二至三回三出羽状复叶，小叶片3裂，最终裂片长圆形，两面均被短柔毛，边缘有不整齐重锯齿；茎上

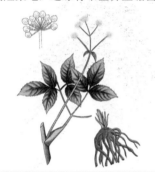

部叶退化成膨大的叶鞘。复伞形花序顶生或侧生，密被黄色短柔毛，伞幅10～25，极少达45，不等长；小伞形花序具花15～30朵；小总苞片5～8；花瓣5，白色，雄蕊5；子房下位。双悬果背部扁平，长圆形，侧棱翅状，分果槽棱间有油管1～4个，合生面有4～5个。

【生境分布】

生长于山谷沟边或草丛中，有栽培。分布于湖北、四川等地。

【采收加工】

秋末或春初采挖。洗净泥土，切片晒干生用。

【性味归经】

辛、苦，微温。归肝、膀胱经。

【功能主治】

祛风湿，止痹痛，解表邪。本品辛能散风，苦能燥湿，归肝经走筋脉，故能祛关节筋脉之风湿而有止痹痛之效。况温能胜寒，入膀胱走太阳主一身之表，故能解肌表风寒之邪。

【用量用法】

5～15克，煎服。

【配伍应用】

①皮肤瘙痒：内服或外洗皆可。②感受风寒湿邪的风寒湿痹，肌肉、腰背、手足疼痛：与白术、当归、牛膝等同用，如独活汤（《活幼新书》）。③外感风寒挟湿所致的头痛头重，一身尽痛：多配藁本、羌活、防风等，如羌活胜湿汤（《内外伤辨惑论》）。

【使用注意】 本品辛温燥散，凡非风寒湿邪而属气血不足之痹症当忌用。

威灵仙

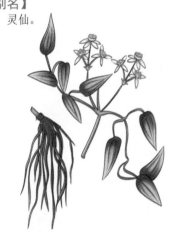

【别名】

灵仙。

【来源】

本品为毛茛科攀援性灌木植物威灵仙、棉团铁线莲或东北铁线莲的根及根茎。

【形态特征】

为藤本，干时地上部分变黑。根茎丛生多数细根。叶对生，羽状复叶，小叶通常5片，稀为3片，狭卵形或三角状卵形，长1.2～6厘米，宽1.3～3.2厘米，全缘，主脉3条。圆锥花序顶生或腋生，萼片4（有时5），花瓣状，白色，倒披针形，外被白色柔毛；雄蕊多数；心皮多数，离生，被毛。瘦果，扁卵形，花柱宿存，延长成羽毛状。根茎呈圆柱状，表面淡棕黄色，上端残留茎基，下侧着生多数细根。

【生境分布】

生长于山谷、山坡或灌木丛中。分布于江苏、浙江、江西、安徽、四川、贵州、福建、广东、广西等地。

【采收加工】

秋季采挖，除去泥沙，晒干，切咀生用。

【性味归经】

辛、咸，温。归膀胱经。

【功能主治】

祛风湿，通经络，消骨哽。本品辛散风邪，温胜寒湿，风湿祛，经络通而痹痛止。咸则软坚而消骨哽。

【用量用法】

5～15克，水煎服。治骨哽可用30～50克。

【配伍应用】

①风湿痹证：可单用为末服，如威灵仙散（《圣惠方》）。②风寒腰背疼痛：与肉桂、当归同用，如神应丸（《证治准绳》）。

【使用注意】本品走散力强，能耗散气血，故气血虚弱、胃溃疡者慎用

川乌

【别名】

川乌头、制川乌。

【来源】

本品为毛茛科多年生草本植物乌头的块根。

【形态特征】

多年生草本，高60～150厘米。主根纺锤形倒卵形，中央的为母根，周围数个根（附子）。叶片五角形，3全裂，中央裂片菱形，两侧裂片再2深裂。总状圆锥花序狭长，密生反曲的微柔毛；片5，蓝紫色（花瓣状），上裂片高盔形，侧萼片近圆形；花瓣退化，其中两枚变成蜜叶，紧贴盔片下有长爪，距部扭曲；雄蕊多数分离，心皮3～5，通常有微柔毛。蓇葖果；种子有膜质翅。

【生境分布】

生长于山地草坡或灌木丛中。分布于四川、陕西等地。

【采收加工】

夏、秋两季采挖，晒干生用或炮制后用。

【性味归经】

辛、苦，热；有大毒。归心、脾、肝、肾经。

【功能主治】

祛风除湿，散寒止痛。本品辛散苦燥，热能胜寒，风寒湿祛，经脉畅通，气血行则疼痛止，故有此功。

【用量用法】

3～9克，煎服。若作散剂或酒剂，应减为1～2克，入汤剂应先煎0.5～1小时。外用：适量。一般制后用，生品内服宜慎。

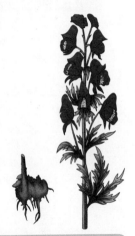

【使用注意】孕妇忌用。反半夏、瓜蒌、贝母、白及、白蔹。不宜久服，生品只供外用（三生饮除外）。

蕲蛇

【别名】

白花蛇、蕲蛇肉、大白花蛇。

【来源】

本品为蝰蛇科动物尖吻蝮蛇（五步蛇）除去内脏的干燥全体。

【形态特征】

头大扁平，呈三角形，吻端翘起，背面棕黑色，头侧土黄色，二色截然分明，背上具灰白色菱方形块17～19个，尾部3～5个。此斑由左右两侧大三角斑在背正中合拢形成，偶尔也有交错排列的，斑边缘色深，

腹面乳白色；咽喉部有排列不规则的小黑点；腹中央和两侧有大黑圆斑。尾末端有一尖突。具长管牙，吻端由鼻间鳞与吻鳞尖出形成一上翘的突起，鼻孔与眼之间有一椭圆形颊窝，它是热测位器。

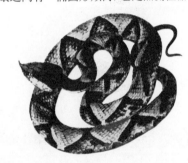

体鳞 23～21～17 行，具强棱。腹鳞 157～171 片。尾下鳞 40～60，其前端约 20 枚为单行，个别成对，后段为双行。末端鳞片角质化形成一尖突物。

【生境分布】

生长于山地森林中，常盘居落叶下或岩洞内。分布于湖北、湖南、江西、浙江、四川等地；产湖北蕲州质佳，故名蕲蛇。

【采收加工】

夏、秋两季捕捉，剖开腹部，除去内脏，干燥，以黄酒润透去皮骨，切段用。

【性味归经】

甘、咸，温；有毒。归肝经。

【功能主治】

祛风通络，定痉止痛。本品性温有毒，归肝善走，能祛肝经之内风，内风息则痉抽止，经络通则疼痛愈，故有此功效。

【用量用法】

5～15 克，煎服；每次 1～3 克，研末服用。

【配伍应用】

①风湿顽痹：与羌活、防风、当归等配伍，如白花蛇酒（《濒湖集简方》）。②小儿急慢惊风、破伤风之抽搐痉挛：与蜈蚣、乌梢蛇同用，如定命散（《圣济总录》）。③疥癣：与薄荷、荆芥、天麻同用，如驱风膏（《医垒元戎》）。

【使用注意】 本品性温有毒，如属阴亏血虚或内热生风之症，则当忌用。

雷公藤

【别名】

黄药、黄藤根、菜虫草、水莽草、黄藤木、断肠草、黄藤草、南蛇根。

【来源】

本品为卫矛科植物雷公藤的全株。

【形态特征】

落叶蔓性灌木，长达 3 米。小枝棕红色，有 4～6 棱，密生瘤状皮孔及锈色短毛。单叶互生，亚革质；叶柄长约 5 毫米；叶片椭圆形或宽卵形，长 4～9 厘米，宽 3～6 厘米，先端短尖，基部近圆形或宽楔形，边缘具细锯齿，上面光滑，下面淡绿色，主、侧脉在上表面均稍突出，脉上疏生锈褐色柔毛。聚伞状圆锥花序顶生或腋生，长 5～7 厘米，被锈色毛。花杂性，白绿色，直径达 5 毫米；萼为 5 浅裂；花瓣 5，椭圆形；雄蕊 5，花丝近基部较宽，着生在杯状花盘边缘；花

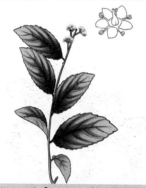

柱短，柱头 6 浅裂；子房上位，三棱状。蒴果具 3 片膜质翅，长圆形，长达 14 毫米，宽约 13 毫米，翅上有斜生侧脉。种子 1，细柱状，黑色。花期 7～8 月，果期 9～10 月。

【生境分布】

生长于背阴多湿的山坡、山谷、溪边灌木林中。分布于浙江、江苏、安徽、福建等地。

【采收加工】

叶夏季采，花、果实夏、秋采，根秋季采。用根者连根拔起，去净泥土，把根与茎分开，放通风处晾干，切段用。花、果实收后，去除杂质，花摘除花柄及蒂。晾干，分类存放。

【性味归经】

苦，寒；有大毒。归心、肝经。

【功能主治】

祛风除湿，活血通络，消肿止痛，杀虫解毒。本品苦能燥湿，寒能清热，以除湿清热消肿，热清以绝化毒之源，况毒大性烈，力猛善走，故有祛风杀虫解毒之效。入心、肝走血分，以活血通络，经络通，血液行，肿消毒散，则疼痛可止，故有此功。

【用量用法】

本品大毒，内服宜慎。外用：适量，捣烂或研末外敷、调擦。外敷不可超过半小时，否则起泡。

【配伍应用】

①风湿关节炎：雷公藤根、叶，捣烂外敷，半小时后即去，否则起泡。②腰带疮：雷公藤花、乌药，研末调擦患处。③皮肤发痒：雷公藤叶，捣烂，搽敷。④类风湿性关节炎：用雷公藤（取木质部，法同上）25 克，加水 400 毫升，文火煎 2 小时（不加盖），得药液 150 毫升，残渣再加水煎取 100 毫升，混合后早晚 2 次分服，7～10 日为 1 个疗程，疗程间停药 2～3 日。

【使用注意】 孕妇及身体虚弱者忌用。

木瓜

【别名】

陈木瓜、宣木瓜、干木瓜、川木瓜、炒木瓜。

【来源】

本品为蔷薇科落叶灌木贴梗海棠和木瓜（模楂）的成熟果实。前者称"皱皮木瓜"，后者称"光皮木瓜"。

【形态特征】

落叶灌木，高达 2 米，小枝无毛，有刺。叶片卵形至椭圆形，边缘有尖锐重锯齿；托叶大，肾形或半圆形，有重锯齿。花 3～5 朵簇生于两年生枝上，先叶开放，绯红色稀淡红色或白色；萼筒钟状，基部合生，无毛。梨果球形或长圆形，木质，黄色或带黄绿色，干后果皮皱缩。

【生境分布】

生长于山坡地、田边地角、房前屋后。分布于山东、河南、陕西、安徽、江苏、湖北、四川、浙江、江西、广东、广西等地。

【采收加工】

夏、秋两季果实绿黄时采摘，置沸水中煮 5～10 分钟，捞出，晒至外皮起皱时纵剖为 2 块或 4 块，再晒至颜色变红为度。若日晒夜露经霜，则颜色更为鲜艳。

【性味归经】

酸，温。归肝、脾经。

【功能主治】

舒筋活络，除湿和胃。本品性温气香，归脾助阳而和胃化湿，脾和则肝旺，加之香则走窜（肝主筋脉），故又能舒筋活络。

【用量用法】

10～15 克，煎服，或入丸、散剂。外用：适量，煎水熏洗。

【配伍应用】

①筋急项强，不可转侧：与乳香、生地黄、没药同用，如木瓜煎（《普济本事方》）。②感受风湿，脚气肿痛不可忍者：多配吴茱萸、紫苏叶、槟榔等同用，如鸡鸣散（《朱氏集验方》）。

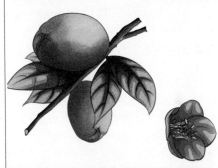

【使用注意】 本品味酸收敛，凡表证未解，痢疾初期，或胃酸过多者不宜用。

两头尖

【别名】

草乌喙、竹节香附。

【来源】

本品为毛茛科植物多被银莲花的干燥根茎。

【形态特征】

为多年生草本，高 10～25 厘米。根茎横走或斜生，细纺锤形，长 1.5～3 厘米，直径 3～8 毫米，暗褐色，顶端具数枚黄白色大形膜质鳞片。基生叶为三出复叶，通常 1 枚；叶柄长 10～15 厘米，无毛或疏被长柔毛；小叶具柄，柄长约 1 厘米；小叶片通常 3 深裂或近全裂，裂片倒卵形，3 裂或缺刻状，先端钝，基部楔形，两面无毛或仅基部疏被长柔毛。花茎单一，直立，疏被长柔毛，较基生叶高，有叶状总苞片 3 枚，总苞片长圆形或狭倒卵形，具数个缺刻状圆齿，长 1.5～3.5 厘米，宽 0.5～1.5 厘米；花单朵，顶生，直径 2.5～3.5 厘米；萼片花瓣状，长圆形，10～15 片，白色，外侧略带紫晕，两面无毛；雄蕊多数，花药黄色，椭圆形，花丝细长；雌蕊多数，子房被长柔毛，花柱稍弯，无毛。瘦果具细毛。花期 4～5 月，果期 5～6 月。

【生境分布】

分布于东北、河北、山东、山西等地。

【采收加工】

夏季采挖，去除须根、残茎，洗净，晒干。

【性味归经】

辛、热；有毒。归脾、肺经。

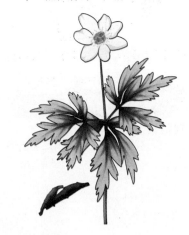

【功能主治】

祛风湿，消痈肿，祛风化痰。本品辛热以散风燥湿，归脾除脾湿以消痈肿，归肺则宣肺化痰，故有祛风湿、消痈肿、祛风化痰之效。

【用量用法】

1～3克，煎服；或入丸、散。外用：

适量，研末撒膏药上敷贴。

【配伍应用】

①慢性关节疼痛：两头尖0.4克，防风15克，牛膝、威灵仙各20克，松节10克，鸡血藤25克，水煎服。②痈疽疮疡：两头尖0.4克，金银花、紫花地丁各50克，水煎服。

【使用注意】 本品有毒，内服用量不宜过大。孕妇忌用。

徐长卿

【别名】

寮刁竹。

【来源】

本品为萝藦科多年生草本植物徐长卿的干燥根及根茎。

【形态特征】

多年生草本，高约65厘米。根茎短，须状根多数。茎细，刚直，节间长。叶对生，披针形至线形，长5～14厘米，宽2～8毫米，先端尖，全缘，边缘稍外反，有缘毛，基部渐狭，下面中脉隆起。圆锥花序顶生于叶腋，总花柄多分枝，

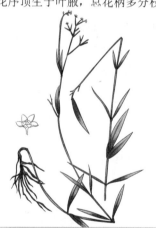

花梗细柔，花多数；花萼5深裂，卵状披针形，花冠5深裂，广卵形，平展或下反，黄绿色；副花冠5枚，黄色，肉质，肾形，基部与雄蕊合生；雄蕊5，连成筒状，药2室；雌蕊1，子房上位，由2个离生心皮组成，花柱2，柱头合生。蓇葖果角状。种子顶端着生多数银白色绒毛。花期6～7月，果期9～10月。

【生境分布】

全国大部分地区均产，以江苏、安徽、河北、湖南等地较多。

【采收加工】

秋季采挖，除去杂质，阴干。切碎生用。

【性味归经】

辛、温，气香。归肺、胃、肝、肾经。

【功能主治】

祛风活络，消肿止痛，利水解毒。辛温宣散，气香能行，入肺走表，归胃走里，入肝走筋脉，故能祛风通经活络，经络通则肿痛止，肿消则毒解水散，故有此功。

【用量用法】

5～15克，煎服；1.5～3克，散剂。外用：适量。

【配伍应用】

①皮肤瘙痒：徐长卿适量，煎水洗。②跌打肿痛，接骨：鲜徐长卿适量，捣烂敷患处。③腰痛，胃寒气痛，肝硬化腹水：徐长卿10～20克，水煎服。④腹胀：徐长卿15克，酌加水煎成半碗，温服。⑤痢疾，肠炎：徐长卿5～10克，水煎服，每日1剂。⑥风湿痛：徐长卿根40～50克，猪瘦肉200克，老酒100毫升，酌加水煎成半碗，饭前服，每日2次。

【使用注意】 本品气味芳香，入汤剂不宜久煎。

伸筋草

【别名】

小伸筋、狮子草、舒筋草、筋骨草、毛伸筋、凤尾伸筋、金毛狮子草。

【来源】

本品为石松科多年生常绿草本蕨类植物石松的全草。

【形态特征】

多年生草本，高15～30厘米；匍匐茎蔓生，营养茎常为二岐分枝。叶密生，钻状线形，长3～5毫米，宽约1毫米，先端渐尖，具易落芒状长尾，全缘，中脉在叶背明显，无侧脉或小脉，孢子枝从第二第三年营养枝上长出，远高出营养枝，叶疏生。孢子囊穗长2～5厘米，单生或2～6个生于长柄上。孢子叶卵状三角形，先端急尖而具尖尾，有短柄，黄绿色，边缘膜质，具不规则锯齿，孢子囊肾形。

【生境分布】

生长于疏林下荫蔽处。分布于浙江、湖北、江苏等地。

【采收加工】

四季均可采收，去除泥土杂质晒干，切段生用。

【性味归经】

辛、苦，温。归肝经。

【功能主治】

祛风除湿，舒筋活络。本品辛苦以散风燥湿，辛温宣通，入肝经走筋络，以舒筋活络。实为祛风湿，通经络，而止痹痛。

【用量用法】

10～25克，煎服。外用：适量，鲜草捣敷。

【配伍应用】

①风湿性关节炎：伸筋草配独活、白术各9克，薏苡仁15克，水煎服；也可与桑枝、威灵仙、五加皮

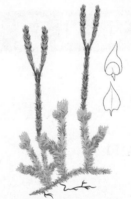

等配伍应用。②腓肠肌痉挛：伸筋草30克，煎汤熏洗；也可配木瓜、八角枫等水煎服。③跌打损伤：可与连钱草、酢浆草等合用。④带状疱疹：用本品研末，麻油调涂。

【使用注意】 孕妇及出血过多者忌服。

寻骨风

【别名】

清骨风、白毛藤、白面风、猫耳朵草。

【来源】

本品为马兜铃科多年生攀援草本植物绵毛马兜铃的根茎或全草。

【形态特征】

多年生草质藤本。根细长，圆柱形。嫩枝密被灰白色长绵毛。叶互生；叶柄长2～5厘米，密被白色长绵毛。叶片卵形、卵状心形，长3.5～10厘米，宽2.5～8厘米，先端钝圆至短尖，基部心形，两侧裂片广展，弯缺深1～2厘米，边全缘，上面被糙伏毛，下面密被灰色或白色长绵毛，基出脉5～7条。花单生于叶腋；花梗长1.5～3厘米，直立或近顶端向下弯；小苞片卵形或长卵形，两面被毛；花被管中部急剧弯曲，弯曲处至檐部较下部而狭，外面密生白色长绵毛；檐部盘状，直径2～2.5厘米，内面无毛或稍微柔毛，浅黄色，并有紫色网纹，外面密生白色长绵毛，边缘浅3裂，裂片先端短尖或钝，喉部近圆形，稍呈邻状突起，紫色；花药成对贴生于合蕊柱近基部；子房圆柱形，密被白色长绵毛；合蕊柱近基部；子房圆珠笔柱形，密被白色长绵毛；合蕊柱裂片先端钝圆，边缘向下延伸，并具乳头状突起。蒴果长圆状或椭圆状倒卵形，具6条呈波状或扭曲的棱或翅，毛常脱落，成熟时自先端向下6瓣开裂。种子卵状三角形。花期4～6月，果期8～10月。

【生境分布】

生长于山坡草丛及路旁、田边。分布于河南、江苏、江西等地。

【采收加工】

夏、秋两季采收，除去泥沙，晒干，切段生用。

【性味归经】

辛、苦，平。归肝经。

【功能主治】

祛风除湿，通络止痛。本品辛苦则祛风燥湿，风湿祛，经络通则疼痛可止，故有此功效。

【用量用法】

10～30克，煎服。外用：适量。

【配伍应用】

①风湿痹痛，肢体麻木，筋脉拘挛，关节屈伸不利：可单用水煎、酒浸、制成浸膏服；也可与威灵仙、防风、羌活、当归等同用。②跌打损伤，瘀滞肿痛：可单用煎服或捣敷。

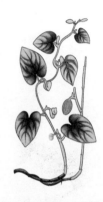

【使用注意】 阴虚内热者忌用。

海风藤

【别名】
风藤。

【来源】
本品为胡椒科常绿攀援藤本植物风藤的藤茎。

【形态特征】
为常绿木质藤本，全株有香气。茎枝长约3米，有条棱，具节，节上生不定根，幼枝疏被短柔毛。叶互生，卵形或卵状披针形，长5～8厘米，宽2～6厘米，先

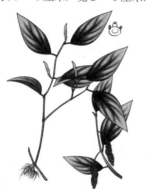

端渐尖，基部近圆形，上部叶有时基部近截形，全缘，质稍厚，无毛，上面暗绿色，下面淡绿色，有白色腺点，叶脉5～7条，叶柄长约1厘米。穗状花序与叶对生，花单性，无花被，雌雄异株，雄花序长3～5.5厘米，苞片盾状，雄蕊2枚；雌花序长1～2厘米；浆果近球形，褐黄色，直径3～4毫米。藤茎呈扁长圆柱形，微弯曲，长短不等。

【生境分布】
生长于深山的树林中或海岸。分布于广东、福建、台湾等地。

【采收加工】
夏、秋两季采割。切片，晒干，生用。

【性味归经】
辛、苦，微温。归肝经。

【功能主治】
祛风除湿，通经活络。本品辛散风，苦燥湿，温宣通，风湿祛，经络通而痹痛止，故有此功。

【用量用法】
5～15克，煎服；或浸酒。

【配伍应用】
①风寒湿痹，肢节疼痛，筋脉拘挛，屈伸不利：每与羌活、桂心、独活、当归等配伍，如蠲痹汤（《医学心悟》）；也可入膏药方中外用。②跌打损伤，瘀肿疼痛：可与三七、红花、地鳖虫等配伍。

老鹳草

【别名】
老鹳嘴、鸻子嘴、鹭嘴草。

【来源】
本品为牻牛儿苗科一年生草本植物牻牛儿苗或老鹳草的全草。

【形态特征】
多年生草本，高35～80厘米。茎伏卧或略倾斜，多分枝。叶对生，叶柄长1.5～4厘米，具平伏卷曲的柔毛，叶片3～5深裂，近五角形，基部略呈心形，裂片近菱形，先端钝或突尖，边缘具整齐的锯齿，上面绿色，具伏毛，下面淡绿色，沿叶脉被柔毛。花小，径约1厘米，每1花梗2朵，腋生，花梗细长；花萼5，

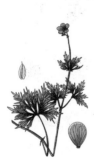

卵形或卵状披针形，疏生长柔毛，先端有芒；花瓣5，倒卵形，白色或淡红色，具深红色纵脉；雄蕊10，全具花药；花柱5裂，延长并与果柄连合成喙。蒴果先端长喙状，成熟时裂开，喙部由下而上卷曲。种子长圆形，黑褐色。花期5～6月，果期6～7月。

【生境分布】
生长于山坡、草地及路旁。全国大部分地区有产。

【采收加工】
夏、秋两季采收。晒干。切段生用。

【性味归经】
辛、苦，平。归肝、大肠经。

【功能主治】
祛风湿，舒筋络，止泻痢。本品辛苦以祛风燥湿，入肝则舒筋活络，归大肠而止泻痢，故有此功效。

【用量用法】
10～30克，煎服。浸酒或熬膏。

【配伍应用】
①慢性乙型肝炎：老鹳草口服液，每次10毫升，每日2次，30日为1个疗程，用药2疗程。②急慢性菌痢、急慢性肠炎、阿米巴痢疾等：可用野老鹳草制成100%煎剂，每次40毫升，口服2～3次；或用老鹳草60～90克，煎服，每日1剂。

两面针

【别名】

光叶花椒。

【来源】

本品为芸香科植物两面针的干燥根。

【形态特征】

木质藤本；茎、枝、叶轴下面和小叶中脉两面均着生钩状皮刺。单数羽状复叶，长7～15厘米；小叶3～11，对生，革质，卵形至卵状矩圆形，无毛，上面稍有光泽，伞房状圆锥花序，腋生；花4数；萼片宽卵形。蓇葖果成熟时紫红色，有粗大腺点，顶端正具短喙。

【生境分布】

生长于山野。分布于华南各省及台湾、云南各地。

【采收加工】

全年可采挖，除去泥土，洗净晒干，用时切片或切段。

【性味归经】

辛、苦，平；有小毒。归肝、胃经。

【功能主治】

祛风通络，行气止痛，活血散瘀。本品辛散苦降，以祛风通络，入肝经以行血散瘀，入胃经以行气止痛，故有此功。

【用量用法】

6～15克，散剂酌减。外用：适量，研末调敷或煎水洗患处。

【配伍应用】

①神经痛、头痛、风湿痛和胃肠绞痛：用两面针注射液每次肌注2毫升，每日1～2次，一般用药5～10分钟即可止痛。②急性扁桃体炎：取两面针根茎30克，研粉，加入琥珀1.5克，调匀，喷于扁桃体表面和咽部，也可制成片剂含化。

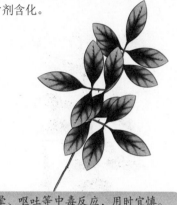

【使用注意】 服用本品应忌酸冷。过量服用能引起腹痛、眩晕、呕吐等中毒反应，用时宜慎。

青风藤

【别名】

青藤、清风藤。

【来源】

本品为防己科落叶缠绕藤本植物青藤及毛青藤的干燥藤茎。

【形态特征】

多年生木质藤本，长可达20米，茎圆柱形，灰褐色，具细沟纹。叶互生，厚纸质或革质，卵圆形，先端渐尖或急尖，基部稍心形或近截形，全缘或3～7角状浅裂，上面绿色，下面灰绿色，近无毛。花单性异株，聚伞花序排成圆锥状，花淡黄色。核果扁球形，熟时暗红色，种子半月形。

【生境分布】

生长于沟边、山坡林缘及灌丛中，攀援于树上或岩石上。分布于长江流域及其以南各地。

【采收加工】

秋末冬初采割，晒干。用时润透切片，生用。

【性味归经】

辛、苦，温。归肝、脾经。功能主治祛风除湿，舒筋除痹。本品辛苦以祛风湿，辛温宣散，入肝走筋脉，入脾走肌肉，故能宣通筋脉，舒筋活络，解除痹痛。

【用量用法】

6～15克，煎服；入酒剂者良。

【配伍应用】

风湿性及类风湿性关节炎：青风藤单味煎服。

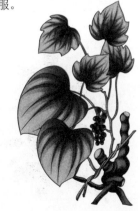

透骨草

【别名】

珍珠透骨草。

【来源】

本品为大戟科多年生草本植物地构叶的全草。

【形态特征】

多年生草本，高80～120厘米。根状茎横走，茎攀缘直力，具四棱，粗0.2～0.3厘米，多分枝。偶数羽状复

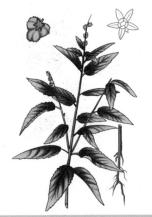

叶，具小叶8～14枚，叶轴末端成分枝或单一的卷须；托叶大，半边箭头形；小叶椭圆形或长圆形，长15～30毫米，宽6～15毫米，前端圆或微凹，有细尖，基部圆形，全缘，上面绿色，下面灰绿色，两面疏生状柔毛或无毛。总状花序腋生，有花10～20（40）朵；花萼钟状；花冠蝶形，紫色或蓝紫色。荚果长圆形，长20～25毫米，两端尖，棕褐色，无毛，内含种子2～4粒；种子球形，黑褐色，直径3.54毫米。

【生境分布】

生长于山坡及草地。分布于山东、河南、江苏等地。

【采收加工】

夏季采收，除去杂质，切段晒干用。

【性味归经】

辛，温。归肝、肾经。

【功能主治】

祛风胜湿，活血止痛。本品辛温以祛风胜湿，归肝经行血脉而活血，风湿祛，血脉通则疼痛止，故又有活血止痛之效。

【用量用法】

10～15克，煎服。外用：适量。

【配伍应用】

①无名肿毒：透骨草适量，研细末，用蜡调敷。②风湿痛：透骨草、菖蒲适量，煎水熏洗。③阴囊湿疹：透骨草、花椒、艾叶各15克，煎水熏洗，每日1次。

【使用注意】 孕妇忌服。

买麻藤

【别名】

买子藤、乌骨风、驳骨藤、脱节藤、大节藤、接骨藤。

【来源】

本品为买麻藤植物小叶买麻藤的茎叶或根。

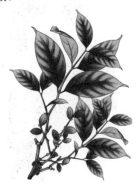

【形态特征】

买麻藤，叶对生，革质，长圆形或椭圆形，长10～25厘米，宽4～11厘米，顶端渐尖或钝而具小尖头，基部圆或宽楔形，全缘；侧脉羽状，8～13对；叶柄长8～15毫米。花雌雄异株，稀同株；雄球花序具单歧或二歧分枝，每歧雄花穗长2～3厘米，具13～17轮环状总苞，每轮总苞内有雄花25～45朵，排成2层；雄蕊2或1，基部为肥厚的假花被所承托，花药1室，花丝合生；雌球花序着生在老枝上，单歧或多歧分枝，每穗长2～3厘米，每轮总苞内含雌花5～8朵；假花被囊状，胚珠具2层珠被，内珠被上端延伸成珠被管伸出假花被外。成熟种子核果状，长圆形或卵圆形，长1.5～2厘米，外被红色假种皮；种柄长2～5毫米。木质，藤本，长12米或更长。茎枝圆形，具明显的节，皮灰褐色或暗褐色。叶对生，椭圆形、窄椭圆形或倒卵形，长4～13厘米，宽2.8～5厘米，先端具钝尖头，基部楔形或稍圆，全缘，革质；叶柄长5～12毫米。花单性，轮生于有节的穗状花序上；总苞浅杯状，由多数苞片合生而成；雄花序不分枝或1次分枝，具总苞9～13轮，每轮有雄花40～70朵，花被管微呈四

棱状盾形，雄花序先端有一轮雌花；雌花序生于老枝上，通常分枝，每轮总苞有花3～5朵。种子核果状，肉质的假种皮黑棕色，长椭圆形、卵圆形或长方状倒卵形，近无柄。花期4～6月，果期9～11月。

【生境分布】

生长于林中，或山坡、山谷、河边。分布于福建、江西、河南、广西、广东等地。

【采收加工】

夏季采收，晒干。

【性味归经】

苦，温。归肝、肺经。

【功能主治】

祛风除湿，活血散瘀，止咳化痰。本品苦能燥湿，温能宣通，故能祛风除湿，入肝则活血散瘀，入肺则止咳化痰。

【用量用法】

6～9克（鲜者15～30克），煎服。外用：捣敷或捣烂酒炒敷。

【配伍应用】

①骨折：鲜接骨藤适量捣烂，酒炒，复位后热敷包扎，固定，每日换药1次。②急性呼吸道感染：买麻藤50～100克，加水2碗，煎后冲冰糖服，每日1～2剂。高热者加用其他药物。③慢性气管炎：买麻藤200克，水煎2次，混合浓缩成60毫升，分3次服，10日为1个疗程。

南蛇藤

【别名】

金银柳、过山龙、香龙草、大南蛇、老牛筋。

【来源】

本品为卫矛科植物南蛇藤的藤茎。

【形态特征】

落叶攀援灌木，高达3～8米。小枝圆柱形，灰褐色或暗揭色，有多数皮孔。单叶互生；叶柄长1～2厘米；叶片近圆形、宽倒卵形或长椭圆状倒卵形，长5～10厘米，宽3～7厘米，先端渐尖或短尖，基部楔形，偶为截形，边缘具钝锯齿。腋生短聚伞花序，有花5～7朵，花淡黄绿色，雌雄异株；花萼裂片5，卵形；花瓣5，卵状长椭圆形，长4～5毫米；雌花具有5雄蕊；雌蕊1，子房上位，近球形，柱头3裂；雄花的雄蕊稍长，雌蕊退化。蒴果球形，直径7～8毫米。种子卵形至椭圆形，有红色肉质假种皮。花期4～5月，果熟期9～10月。

【生境分布】

生长于丘陵、山沟及山坡灌丛中。国内大部分地区均有分布。

【采收加工】

秋季采收，切片，晒干。

【性味归经】

微辛，温。归肝、膀胱经。

【功能主治】

祛风湿，活血脉。本品辛散温通，辛温以散寒湿，故祛风湿。风湿祛，血脉通。而又有活血脉之效。

【用量用法】

9～15克，水煎服。

【配伍应用】

①痢疾：南蛇藤25克，水煎服。②风湿性关节炎：南蛇藤根50克和猪脚1个，合水、酒各半炖食。③筋骨痛：南蛇藤25～50克，水煎服。

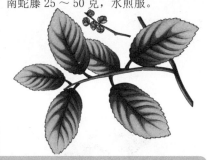

【使用注意】 孕妇慎服。

蝮蛇

【别名】

土锦、土虺蛇、灰地匾、反鼻蛇、草上飞、地扁蛇、七寸子。

【来源】

本品为蝮蛇科动物蝮蛇除去内脏的全体。

【形态特征】

蝮蛇全长60厘米左右。头略呈三角形，与颈区分明显，背面浅褐色到红褐色，正脊有两行深棕色圆斑，彼此交错排列略并列，背鳞外侧及腹鳞间有1行黑褐色不规则粗点，略呈星状；腹面灰白，密布棕褐色或黑褐色细点。鼻间鳞宽短，排成"∧"形；眶前鳞2，眶后鳞2（3），眶璨来新月形，颞鳞2+4（3）；上唇鳞2-1-4（2-1-3、3-1-4）式。背鳞21（23）-21-17（15）行，中段最外行平滑或均具棱；腹鳞137-173，肛鳞完整；尾下鳞29-54对，少数为单行。

【生境分布】

多栖息于平原、丘陵地带、荒野、

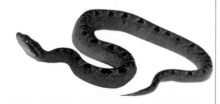

田边和路旁。我国北部、中部均有分布，以内蒙古、辽宁、大连蛇岛、吉林、黑龙江、山西、河北产量最高，浙江、江西也产。

【采收加工】

春、夏间捕捉，剖腹除去内脏，鲜用或焙干用。

【性味归经】

甘、辛，温；有毒。归肝、脾经。

【功能主治】

祛风攻毒，息风定惊，活血止痛。本品辛能散风，入肝经以熄肝风而定惊止痉，走血分而活血止痛，况以毒攻毒，故有祛风攻毒，息风定惊，活血止痛之效。

【用量用法】

干蛇粉1～2克，内服；或入丸、散，酒浸或烧存性研末。外用：浸油、酒渍或烧存性研末调敷。

【使用注意】 阴虚血亏者慎服，孕妇禁服。

祛风湿清热药

秦艽

【别名】

大秦艽、西秦艽、左秦艽、川秦艽、炒秦艽、山秦艽。

【来源】

本品为龙胆科多年生草本植物秦艽、麻花秦艽、粗茎秦艽，或小秦艽的根。前三种按性状不同分别习称"秦艽"和"麻花艽"，后一种习称"小秦艽"。

【形态特征】

多年生草本植物，高30～60厘米，茎单多一，圆形，节明显，斜升或直立，光滑无毛。基生叶较大，披针形，先端

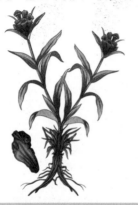

尖，全缘，平滑无毛，茎生叶较小，对生，叶基联合，叶片平滑无毛。聚伞花序由多数花簇生枝头或腋生作轮状，花冠蓝色或蓝紫色。蒴果长椭圆形。种子细小，矩圆形，棕色，表面细网状，有光泽。

【生境分布】

生长于山地草甸、林缘、灌木丛与沟谷中。分布于陕西、甘肃等地。

【采收加工】

春、秋采挖，挖取后去除泥土、须根、茎叶，晒干，或堆晒至颜色成红黄色或灰黄色时，再摊开晒干，切片用。

【性味归经】

苦、辛，微寒。归胃、肝、胆经。

【功能主治】

祛风湿，止痹痛，退虚热，清湿热。本品辛散风，苦燥湿，寒清热，故能祛风湿，清湿热，风湿热祛，经络畅通，则痹痛可止，况入肝经走血分，故能凉血润燥以退虚热。

【用量用法】

5～15克，煎服，大剂量可用至30克。

【配伍应用】

①风湿性及类风湿性关节炎、风湿性坐骨神经痛、风湿性腰腿痛：可单用秦艽煎服，也常与桑寄生、细辛、当归、独活、防风、生地黄、白芍、川芎、肉桂、茯苓、人参、甘草、杜仲、牛膝配用，如独活寄生汤。也可用秦艽素注射液2毫升肌注，每日1次。②早期高血压病：服用本品煎剂，2～3周内能使血压下降。

【使用注意】 久痛虚羸，溲多，便滑者忌服。

防己

【别名】

粉防己（汉防己）、广防己（木防己）。

【来源】

本品为防己科多年生木质藤本植物粉防己（汉防己）或马兜铃科多年生缠绕草本植物广防己（木防己）的根。

【形态特征】

木质藤本，主根为圆柱形。单叶互生，长椭圆形或卵状披针形，先端短尖，基部圆形，全缘，下面密被褐色短柔毛，总状花序，有花1～3朵，被毛；花被下部呈弯曲的筒状，长约5厘米，上部扩大，三浅裂，紫色带黄色斑纹，子房下位。蒴果长圆形，具6棱，种子多数。根呈圆柱形或半圆柱形，直径1.5～4.5厘米，略弯曲，弯曲处有横沟。表面粗糙，灰棕色或淡黄色，质坚硬不易折断，断面粉性，可见放射状的木质部（俗称车轮纹）。

【生境分布】

生长于山野丘陵地、草丛或矮林边缘。分布于安徽、浙江、江西、福建等地。

【采收加工】

秋季采挖，洗净泥土，切片，晒干，生用。

【性味归经】

苦、辛，寒。归膀胱、肾、脾经。

【功能主治】

祛风湿，止痹痛，利水消肿。本品辛散苦燥，故能祛风湿，通经络而止痹痛。况苦又能降泄，以降泄肾和膀胱之水湿从小便而出，且入脾以助运化水湿，故有利水消肿之效。

【用量用法】

5～10克，煎服。祛风止痛宜木防己，利水退肿宜汉防己。

【配伍应用】

①风湿痹证湿热偏盛，肢体酸重，关节红肿疼痛，及湿热身痛者：常与滑石、栀子、蚕沙、薏苡仁等配伍，如宣痹汤（《温病条辨》）。②风寒湿痹，四肢挛急者：与麻黄、茯苓、肉桂等同用，如防己饮（《圣济总录》）。③风水脉浮，身重汗出恶风者：与黄芪、甘草、白术等配伍，如防己黄芪汤（《金匮要略》）。

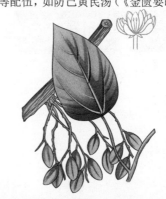

【使用注意】 本品大苦大寒，易伤胃气，体弱阴虚、胃纳不佳者慎用。

豨莶草

【别名】

豨莶、粘糊菜、绿莶草、酒稀莶。

【来源】

本品为菊科一年生草本植物豨莶、腺梗豨莶或毛梗豨莶的地上部分。

【形态特征】

豨莶：与腺梗豨莶极相似，主要区别为植株可高达1米，分枝常成复二歧状，花梗及枝上部密生短柔毛，叶片三角状卵形，叶边缘具不规则的浅齿或粗齿。腺梗豨莶：为一年生草本。茎高达1米以上，上部多叉状分枝，枝上部被紫褐色头状有柄腺毛及白色长柔毛。叶对生，阔三角状卵形至卵状披针形，长4～12厘米，宽1～9厘米，先端尖，基部近截形或楔形，下延成翅柄，边缘有钝齿，两面均被柔毛，下面有腺点，主脉3出，脉上毛显著。头状花序多数，排成圆锥状，花梗密被白色毛及腺毛，总苞片2层，背面被紫褐色头状有柄腺毛，有黏手感。花杂性，黄色，边花舌状，雌性；中央为管状花，两性。瘦果倒卵形。长约3毫米，有4棱，无冠毛。毛梗豨莶：与上二种的区别在于植株高约50厘米，总花梗及枝上部柔毛稀且平伏，无腺平；叶锯齿规则；花头与果实均较小，果长约2毫米。

【生境分布】

生长于林缘、林下、荒野、路边。分布于湖南、福建、湖北、江苏等地。

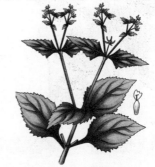

【采收加工】

夏、秋两季花开前及花期均可采割，除去杂质，晒干。切碎生用，或加黄酒蒸制用。

【性味归经】

苦、辛，寒。归肝、肾经。

【功能主治】

祛风除湿，通经活络，清热解毒。本品味辛、苦，归肝经，以祛风除湿，通经活络；性寒则清热，热清火自灭，火灭毒自解，故又有清热解毒之效。

【用量用法】

15～20克，煎服。外用：适量。

【使用注意】阴血不足者忌服。

海桐皮

【别名】

丁皮、刺桐皮、钉桐皮。

【来源】

本品为豆科常绿乔木植物刺桐和乔木刺桐的树皮。

【形态特征】

刺桐：大乔木，高可达20米。树皮灰棕色，枝淡黄色至土黄色，密被灰色绒毛，具黑色圆锥状刺，二三年后即脱落。叶互生或簇生于枝顶；托叶2，线形，长1～1.3厘米，早落；三出复叶；小叶阔卵形至斜方状卵形，长10～15厘米，顶端小叶宽大于长，先端渐尖而钝，基部近截形或阔菱形，两面叶脉均有稀疏毛茸。总状花序长约15厘米，被绒毛；总花梗长7～10厘米；花萼佛焰苞状，长2～3厘米，萼口斜裂，由背开裂至基部；花冠碟形，大红色，旗瓣长5～6厘米，翼瓣与

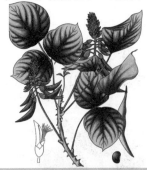

龙骨瓣近相等，短于萼；雄蕊10，二体，花丝淡紫色，长3～3.5厘米，花药黄色；花柱1，淡绿色，柱头不分裂，密被紫色软毛。荚果串珠状，微弯曲。种子1～8颗，球形，暗红色。花期3月。乔木刺桐：乔木，高7～8米。树皮有刺。三出复叶，小叶肾状扁圆形，长10～20厘米，宽8～19厘米，先端急尖，基部近截形，两面无毛；小叶柄粗壮。总状花序腋生，花密集于总花梗上部；花序轴及花梗无毛；花萼二唇形，无毛；花冠红色，长达4厘米，翼瓣短，长仅为旗瓣的1/4，龙骨瓣菱形，较翼瓣长，均无爪；雄蕊10，5长5短；子房具柄，有黄色毛。荚果梭状，稍弯，两端尖，顶端具喙，基部具柄，长约10厘米，宽约1.2厘米。

【生境分布】

刺桐，野生或栽培为行道树。分布于浙江、福建、台湾、湖北、湖南、广东、广西、四川、贵州、云南等地。乔木刺桐生长于山沟或草坡上。分布于四川、贵州、云南等地。

【采收加工】

春或初夏剥取树皮，晒干。生用。

【性味归经】

苦、辛，平。归肝经。

【功能主治】

祛风除湿，通络止痛。本品辛苦则散风除湿，风湿祛，经络通，气血行，则疼痛可止，故有此功。

【用量用法】

5～15克，煎服。外用：适量。

【配伍应用】

①风湿性关节炎对腰膝关节疼痛难忍者：用海桐皮配伍牛膝、薏苡仁、五加皮等。②疥癣：与蛇床子、土槿皮、大黄等同用，浸酒外搽。③顽癣：与蛇床子配用、研末，猪油调敷。④龋齿疼痛：本品煎水含嗽。⑤痢疾：单用本品适量，水煎服。

【配伍应用】

①风湿性关节炎、类风湿性关节炎、慢性腰腿痛：可用豨莶草水煎加红糖适量，熬膏，每次10毫升，每日2次。②高血压：每日用本品15克，代茶饮，或用豨莶草、槐花各9克，水煎服；也可服稀桐片，每次4片，每日3次。有虚热者，用豨莶草30克，配地骨皮10克，浓煎分2～3次服。③中风喝癣，语言蹇涩，半身不遂，四肢麻木者：用豨莶草配南五加皮、防风各9克，红花3克，水煎服。④风疹、湿疹：可与千里光、虎杖等药同用，煎水洗患处。⑤黄疸型肝炎对湿热证者：多与栀子、地耳草、车前草配用。⑥黄褐斑：豨莶草、谷精草10～15克，夏枯草6～15克，益母草10～30克，旱莲草15～30克，紫草6～12克，随症加减，每日1剂。

【使用注意】血虚者不宜服。

络石藤

【别名】
络石、爬山虎、爬墙虎。

【来源】
本品为夹竹桃科常绿攀援木质藤本植物络石的带叶藤茎。

【形态特征】
常绿木质藤本，长达 10 米，茎圆柱形，有皮孔；嫩枝被黄色柔毛，老时渐无毛。叶对生，革质或近革质，椭圆形或卵状披针形；上面无毛，下面被疏短柔毛。聚伞花序顶生或腋生，二歧，花白色，花柱圆柱状，柱头卵圆形。

【生境分布】
生长于温暖、湿润、疏荫的沟渠旁、山坡林木丛中。分布于江苏、安徽、湖北、山东等地。

【采收加工】
冬季至次春采割。除去杂质，晒干。切碎生用。

【性味归经】
苦，微寒。归心、肝经。

【功能主治】
祛风通络，凉血消肿。本品味苦、性寒，入心肝走血分，而凉血消肿，性善走散，故又能祛风通络。

【用量用法】
5 ～ 15 克，煎服。

【配伍应用】
①风湿性关节炎：络石藤 10 ～ 50 克，水煎，以白糖、黄酒送服。②外伤出血：以络石藤鲜品，连同鲜叶，捣烂外敷患处。③扁桃体炎、咽炎：络石藤 15 克，射干、紫菀各 10 克，木通、桔梗各 6 克，赤茯苓 12 克，水煎服。

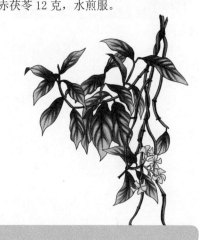

【使用注意】阳虚畏寒、便溏者慎服。

菝葜

【别名】
金刚藤、金刚根、铁菱角。

【来源】
本品为百合科攀缘状灌木植物菝葜的根茎。

【形态特征】
菝葜，攀缘状灌木。高 1 ～ 3 米。疏生刺。根茎粗厚，坚硬，为不规则的块根，粗 2 ～ 3 厘米。叶互生；叶柄长 5 ～ 15 毫米，占全长的 1/3 ～ 1/2，具宽 0.5 ～ 1 毫米的狭鞘，几乎都有卷须，少有例外，脱落点位于靠近卷须处；叶片薄革质或坚纸质，卵圆形或圆形、椭圆形，长 3 ～ 10 厘米，宽 1.5 ～ 5 (–10) 厘米，基部宽楔形至心形，下面淡绿色，较少苍白色，有时具粉霜。花单性，雌雄异株；伞形花序生于叶尚幼嫩的小枝上，具十几朵或更多的花，常呈球形；总花梗长 1 ～ 2 厘米，花序托稍膨大，近球形，较少稍延长，具小苞片；花绿黄色，外轮花被片 3，长圆形，长 3.5 ～ 4.5 毫米，宽 1.5 ～ 2 毫米，内轮花被片，稍狭。雄蕊长约为花被片的 2/3，花药比花丝稍宽，常弯曲；雌花与雄花大小相似，有 6 枚退化雄蕊。浆果直径 6 ～ 15 毫米，熟时红色，有粉霜。花期 2 ～ 5 月，果期 9 ～ 11 月。

【生境分布】
生长于海拔 2000 米以下的林下灌木丛中、路旁、河谷或山坡上。主要分布于我国长江以南各地。

【采收加工】
2 月或 8 月采挖根茎，除去泥土及须根，切片，晒干生用。

【性味归经】
甘，温。归肝、肾、膀胱经。

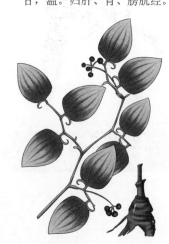

【功能主治】

祛风湿，利小便，消肿毒。本品甘温助阳，入肝则祛经络筋脉之风湿；入肾、膀胱则利小便；风湿祛，不再积热化毒，而肿痛可消、热毒可解。

【用量用法】

9～15克，大剂量30～90克，内服：浸酒或入丸、散。外用：煎水熏洗。

【配伍应用】

①风湿性关节炎：取鲜菝葜根1000克，用乙醇提取法制成300毫升注射液，每安瓿2毫升，每次肌注2毫升，每日1次。②牛皮癣：取菝葜根20～40克，用温开水1500毫升浸泡10小时，煮沸40～80分钟，每日分2～3次饭后服。③关节风湿痛：菝葜、活血龙、山楂根各15～25克，煎服。

羊角拗

【别名】

羊角纽、断肠草、羊角藤、羊角藕、羊角扭、羊角柳。

【来源】

本品为夹竹桃科植物羊角拗的根或茎叶。

【形态特征】

灌木或藤本，直立，高达2米。秃净，多疴枝，折之有乳汁流出。小枝通常棕褐色。密被灰白色皮孔。叶对生，具短柄；叶片厚纸质，椭圆形或长圆形，长4～10厘米，宽2～4厘米，先端短渐尖或急尖，基部楔形，全缘；侧脉每边通常6条，斜扭上升，叶缘前网结。花大形，黄白色，顶生或3花合生呈聚伞花序；花梗纤细，长约1厘米；苞片和小苞片线状披针形；花萼萼片5，披针形，先端长渐尖，绿色或黄绿色，内面基部有腺体；化冠黄色，

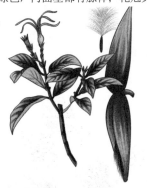

漏斗形，花冠筒淡黄色，长约1.2厘米，上部5裂，裂片基部卵状披针形，先端线形长尾状，长达10厘米，裂片内面具由10枚舌状鳞片组成的副花冠，白黄色，鳞片每2枚基部合；雄蕊5，内藏，花药箭形，基部具耳，各药相连于柱头，花丝纺锤形，被柔毛；子房由2枚离生心皮组成，半下位，花柱圆柱状，柱头棍棒状，先端浅裂。蓇葖果木质，双出扩展，长披针形，长约10～15厘米，极厚，干时黑色，具纵条纹；种子纺锤形而扁，上部渐狭而延长成喙，喙长达2厘米，轮生白色丝状种毛，具光泽，长2.5～3厘米。花期3～7月，果期6月至翌年2月。

【生境分布】

生长于山坡或丛林中。分布于福建、广东、广西、贵州等地。

【采收加工】

全年可采，晒干。

【性味归经】

苦、辛，寒；有毒。归心、肝、脾经。

【功能主治】

祛风除湿，通经活络，解毒疗疮，杀虫止痒。本品辛苦以祛风除湿，风湿祛，经络通，则疼痛止，况苦寒清热，以绝化毒之源，而疮疡可愈，以毒杀虫，虫去则痒止，故有祛风除湿、通经活络、解毒疗疮，杀虫止痒之效。

【用量用法】

外用：适量，以茎、叶煎汤温洗；或用粉末适量，酒、水调敷患处。本品毒性较大，一般不作内服。

【配伍应用】

①风湿肿痛、小儿麻痹后遗症、疥癣：羊角拗叶适量，煎汤温洗。②多发性脓肿，腱鞘炎，毒蛇咬伤，跌打骨折：羊角拗叶粉末适量，用酒水调和温敷患处。③乳痈初期：羊角拗鲜叶、红糖同捣烂，烤热外敷。

扶芳藤

【别名】

岩青藤、千斤藤、拾络藤、换骨筋、爬墙虎、爬行卫矛。

【来源】

本品为卫矛科植物扶芳藤的茎叶。

【形态特征】

常绿或半常绿灌木，匍匐或攀援，高约1.5米。枝上通常生长细根并具小瘤状突起。叶对生，广椭圆

形或椭圆状卵形以至长椭圆状倒卵形，长2.5～8厘米，宽1.5～4厘米，先端尖或短锐尖，基部阔楔形，边缘具细锯齿，质厚或稍带革质，上面叶脉稍突起，下面叶脉甚明显；叶柄短。聚伞花序腋生；萼片4；花瓣4，绿白色，近圆形，径约2毫米；雄蕊4，着生于花盘边缘；子房上位，与花盘连生。蒴果球形。种子外被橘红色假种皮。花期6～7月，果期9～10月。

【生境分布】

分布于我国华北、华东、华中、西南各地。庭院中也有栽培。

【采收加工】

全年可采，晒干。

【性味归经】

辛，平。归肝、脾、肾经。

【功能主治】

舒筋活络，止血消瘀。本品辛能散行，入肝经走筋脉，故能舒筋活络，消瘀散血，止血而不留瘀。

【用量用法】

30～60克，煎汤或浸酒，内服。外用：捣敷或干粉外撒。

【使用注意】 孕妇忌服。

【配伍应用】

①跌打损伤：扶芳藤茎100克，泡酒服。②癞头：扶芳藤嫩叶尖50克，捣烂，调煎鸡蛋1～2个，摊纸上做成帽样，戴头上；3日后，又将扶芳藤嫩叶尖混合核桃肉捣烂包于头上，每日换1次。③腰肌劳损，关节酸痛：扶芳藤50克，大血藤、梵天花根各25克，水煎，冲红糖、黄酒服。

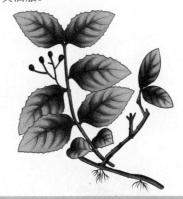

祛风湿强筋骨药

五加皮

【别名】

南五加、南五加皮。

【来源】

本品为五加科落叶小灌木细柱五加的根皮。

【形态特征】

落叶灌木，高2～3米，枝呈灰褐色，无刺或在叶柄部单生扁平刺。掌状复叶互生，在短枝上簇生，小叶5，稀3～4，中央一片最大，倒卵形或披针形，长3～8厘米，宽1～3.5厘米，边缘有钝细锯齿，上面无毛或沿脉被疏毛，下面腋腑有簇毛。伞形花序单生于叶腋或短枝上，总花梗长2～6厘米，花小，黄绿色，萼齿，花瓣及雄蕊均为5。子房下位，2室，花柱2，丝状分离。浆果近球形，侧扁，熟时黑色。

【生境分布】

生长于路边、林缘或灌丛中。分布于湖北、河南、辽宁、安徽等地。

【采收加工】

夏、秋两季采挖。剥取根皮，洗净切厚片，晒干生用。

【性味归经】

辛、苦，温。归肝、肾经。

【使用注意】 阴虚火旺者慎用。

【功能主治】

祛风湿，强筋骨，利尿。本品辛苦性温，归肝肾而温补肝肾之阳，肝得补则筋健，肾得补则骨壮，故有祛风湿，强筋骨，利尿之功。

【用量用法】

5～15克，煎服；或入酒剂。外用：适量。

【配伍应用】

①风湿性关节炎、肌炎：可单用南五加皮浸酒常服；或以本品配用松节、木瓜，如五加皮散。也可用本品配灵仙、独活、桑枝各9克，水煎服。②小儿麻痹后遗症、肌营养不良对行迟、齿迟、腰膝疼痛、步履乏力等症：可同虎骨、龟板等配用。③冠心病：用刺五加全草注射液静滴，或口服刺五加片，每次1.5克，每日3次，可改善心电图及一般症状。

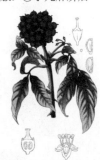

桑寄生

【别名】

桑寄、广寄生、真寄生、桑上寄生。

【来源】

本品为桑寄生科常绿小灌木植物桑寄生和槲寄生的带叶茎枝。

【形态特征】

常绿寄生小灌木。老枝无毛，有凸起灰黄色皮孔，小枝稍被暗灰色短毛。叶互生或近于对生，革质，卵圆形至长椭圆状卵形，先端钝圆，全缘，幼时被毛。花两性，紫红色花 1～3 个聚生于叶腋，具小苞片；总花梗、花梗、花萼和花冠均被红褐色星状短柔毛；花萼近

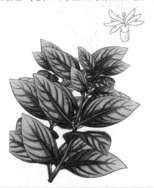

球形，与子房合生；花冠狭管状，稍弯曲。浆果椭圆形，有瘤状突起。

【生境分布】

寄生于桑、槐、榆、木棉、朴等树上。分布于福建、台湾、广东、广西、云南等地。

【采收加工】

冬季至次春采割，除去粗茎，切段，干燥生用，或酒炒用。

【性味归经】

苦、甘，平。归肝、肾经。

【功能主治】

祛风湿，补肝肾，强筋骨，安胎元。本品味甘则补，入肝则补肝血，以荣养筋脉而安胎元；入肾则补肾气，以健骨髓而祛风湿（况苦能燥湿），故有此功。

【用量用法】

10～30 克，煎服；也可入散剂、浸酒或捣汁服。

【配伍应用】

①风湿性关节炎、风湿性坐骨神经痛对肝肾虚损者：常与独活、牛膝、杜仲、当归、秦艽、防风、赤芍、茯苓、干地黄、川芎、人参、细辛、肉桂、甘草配伍，如独活寄生汤。也可以本品配独活、秦艽、当归各9克，水煎服。②高血压病对头痛、头晕者：以本品配夏枯草、草决明各15克，水煎服；或配伍臭梧桐、钩藤各9克，水煎服。③冠心病心绞痛：用桑寄生冲剂，每次服1包（每包相当于生药40克），每日2次，连服4周以上。或单用本品30克，水煎服。

千年健

【别名】

年健、千年见。

【来源】

本品为天南星科多年生草本植物千年健的根茎。

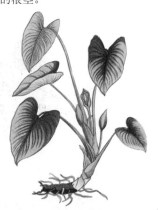

【形态特征】

多年生草本，根茎匍匐，细长，根肉质，密被淡褐色短绒毛，须根纤维状。鳞叶线状披针形，向上渐狭，锐尖，叶片膜质至纸质，箭状心形至心形。花序1～3，生鳞叶之腋，花序柄短于叶柄；佛焰苞绿白色，长圆形至椭圆形，花前度卷成纹锤形，盛花时上部略展开成短舟状。浆果，种子褐色，长圆形。

【生境分布】

生长于树木生长繁茂的阔叶林下、土质疏松肥沃的坡地、河谷或溪边阴湿地。分布于广西、云南等地。

【采收加工】

春、秋采挖，洗净泥土，除去茎叶及外皮，晒干。切片生用。

【性味归经】

苦、辛，温。归肝、肾经。

【功能主治】

祛风湿，健筋骨，止痹痛。本品辛散风，苦燥湿，故能祛风湿，风湿除，经络通，气血行，则痹痛止。性温助肝肾之阳，则又能健筋骨。

【用量用法】

5～10克，煎服；或浸酒，入丸、散用。

【配伍应用】

①中风关节肿痛：千年健、伸筋草、当归尾、落得打、木瓜各20克，忍冬藤、地鳖虫、红花各15克，丝瓜络12克，煎煮取汁，放入治疗巾中敷于患处，每次20～30分钟。②骨折迟缓愈合：千年健、熟地黄、当归、白芍、党参、黄芪、肉苁蓉、枸杞子各9克，白术、补骨脂、陈皮各5克，鹿角片12克，上肢加桑枝，下肢加牛膝。

【使用注意】因本品辛温，故对阴虚内热者，不宜用。

石楠叶

【别名】

石南。

【来源】

本品为蔷薇科植物石楠的干燥叶。

【形态特征】

常绿灌木或小乔木，高可达10米，枝光滑。叶片革质，长椭圆形、长倒卵形、倒卵状椭圆形，长8～22厘米，宽2.5～6.5厘米，基部宽楔形或圆形，边缘疏生有腺细锯齿，近基部全缘，幼时自中脉至叶柄有绒毛，后脱落，两面无毛；叶柄长2～4厘米。复伞房花序多而密；花序梗和花柄无皮孔；花白色，直径6～8毫米；花瓣近圆形，内面近基部无毛；子房顶端有毛，花柱2～3裂。梨果近球形，直径约5毫米，红色，后变紫褐色。花期4～5月，果期10月。

【生境分布】

常栽植于庭院，野生或栽培。分布于江苏、浙江等地。

【采收加工】

全年可采，晒干。

【性味归经】

辛、苦，平。归肝、肾经。

【功能主治】

祛风通络，益肾，止痒。本品辛散、苦降，入肝肾，故祛风通络止痒，风湿祛，经络通，而腰膝自健，故又有益肾之功。

【用量用法】

5～15克，煎服，或入丸、散。外用：煎水洗，研末撒或吹鼻。

【配伍应用】

①神经性头痛：石楠叶、川芎、白芷各10克，天麻、女贞子各6克，水煎服。②风湿性关节炎：石楠叶15克，牛膝、木瓜、防风、杜仲各10克，天麻6克，枸杞子15克，当归12克，五加皮、续断各9克，水煎服。

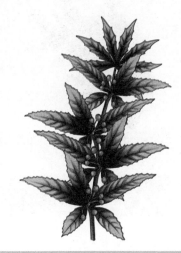

【使用注意】阴虚火旺者忌服，恶小蓟。

第六章 芳香化湿药

藿香

【来源】

本品为唇形科多年生草本植物藿香的干燥地上部分。

【形态特征】

多年生草本，高达1米，茎直立，上部多分枝，老枝粗壮，近圆形；幼枝方形，密被灰黄色柔毛。叶对生，圆形至宽卵形，长2～10厘米，宽2.5～7厘米，先端短尖或钝，基部楔形或心形，边缘有粗钝齿或有时分裂，两面均被毛，脉

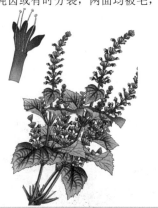

上尤多；叶柄长1～6厘米，有毛。轮伞花序密集成假穗状花序，密被短柔毛；花萼筒状，花冠紫色，前裂片向前伸。小坚果近球形，稍压扁。

【生境分布】

生长于向阳山坡。分布于广东、海南，分广东广藿香及海南广藿香。

【采收加工】

每年可采收2次，第一次在5～6月间枝叶茂盛时采收，第二次在9～10月间采收，日晒夜闷，反复至干。

【性味归经】

辛，微温。归脾、胃、肺经。

【功能主治】

化湿，解暑，止呕。本品辛散，芳香化湿解暑，温助脾胃之阳以健脾和胃而止呕吐。故有化湿、解暑、止呕之效。

【用量用法】

5～10克，煎服。鲜品加倍。

【配伍应用】

①急性胃肠炎、胃肠型感冒、慢性胃炎、慢性结肠炎、胃及十二指肠溃疡、胃肠神经官能症（对于呕吐、泄泻、胸闷、腹胀不适、食少作呕、神疲体倦等）：常配苍术、厚朴、半夏、陈皮、甘草、生姜、大枣，如《和剂局方》不换金正气散。②妊娠呕吐：常与砂仁、法半夏等配用。

【使用注意】

本品性偏辛散，故暑热之症以及阴虚火旺，舌燥光滑，津液不布者，不宜应用。入煎剂宜后下，不宜久煎。

佩兰

【别名】

兰草、醒头草。

【来源】

本品为菊科多年生草本植物佩兰（兰草）的地上部分。

【形态特征】

多年生草本，高70～120厘米，根茎横走，茎直立，上部及花序枝上的毛较密，中下部少毛。叶对生，通常3深裂，中裂片较大，长圆形或长圆状披针形，边缘有锯齿，背面沿脉有疏毛，无腺点，揉之有香气。头状花序排列成聚伞状，苞片长圆形至倒披针形，常带紫红色。每个头状花序有花4～6朵，花两性，全为管状花，白色。瘦果圆柱形。

【生境分布】

生长于路边灌丛或溪边。分布于江苏、河北、山东等地。

【采收加工】

夏、秋两季分二次采割。切段鲜用或晒干生用。

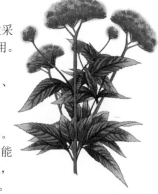

【性味归经】

辛，平。归脾、胃、肺经。

【功能主治】

化湿，醒脾，解暑。本品气香，归脾胃，故能化湿，醒脾。味辛主散，入肺走表，故又能解暑。

【用量用法】

5～10克，煎服，不宜久煎。鲜品加倍。

【配伍应用】

①夏季急性胃肠炎：配藿香、苍术、茯苓各9克，水煎服。②消化不良（对于湿浊内阻，中气不运的脘闷，呕恶、口中甜腻，多涎、口臭等症）：可与藿香、厚朴、白豆蔻等同用。③感冒：佩兰、紫苏叶各9克，开水泡服。④预防中暑：佩兰6克，滑石9克，薄荷、生甘草各3克，开水泡服。

【使用注意】 阴虚血燥、气虚者慎服。

苍术

【别名】

茅苍术、北苍术、制苍术、炒苍术。

【来源】

本品为菊科多年生草本植物茅苍术或北苍术的干燥根茎。

【形态特征】

茅苍术：为多年生草本，高达80厘米；根茎结节状圆柱形。叶互生，革质，上部叶一般不分裂，无柄，卵状披针形至椭圆形，长3～8厘米，宽1～3厘米，边缘有刺状锯齿，下部叶多为3～5深裂，顶端裂片较大，侧裂片1～2对，椭圆形。头状花序顶生，叶状苞片1列，羽状深裂，裂片刺状；总苞圆柱形，总苞片6～8层，卵状至披针形；花多数，两性，或单性多异株，全为管状花，白色或淡紫色；两性花有多数羽毛状长冠毛，单性花一般为雌花，具退化雄蕊5枚，瘦果有羽状冠毛。北苍术：北苍术与茅苍术大致相同，其主要区别点为叶通常无柄，叶片较宽，卵形或窄卵形，一般羽状5深裂，茎上部叶3～5羽状浅裂或不裂头状花序稍窄，总苞片多为5～6层，夏、秋间开花。

【生境分布】

生长于山坡、林下及草地。茅苍术分布于江苏、湖北、河南等地，以分布于江苏茅山一带者质量最好。北苍术分布于河北、山西、陕西等地。

【采收加工】

春、秋两季均可采挖，以秋季采者为好，除去须根及泥沙，切片晒干用。

【性味归经】

辛、苦，温。归脾、胃经。

【功能主治】

燥湿健脾，祛风胜湿。本品辛能散风，苦则燥湿，温者助阳，入脾胃助中焦，以健脾胃胜寒湿，故有此功。

【用量用法】

3～9克，煎服。

【配伍应用】

①小儿腹泻：用苍术、胡黄连粉各9～10克，以糯米酒糟捣泥，与药粉共捏作圆饼状，外敷于患儿脐部神阙穴，外用塑料薄膜覆盖，绷带固定，每日敷贴1～2次，每次4～6小时。②烫伤：苍术适量，研成细末，用时与白芝麻油调成稀糊状后，涂在烧、烫伤部位，每日1～2次，直至愈合为止。轻者3～4日结痂，7～10日结痂愈合，重者疗程稍长。不必包扎。③风湿性关节炎、风湿性肌炎、下肢痿弱无力属于湿邪偏重之痹证者：常与独活、秦艽等药同用；属于湿热痹痛者，须与黄柏合用，如二妙散。

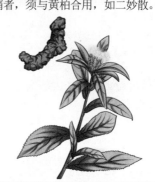

【使用注意】 阴虚内热、津液亏虚、表虚多汗者禁服。

厚朴

【别名】

川朴、紫油朴、姜厚朴、制厚朴。

【来源】

本品为木兰科落叶乔木植物厚朴或凹叶厚朴的干燥干皮、根皮及枝皮。

【形态特征】

落叶乔木，高7～15米；树皮紫褐色，冬芽由托叶包被，开放后托叶脱落。单叶互生，密集小枝顶端，叶片椭圆状倒卵形，革质，先端钝圆或具短尖，基部楔形或圆形，全缘或微波状，背面幼时被灰白色短绒毛，老时呈白粉状。花与叶同时开放，单生枝顶，白色，直径约 15 厘米，花梗粗壮，被棕色毛；雄蕊多数，雌蕊心皮多数，排列于延长的花托上。聚合果圆卵状椭圆形，木质。

【生境分布】

常混生于落叶阔叶林内或生长于常绿阔叶林缘。分布于四川、安徽、湖北、浙江、贵州等地。以湖北恩施地区所产紫油朴质量最佳，其次四川、浙江产者也佳。

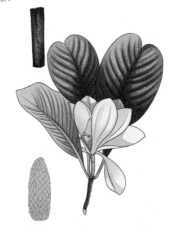

【采收加工】

4～6 月选生长 15～20 年以上植株剥取皮部，根皮及枝皮直接阴干；干皮置沸水中微煮后，堆置阴湿处，"发汗"至内表面变紫褐色或棕褐色时，蒸软取出，卷成筒状，干燥。

【性味归经】

苦、辛，温。归脾、胃、肺、大肠经。

【功能主治】

行气，燥湿，消积，平喘。本品辛散苦降，归肺走气分，以行气滞，并化痰平喘。归胃和大肠，以行肠胃气滞而消食化积，苦温又可燥湿，故有行气、燥湿、消积、平喘之功。

【用量用法】

3～10 克，煎服。

【配伍应用】

①细菌性痢疾：用厚朴粉 4.5～9 克，每日 2～3 次。②龋齿：用厚朴酚凝胶（厚朴酚结晶、分子量为 400 的聚乙二醇、木糖醇，以羟乙基纤维素为基质，加适量调味剂）约 0.4 克，涂于两侧下颌乳磨牙面，作咀嚼动作，并任其自然吞下，半小时内不进水、不进食。③感冒咳嗽：厚朴花 6 克，芫荽 12 克，前胡 9 克，紫苏叶 4 克，水煎服。

【使用注意】 本品辛苦温燥湿，易耗气伤津，故气虚津亏者及孕妇当慎用。

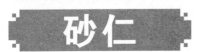

砂仁

【别名】

缩砂仁、春砂仁、阳春砂。

【来源】

本品为姜科多年生草本植物阳春砂或海南砂或缩砂的干燥成熟果实。

【形态特征】

多年生草本，高达 1.5 米或更高，茎直立。叶二列，叶片披针形，长 20～35 厘米，宽 2～5 厘米，上面无毛，下面被微毛；叶鞘开放，抱茎，叶舌短小。花茎由根茎上抽

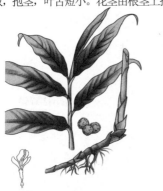

出；穗状花序成球形，有一枚长椭圆形苞片，小苞片成管状，萼管状，花冠管细长，白色，裂片长圆形，先端兜状，唇状倒卵状，中部有淡黄色及红色斑点，外卷；雌蕊花柱细长，先端嵌生药室之中，柱头漏斗状高于花药。蒴果近球形，不开裂，直径约 1.5 厘米，具软刺，熟时棕红色。

【生境分布】

生长于气候温暖、潮湿、富含腐殖质的山沟林下阴湿处。阳春砂分布于我国广东、广西等地。海南砂分布于海南、广东及湛江地区。缩砂分布于越南、泰国、印度尼西亚等地。以阳春砂质量为优。

【采收加工】

夏、秋季果实成熟时采收，晒干或低温干燥。用时打碎生用。

【性味归经】

辛，温。归脾、胃经。

【功能主治】

化湿行气，温中止泻，止呕安胎。本品辛散温通以行气；芳香而化湿；入脾胃温中焦而止泄泻；温胃则止呕吐；呕吐止，脾胃和则胎气自安，故有化湿行气、温中止泻、止呕安胎之效。

【用量用法】

5～10 克，煎服，宜后下。

【配伍应用】

①慢性胃炎、胃及十二指肠溃疡、消化不良对于胸腹满闷，腹胀食少，症属湿阻中焦，脾胃气滞者：常与陈皮、木香、枳壳等药同用；对于呕吐，腹满不适，食少消瘦，症属脾虚湿滞者，常配木香、陈皮、半夏、党参、白术、茯苓、甘草，如《和剂局方》香砂六君子汤。②慢性肠炎、肠结核、胃肠神经功能紊乱等引起的慢性腹泻，症属脾胃虚寒者：多与干姜、熟附子、陈皮等药同用。

【使用注意】阴虚内热者禁服。

白豆蔻

【别名】

白蔻、紫蔻、白蔻仁、紫豆蔻、白豆蔻仁。

【来源】

本品为姜科多年生草本植物白豆蔻的成熟果实。

【形态特征】

多年生草本，株高1.5～3米，叶柄长1.5～2厘米；叶片狭椭圆形或线状披针形，长50～65厘米，宽6～9厘米，先端渐尖，基部渐狭，有缘毛，两面无毛或仅在下面被极疏的粗毛；叶舌卵形，长5～8毫米，外被粗毛。总状花序顶生，直立，长20～30厘米，花序轴密被粗毛，小花梗长约3米，小苞片乳白色，阔椭圆形，长约3.5厘米，先端钝圆，基部连合；花萼钟状，白色，长1.5～2.5厘米，先端有不规则3钝齿，1侧深裂，外被毛；花冠白色，花冠管长约8毫米，裂片3，长圆形，上方裂片较大，长约3.5厘米，宽约3.0厘米，先端2浅裂，边缘具缺刻，前部具红色或红黑色条纹，后部具淡紫红色斑点；侧生退化雄蕊披针形，长4毫米或有时不存；雄蕊1，长2.2～2.5厘米，花药椭圆形，药隔背面被腺毛，花丝扁平，长约1.5厘米；子房卵圆形，下位，密被淡黄色绢毛。蒴果近圆形，直径约3厘米，外被粗毛，熟时黄色。花期4～6月，果期6～8月。

【生境分布】

生长于山沟阴湿处，我国多栽培于树荫下。分布于泰国、柬埔寨、越南，我国云南、广东、广西等地也有栽培；按产地不同分为"原豆蔻"和"印尼白蔻"。

【采收加工】

秋季采收，晒干生用，用时捣碎。

【性味归经】

辛，温。归肺、脾、胃经。

【功能主治】

化湿行气，温中止呕。本品辛温以化湿行气，归脾胃温中焦，中焦和胃气行而呕吐可止，故有化湿行气，温中止呕之功。

【用量用法】

3～6克，煎服。宜后下。入散剂为好。

【配伍应用】

①胃肠炎、消化不良（对于胸腹满闷，不思饮食，证属湿阻中焦者）：多与砂仁、厚朴、陈皮等药同用，对于反胃呕吐者，配用藿香、制半夏、陈皮；或单用为末服，均有效。②小儿胃寒吐乳：配砂仁、甘草，共研细末，常掺口中。③消化不良，口臭：可用本品1克，分数次含于口中，缓缓咀嚼，既助消化，又除口臭。

【使用注意】本品以入散剂为宜。若入煎剂宜后下。

草豆蔻

【别名】

草蔻、草蔻仁。

【来源】

本品为姜科多年生草本植物草豆蔻的种子团。

【形态特征】

多年生草本；高1～2米。叶2列；叶舌卵形，革质，长3～8厘米，密被粗柔毛；叶柄长不超过2厘米；叶片狭椭圆形至披针形，长30～55厘米，宽6～9厘米，先端渐尖；基部楔形，全缘；下面被绒毛。总状花序顶生，总花梗密被黄白色长硬毛；花疏生，花梗长约3毫米，被柔毛；小苞片阔而大，紧包着花芽，外被粗毛，花后苞片脱落；花萼筒状，白色，长1.5～2厘米，先端有不等3钝齿，外被疏长柔毛，宿存；花冠白色，先端三裂，裂片为长圆形或长椭圆形，上方裂片较大，长约3.5厘米，宽约1.5厘米；唇瓣阔卵形，先端3个浅圆裂片，白色，前部具红色或红黑色条纹，后部具淡紫色红色斑点；雄蕊1，花丝扁平，长约1.2厘米；子房下位，密被淡黄色绢状毛，上有二棒状附属体，花柱细长，柱头锥状。蒴果圆球形，不开裂，直径约3.5厘米，外被粗毛，花萼宿存，熟时黄色。种子团呈类圆球形或长圆形，略呈钝三棱状，长1.5～2.5厘米，直径1.5～2毫米。

【使用注意】阴虚血少者禁服。

【生境分布】

生长于林缘、灌木丛或山坡草丛中。分布于广东、广西等地。

【采收加工】

夏、秋两季采收。晒干，或用沸水略烫，晒至半干，除去果皮，取其种子团晒干，捣碎生用。

【性味归经】

辛，温。归脾、胃经。

【功能主治】

燥湿行气，温中止呕。本品辛散温燥以燥湿行气，归脾胃温中焦而行胃气，胃气行则呕吐止，故又有温中止呕之效。

【用量用法】

5～10克，煎服。宜后下。

【配伍应用】

①剥脱性唇炎：以草豆蔻、白术、茯苓、山药、天花粉、芡实、白扁豆、黄柏等药物组成健脾除湿汤，水煎口服，每日1次，10日为1个疗程。②肾炎（对于脾肾阳虚型肾炎）：以草豆蔻、茯苓、焦白术、黄芪、狗脊、厚朴、大腹皮、淡附块、肉桂等组成自拟肾炎二号方，用于本病的治疗。③胃炎、胃痛：以草豆蔻伍用白术、茯苓、黄芪、党参、干姜、陈皮等，组成增补理中汤，水煎服，每日2次，3个月为1个疗程。

草果

【别名】

草果仁、炒草果仁、姜炒草果。

【来源】

本品为姜科多年生草本植物草果的成熟果实。

【形态特征】

多年生草本，丛生，高达2.5米。根茎横走，粗壮有节，茎圆柱状，直立或稍倾斜。叶2列，具短柄或无柄，叶片长椭圆形或狭长圆形，先端渐尖，基部渐狭，全缘，边缘干膜质，叶两面均光滑无毛，叶鞘开放，包茎。穗状花序从根茎生出。

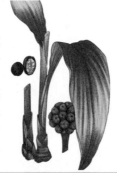

蒴果密集，长圆形或卵状椭圆形，顶端具宿存的花柱，呈短圆状突起，熟时红色，外表面呈不规则的纵皱纹。

【生境分布】

生长于山谷坡地、溪边或疏林下。分布于云南、广西、贵州等地。

【采收加工】

秋季果实成熟时采收，晒干或低温干燥。将原药炒至焦黄色并微鼓起，捣碎取仁用；或将净草果仁姜汁微炒用。

【性味归经】

辛，温。归脾、胃经。

【功能主治】

燥湿散寒，除痰截疟。本品辛温香燥而燥湿散寒，芳香又辟秽浊之气，而除痰截疟，故有此功。

【用量用法】

3～6克，煎服。去壳取仁捣碎用。

【配伍应用】

①乙型肝炎：草果40克，人中黄50克，地骨皮60克，水煎服。②斑秃：药用草果15克，诃子、山奈、官桂、樟脑各5克，共为细末，用香油125克调成油浸剂，每次用手蘸擦患处1～2分钟，早晚各1次。

【使用注意】去壳用，体弱者慎用。

第七章 利水渗湿药

利水消肿药

茯苓

【别名】

云苓、白茯苓、赤茯苓。

【来源】

为多孔菌科真菌茯苓的菌核。多寄生于松科植物赤松或马尾松等的树根上。

【形态特征】

寄生或腐寄生。菌核埋在土内，大小不一，表面淡灰棕色或黑褐色，断面近外皮处带粉红色，内部白色。子实体平伏，伞形，直径 0.5～2 毫米，生长于菌核表面成一薄层，幼时白色，老时变浅褐色。菌管单层，孔多为三角形，孔缘渐变齿状。

【生境分布】

生长于松科植物赤松或马尾松等树根上，深入地下 20～30 厘米。分布于湖北、安徽、河南、云南、贵州、四川等地。

【采收加工】

7～9 月采挖。除去泥土，堆积，上覆草垫使"发汗"，析出水分。然后取出摊放于通风阴凉处，待其表面干燥后再行发汗。如此反复 3～4 次，至表面皱缩，皮色变为褐色，再置阴凉处晾至全干，即为"茯苓个"。切制：于发汗后趁湿切制，也可取干燥茯苓个以水浸润后切制。

将茯苓菌核内部的白色部分切成薄片或小方块，即为白茯苓；削下来的黑色外皮部即为茯苓皮；茯苓皮层下的赤色部分，即为赤茯苓；带有松根的白色部分，切成正方形的薄片，即为茯神。切制后的各种成品，均需阴干，不可炕干，并宜放置阴凉处，不能过于干燥或通风，以免失去黏性或发生裂隙。

【性味归经】

甘、淡，平。归心、脾、肾经。

【功能主治】

利水渗湿，健脾，安神。本品甘补淡渗，既能渗泄水湿，又能健脾补中；中气旺，气血充，心神得养则自安。故有利水渗湿、健脾、安神之效。其性平力缓，无寒热之偏，故为临床所常用。

【用量用法】

10～15 克，煎服。

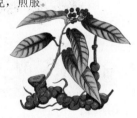

【使用注意】 虚寒精滑、气虚下陷者宜慎用。入药宜切制成薄片，以利药力溶出。

薏苡仁

【别名】

苡仁、薏米、生苡仁、炒苡仁。

【来源】

为禾本科多年生草本植物薏苡的成熟种仁。

【形态特征】

多年生草本，高 1～1.5 米。叶互生，线形至披针形。花单性同株，成腋生的总状花序。颖果圆珠形。

【生境分布】

生长于河边、溪潭边或阴湿山谷中。我国各地均有栽培。长江以南各地有野生。

【采收加工】

秋季果实成熟后，割取全株，晒干，打下果实，除去外壳及黄褐色外皮，去净杂质，收集种仁，晒干。

【性味归经】

甘、淡，微寒。归脾、胃、肺经。

【功能主治】

利水渗湿，健脾，除痹，清热排脓。本品甘补、淡渗、性寒清热。能祛体内及肌肉筋骨间之水湿邪气，又能补中、清热，故有利水渗湿、健脾、除痹、清热排脓之功。

【用量用法】

10～30 克，煎服。药力缓和，用量须大，宜久煎。健脾止泻宜炒用，清热利湿宜生用。可煮粥食用，为食疗佳品。

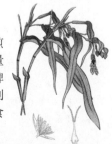

【使用注意】 津液不足者慎用。

猪苓

【别名】

粉猪苓。

【来源】

为多孔菌科真菌猪苓的干燥菌核。

【形态特征】

菌核体呈长形块或不规则块状，表面凹凸不平，有皱纹及瘤状突起，棕黑色或黑褐色，断面呈白色或淡褐色。子实体自地下菌核内生出，常多数合生；菌柄基部相连或多分枝，形成一丛菌盖，伞形或伞半状半圆形，总直径达15厘米以上。每一菌盖为圆形，直径1～3厘米，

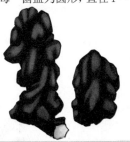

中央凹陷呈脐状，表面浅褐色至茶褐色。菌肉薄，与菌管皆为白色；管口微小，呈多角形。

【生境分布】

生长于向阳山地、林下，富含腐殖质的土壤中。分布于陕西、云南等地；河南、甘肃、山西、吉林、四川等地也产。

【采收加工】

春、秋两季采挖，去泥沙，晒干。

【性味归经】

甘、淡，平。归肾、膀胱经。

【功能主治】

利水渗湿。本品甘淡渗利，入肾与膀胱二经而利水道，功专利水渗湿。

【用量用法】

5～10克，煎服。

【配伍应用】

①肾炎（对于水肿、小便不利、尿血者）：可单用猪苓15克，水煎服；也可用本品配茯苓皮、泽泻各9克，车前子、滑石粉各12克，水煎服。兼有阴虚而热者，可与阿胶、茯苓、滑石等配伍。②泌尿系感染（对尿急、尿频、尿痛者）：可用猪苓配萹蓄、车前子各9克，木通6克，水煎服。

【使用注意】利水渗湿力强，易于伤阴，无水湿者忌服。

泽泻

【别名】

川泽泻、建泽泻、盐泽泻。

【来源】

本品为泽泻科植物泽泻的干燥块茎。

【形态特征】

多年生沼生植物，高50～100厘米。叶丛生，叶柄长达50厘米，基部扩延成中鞘状叶片宽椭圆形至卵形，长2.5～18厘米，宽1～10厘米，基部广楔形、圆形或稍心形，全缘，两面光滑；叶脉5～7条。花茎由叶丛中抽出，花序通常为大型的轮生状圆锥花序；花两性。瘦果多数，扁平，倒卵形，背部有两浅沟，褐色，花柱宿存。

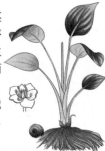

【生境分布】

生长于沼泽边缘，幼苗喜荫蔽，成株喜阳光，怕寒冷，在海拔800米以下地区，一般都可栽培。分布于福建、四川、江西等地。

【采收加工】

冬季茎叶开始枯萎时采挖，除去茎叶及须根，洗净，用微火烘干，再撞去须根及粗皮。

【性味归经】

甘、淡，寒。归肾、膀胱经。

【功能主治】

利水渗湿，泄热。本品甘淡渗利，性寒泄下焦湿热，故有利水渗湿、泄热之功。

【用量用法】

5～10克，煎服。

【配伍应用】

①高脂血症：泽泻浸膏片（每片相当于生药3克，每日9片，分3次服）对Ⅱa、Ⅱb、Ⅳ和Ⅴ型高脂蛋白血症均有一定疗效。②美尼尔氏病：泽泻30克，白术20克加味，每日1剂，早晚2次分服，3日为1个疗程。③高血压：泽泻50～100克，配益母草、车前子、夏枯草、草决明、钩藤、丹皮等，水煎服，每日1剂，分2次服，9剂为1个疗程。

【使用注意】肾虚精滑者慎用。

冬瓜皮

【来源】

本品为葫芦科植物冬瓜的干燥外层果皮。

【形态特征】

一年生攀援草本，多分枝，枝蔓粗壮，全体有白色刚毛；卷须2～3叉。叶片心状卵形，长宽均10～25厘米，通常5～7浅裂，裂片三角形或卵形，先端短尖，边缘有波状齿或钝齿。雌雄花均单生叶腋，黄色；花萼裂片三角状卵形，绿色，边缘有锯齿或波状裂，叶状，反折。果实长椭圆形，长25～60厘米，直径20～30厘米，幼时绿色，表面密被针状毛，成熟后有白色蜡质粉质，果肉肥厚纯白，疏松多汁种子卵形，白色或黄白色,扁平有窄缘。花期6～9月,果期7～10月。

【生境分布】

全国大部分地区有产。均为栽培。

【采收加工】

夏末冬初果实成熟时采收，食用冬瓜时收集削下的外层果皮，晒干。

【性味归经】

甘，微寒。归肺、小肠经。

【功能主治】

利水消肿。本品能利小便，去水湿，消除水肿，故有利水消肿之效。

【用量用法】

15～30克，煎服。

【配伍应用】

①妊娠高血压综合征：新鲜冬瓜皮250克，洗净，水煎代茶饮，每日1剂，3～7日为1个疗程，有效后也可间断饮用，以巩固疗效。②非肾性水肿患者在恢复期内：冬瓜皮煎剂60克，并饮水1000毫升，有一定的利尿作用。

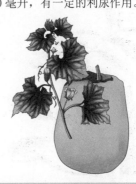

玉米须

【来源】

本品为禾本科一年生草本植物玉蜀黍的花柱及柱头。

【形态特征】

高大的一年生栽培植物。秆粗壮，直立，高1～4米，通常不分枝，基部节处常有气生根。叶片宽大，线状披针形，边缘呈波状皱折，具强壮之中脉。在秆顶着生雄性开展的圆锥花序；雄花序的分枝三棱状，每节有2雄小穗，1无柄，1有短柄；每1雄小花含2小花；颖片膜质，先端尖；外稃及内稃均透明膜质；在叶腋内抽出圆柱状的雌花序，雌花序外包有多数鞘状苞片，雌小穗密集成纵行排列于粗壮的穗轴上，颖片宽阔，先端圆形或微凹，外稃膜质透明。花、果期7～9月。

【生境分布】

喜高温。全国各地均有栽培。

【采收加工】

玉米上浆时即可采收，但常在秋后剥取玉米时收集。除去杂质，晒干。

【性味归经】

苦，平。归膀胱、肝、胆经。

【功能主治】

利水消肿，利湿退黄。本品渗利膀胱、肝、胆诸经水湿而具利水消肿，利湿退黄之功。

【用量用法】

30～60克，煎服。

【配伍应用】

①肾炎水肿：玉米须60克，水煎服。②糖尿病：玉米须60克，煎服。③慢性肾炎：取干燥玉米须50克，加温水600毫升，用小火煎煮20～30分钟，得300～400毫升药液，过滤后内服，每日1次或分次服完。④肾病综合征：每次用干玉米须60克，洗净煎服，每日早晚各服1次。同时服氯化钾1克，每日3次。

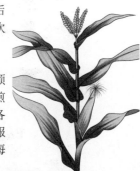

香加皮

【别名】

香加皮、杠柳皮、香五加皮、北五加皮。

【来源】

本品为萝藦科植物杠柳的干燥根皮。

【形态特征】

蔓生灌木,叶对生,膜质,披针形,

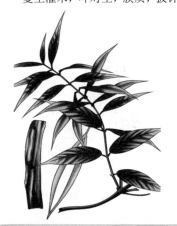

先端渐尖,基部楔形,全缘,侧脉多对。聚伞花序腋生,花冠紫红色。蓇葖果双生。种子顶端具白色绢毛。

【生境分布】

生长于河边、山野、砂质地。分布于吉林、辽宁、内蒙古、河北、山西、陕西、四川等地。

【采收加工】

春、秋两季采挖。趁鲜时以木棒敲打,使根皮和木质部分离,抽去木心,将根皮阴干或晒干。

【性味归经】

苦、辛,微温;有毒。归肝、肾、心经。

【功能主治】

利水消肿,祛风湿,强筋骨。本品味苦降泄,味辛散邪,故能内行水湿,外祛风湿而利水消肿,祛风湿,强筋骨。

【用量用法】

3～6克,煎服。浸酒或入丸、散,酌量。

【配伍应用】

①充血性心力衰竭:杠柳粗苷每日60～80毫克口服,3日后改为维持量每日20～40毫克。②充血性心力衰竭:杠柳皮4～10克(维持量4克左右),与健脾、利水方药合用疗效也佳。③风湿性关节炎:北五加皮与穿山龙、白鲜皮配伍,泡酒服。

【使用注意】本品有毒,服用不宜过量。

杠板归

【来源】

本品为蓼科多年生蔓生草本植物杠板归的全草。

【形态特征】

多年生蔓生草本。茎有棱,红褐色,有倒生钩刺。叶互生,盾状着生;叶片近三角形,长4～6厘米,宽5～8厘米,

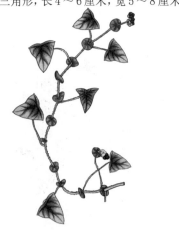

先端尖,基部近心形或截形,下面沿脉疏生钩刺;托叶鞘近圆形,抱茎;叶柄长,疏生倒钩刺。花序短穗状;苞片圆形;花被5深裂,淡红色或白色,结果时增大,肉质,变为深蓝色;雄蕊8;花柱3裂。瘦果球形,包于蓝色多汁的花被内。花期6～8月,果期9～10月。

【生境分布】

生长于山谷、灌木丛中或水沟旁。全国各地均有分布。

【采收加工】

秋季采收,洗净,晒干。

【性味归经】

酸、苦,寒。归胃、大肠、膀胱、肺、肝经。

【功能主治】

利水消肿,除湿退黄,清热解毒。本品苦泄寒清,能除湿热、解热毒,故有利水消种、除湿退黄、清热解毒之功。

【用量用法】

9～15克,煎服。外用:适量。

【配伍应用】

①咳嗽:杠板归30克,一枝黄花10克,水煎服。②蛇串丹(带状疱疹):杠板归鲜品适量捣烂为糊,搽于患处。③蛇咬伤:杠板归鲜品适量,捣烂,敷于咬伤处。

三白草

【别名】

三白草根。

【来源】

本品为三白草科植物三白草的干燥根茎或全草。

【形态特征】

多年生草本，高 30 ～ 80 厘米。根茎较粗，白色。茎直立，下部匍匐状。叶互生，纸质，叶柄长 1 ～ 3 厘米，基部与托叶合生为鞘状，略抱茎；叶片卵形或卵状披针形，长 4 ～ 15 厘米，宽 3 ～ 6 厘米，先端渐尖或短尖，基部心形或耳形，全缘，两面无毛，基出脉 5。总状花序 1 ～ 2 枝顶生，花序具 2 ～ 3 片乳白色叶状总苞；花小，无花被，生于苞片腋内；雄蕊 6，花丝与花药等长；雌蕊 1，由 4 个合生的心皮组成，子房上位，圆形，柱头 4。果实分裂为 4 个果瓣，分果近球形，表面具多疣状突起，不开裂。种子球形。花期 4 ～ 8 月，果期 8 ～ 9 月。

【生境分布】

生长于沟旁、沼泽等低湿处。分布于江苏、浙江、安徽、广西、四川等地。

【采收加工】

根茎 7 ～ 9 月采挖，去净泥土，置热水中浸泡数分钟，取出晒干。全草全年均可采挖，洗净、晒干。

【性味归经】

甘、辛，寒。归肺、膀胱经。

【功能主治】

利水消肿，清热解毒。本品既利且清，故能利水消肿、清热解毒。

【用量用法】

15 ～ 30 克，煎服。外用：鲜品适量捣敷患处。

【配伍应用】

①肝胆湿热的肝癌（症见肝脾进行性肿大，质硬，表面不光滑，有间歇性疼痛，甚则出现腹水等）：常与大蓟根、白花蛇舌草、半枝莲、石上柏等配合应用。②痰热壅盛的肺癌（症见发热、咳嗽痰多、胸闷气促）：常与前胡、杏仁、佛耳草、蒲公英、地骨皮等配合应用。

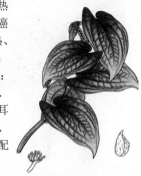

【使用注意】阴虚无湿热者当慎用。

金针菜

【来源】

本品为百合科植物萱草、黄花萱草或小萱草的花蕾。

【形态特征】

多年生草本，高 30 ～ 65 厘米。根簇生，肉质，根端膨大成纺锤形。叶基生，狭长带状，下端重叠，向上渐平展，长 40 ～ 60 厘米，宽 2 ～ 4 厘米，全缘，中脉于叶下面凸出。花茎自叶腋抽出，茎顶分枝开花，有花数朵，大，橙黄色，漏斗形，花被 6 裂。蒴果，革质，椭圆形。种子黑色光亮。花期夏季。

【生境分布】

生长于山坡、草地或栽培。全国大部分地区均有分布。

【性味归经】

甘，凉。归心、肝、小肠经。

【功能主治】

清热利湿，除烦安神。治疗肝炎、黄疸、风湿性关节炎、牙周炎、通乳、痢疾、痔疮、习惯性便秘、小便不通、吐血、鼻出血、肺结核、高脂血症、神经衰弱、老年痴呆症等。

【用量用法】

15 ～ 30 克，煎服。

【配伍应用】

①腰痛，耳鸣，奶少：黄花菜根蒸肉饼或煮猪腰吃。②小便不利，水肿，黄疸，淋病，衄血，吐血：黄花菜根 9 ～ 15 克，水煎服。③月经少，贫血，胎动不安，老年性头晕，耳鸣，营养不良性水肿：摺叶萱草根端膨大体 50 ～ 100 克，炖肉或鸡服。

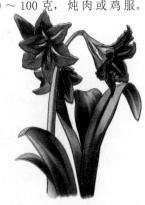

芭蕉根

【来源】

本品为芭蕉科多年生草本植物芭蕉的根茎。

【形态特征】

多年生草本。茎短，通常为叶鞘包围而形成高大的假茎，高约4米。叶长2～3米，宽25～30厘米，基部圆形或不对称，先端钝，表面鲜绿色，有光泽，中脉明显粗大，侧脉平行；叶柄粗壮，长达30厘米。穗状花序顶生，下垂；

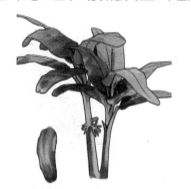

苞片佛焰苞状，红褐色或紫色，每苞片有多数小花，除苞片最下面具3～4不孕花外，其余皆发育。花单性，通常雄花生于花束上部，雌花在下部；花冠近唇形，上唇较长，先端5齿裂，下唇较短，基部为上唇所包；雄花具雄蕊5，离生，伸出花冠；药线形，2室；雌花子房下位3室，花柱1，柱头近头状，光滑。浆果三棱状长圆形，肉质。种子多数。

【生境分布】

多栽培于庭园及农舍附近。分布于长江流域以南的广大地区。

【采收加工】

全年可采。采集后洗净晒干生用，或鲜用。

【性味归经】

甘，大寒。归脾、肝经。

【功能主治】

清热、利尿、止渴、解毒。本品甘寒清利，能使水去肿消，热解渴止毒清，故具清热、利尿、解毒、止渴之功。

【用量用法】

煎服，15～30克，鲜品加倍。外用：适量，捣汁敷、涂。

【配伍应用】

①血崩、白带：芭蕉根250克，瘦猪肉200克，水炖服。②高血压：芭蕉根茎煎汁，或同猪肉煮食。

【使用注意】本品性寒，脾胃虚弱、阴证疮肿忌用。

利尿通淋药

车前子

【别名】

炒车前子。

【来源】

本品为车前科多年生草本植物车前或平车前的干燥成熟种子。

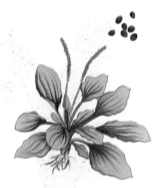

【形态特征】

叶丛生，直立或展开，方卵形或宽卵形，长4～12厘米，宽4～9厘米，全缘或有不规则波状浅齿，弧形脉。花茎长20～45厘米，顶生穗状花序。蒴果卵状圆锥形，周裂。

【生境分布】

生长于山野、路旁、沟旁及河边。分布于全国各地。

【采收加工】

秋季果实成熟时，割取果穗，晒干后搓出种子，筛去果壳杂质。

【性味归经】

甘，寒。归肾、肝、肺经。

【功能主治】

利尿通淋，渗湿止泻，清肝明目，清肺化痰。本品甘寒滑利，利湿清热为功，清利湿热而通淋、止泻；入肺清肺化痰止咳，入肝清肝明目。故能利尿通淋、止泻、明目、化痰。

【用量用法】

15～30克，煎服，宜布包煎。

【配伍应用】

①高血压：车前子9~18克，水煎2次，每日当茶饮。②上消化道出血：车前子30克，大黄120克，煎为200毫升，4~6次服，每4~6小时服1次，首次量加倍。③急慢性细菌性痢疾：炒车前子2份，焦山楂1份。共研细末，每日3次，每次10克，用温开水送服，服药期间忌油腻及生冷食物。④腹泻：炒车前子、枯矾各10克，共研细末备用，每次1~2克，每日2次，饭前冲服，5日为1个疗程。

【使用注意】本品性寒，脾胃虚弱、阴证疮肿忌用。

关木通

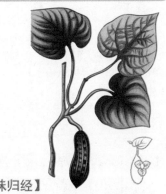

【别名】

苦木通、马木通。

【来源】

本品为马兜铃科藤本植物东北马兜铃的干燥藤茎。

【形态特征】

缠绕性木质大藤本，长达6~14米；外皮呈灰色，有纵皱纹，嫩枝绿色，生白色短柔毛。叶互生；叶柄长6~13厘米，叶片心形；先端钝尖，基部心形，全缘；嫩叶两面密被白色柔毛，老叶仅叶脉疏生白毛。花多单生；花被筒状，弯曲，先端3裂，黄绿色；具紫色条纹，雄蕊6枚，成对贴附于柱头外面；子房下位。蒴果圆柱形或棱状椭圆形，黄褐色，有6条纵脊。种子多数。茎呈长圆柱形，稍扭曲，长1~2米，直径1~6厘米，表面灰黄色或棕黄色，有浅纵沟及棕褐色残余粗皮的斑点。节部略粗稍膨大，体轻，质坚实，不易折断，断面皮部黄白色，质松软，皮部薄，木部黄色，宽广，质硬，满布细小导管的孔洞，呈整齐的轮状排列，近中心则排列紧密且颜色较深，射线多，呈类白色放射状，髓部不明显。摩擦残余粗皮，有樟脑样臭。气微，味苦。

【生境分布】

分布于吉林、辽宁、黑龙江等地。

【采收加工】

秋、冬两季采收，割取茎部，切段，去掉外面糙皮，晒干或烤干，理直，扎捆。

【性味归经】

苦，寒。归心、小肠、膀胱经。

【功能主治】

利尿通淋，通经下乳。本品苦寒，能清心、小肠之热，清利膀胱湿热，故能利尿通淋，兼能通利血脉以通经下乳。

【用量用法】

3~9克，煎服。

【配伍应用】

①脚气肿满：常配伍猪苓、赤茯苓、桑白皮、紫苏、槟榔，如《证治准绳》木通散。②闭经：常与牛膝、当归、红花等药配伍。③乳少、乳汁不通：可用本品3~9克，水煎服；或配伍漏芦、王不留行各9克，黄芪15克，水煎服。也可与王不留行、穿山甲配伍；或与猪蹄炖服。

【使用注意】用量不宜过大。

通草

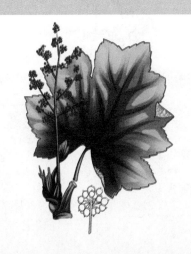

【别名】

白通草、丝通草、方通草、朱通草。

【来源】

本品为五加科灌木植物通脱木的干燥茎髓。

【形态特征】

灌木，高可达6米。茎木质而不坚，中有白色的髓，幼时呈片状，老则渐次充实，幼枝密被星状毛，或稍具脱落性灰黄色绒毛。叶大、通常聚生于茎的上部，掌状

133

分裂，长可达1米，基部心脏形，叶片5～7裂，裂片达于中部或仅为边裂，头锐尖，边缘有细锯齿，上面无毛，下面有白色星状绒毛；叶柄粗壮，长30～50厘米，托叶2，大形，膜质，披针状凿形，基部鞘状抱茎。花小，有柄，多数球状伞形花序排列成大圆锥花丛；苞片披针形；萼不明显；花瓣4，白色，卵形，头锐尖；雄蕊4；花盘微凸；子房下位，2室，花柱2，离生，柱头头状。核果状浆果近球形而扁，外果皮肉质，硬而脆。花期8月，果期9月。

【生境分布】

生长于向阳肥厚的土壤中，或栽培于庭园中。分布于贵州、云南、四川、台湾、广西等地。

【采收加工】

秋季采收，选择生长2～3年的植株，割取地上部分，截成段，趁鲜时取出茎髓，理直，晒干。

【性味归经】

甘、淡，微寒。归肺、胃经。

【功能主治】

清热利湿，通气下乳。本品气味俱薄、淡渗清降，能引热下行而利尿，通气上达而行乳汁，故有清热利湿、通气下乳之功。

【配伍应用】

①小便小利：通草配伍其他药物用于小便小利。②乳汁不下或乳少：通草10克，炮穿山甲、炒王不留行各6克，与猪蹄一对同煎服。③尿路感染：通草15克，滑石20克，冬葵子、石韦各10克，水煎服，每日1剂。

【使用注意】气阴两虚，内无湿热及孕妇慎用。

瞿麦

【别名】

瞿麦穗。

【来源】

本品为石竹科多年生草本植物瞿麦或石竹的干燥地上部分。

【形态特征】

多年生草本，高达1米。茎丛生，直立，无毛，上部2歧分枝，节明显。叶互生，线形或线状披针形，先端渐尖，基部成短鞘状

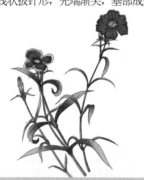

抱茎，全缘，两面均无毛。花单生或数朵集成稀疏歧式分枝的圆锥花序；花梗长达4厘米，花瓣淡红色、白色或淡紫红色，先端深裂成细线条，基部有须毛。蒴果长圆形，与宿萼近等长。

【生境分布】

生长于山坡、田野、林下。分布于河北、四川、湖北、湖南、浙江、江苏等地。

【采收加工】

夏、秋季花果期均可采收。一般在花未开放前采收。割取全株，除去杂草、泥土，晒干。

【性味归经】

苦，寒。归心、小肠、膀胱经。

【功能主治】

利尿通淋，活血通经。本品苦寒清热泄降，能清心、小肠之火，导热下行而利小便，能泄血分之积而活血，故能利尿通淋，活血通经。

【用量用法】

10～15克，煎服。

【配伍应用】

①热淋：与木通、萹蓄、车前子同用，如八正散（《和剂局方》）。②小便淋沥有血：与甘草、栀子等同用，如立效散（《和剂局方》）。

【使用注意】孕妇忌服。

萹蓄

【别名】

萹蓄草。

【来源】

本品为蓼科一年生草本植物萹蓄的干燥地上部分。

【形态特征】

一年生草本，高达50厘米，茎平卧或上升，自基部分枝，有棱角。叶有极短柄或近无柄；叶片狭椭圆形或披针形，顶端钝或急尖，基部楔形，全缘；托叶鞘膜质，下部褐色，上部白色透明，有不明显脉纹。花腋生，1～5朵簇生叶腋，遍布于全植株；花梗细而短，

顶部有关节。瘦果卵形，有3棱，黑色或褐色，生不明显小点。

【生境分布】

生长于路旁、田野。全国大部分地区均产，主要分布于河南、四川、浙江、山东、吉林、河北等地。野生或栽培。

【采收加工】

夏季叶茂盛时采收。割取地上部分，晒干。

【性味归经】

苦，微寒。归膀胱经。

【功能主治】

利尿通淋，杀虫止痒。本品苦微寒，降泄清热，能清利膀胱湿热而通淋，祛皮肤湿热而止痒，并能杀虫。

【用量用法】

煎服，10～30克，鲜品加倍。外用：适量。

【使用注意】 脾虚者慎用。

【配伍应用】

①热淋、石淋：与瞿麦、木通、车前子同用，如八正散（《和剂局方》）。②血淋：与小蓟、大蓟、白茅根等同用。③蛔虫病，蛲虫病，钩虫病：用本品煎汤空腹服，以提高疗效。

地肤子

【来源】

本品为藜科一年生草本植物地肤的干燥成熟果实。

【形态特征】

一年生草本，茎直立，秋后常变为红色。叶互生，线形或披针形，长2～5厘米，宽0.3～0.7厘米，无毛或被短柔毛，全缘，边缘常具少数白色长毛。花两性或雌性，单生或2朵生于叶腋，集成稀疏的穗状花序。种子横生，扁平。

【生境分布】

生长于山野荒地、田野、路旁，栽培于庭园。全国大部分地区有产。

【采收加工】

秋季果实成熟时割取全草，晒干，打下果实，除去杂质。

【性味归经】

苦，寒。归膀胱经。

【功能主治】

清热利湿，止痒。

【使用注意】 恶螵蛸。

【用量用法】

10～15克，煎服。外用：适量。

【配伍应用】

①泌尿系感染对于小便不利，淋漓涩痛，属下焦湿热者：常与猪苓、通草、瞿麦等配伍。②急性肾炎：地肤子15克，配伍荆芥、苏叶、桑白皮、瞿麦、黄柏、车前子各9克，蝉蜕10只，水煎服。③荨麻疹：地肤子30克，加水500毫升，煎至250毫升，冲红糖30克，乘热服下，盖被使出汗。

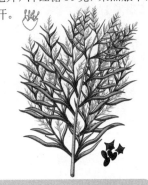

海金沙

【来源】

本品为海金沙科多年生攀援蕨类植物海金沙的干燥成熟的孢子。

【形态特征】

多年生攀援草本。根茎细长，横走，黑褐色蔽栗

褐色，密生有节的毛。茎无限生长；海金沙叶多数生于短枝两侧，短枝长3～8毫米，顶端有被毛茸的休眠小芽。叶2型，纸质，营养叶尖三角形，二回羽状，小羽片宽3～8毫米，边缘有浅钝齿；孢子叶卵状三角形，羽片边缘有流苏状孢子囊穗。孢子囊梨形，环带位于小头。孢子期5～11月。

【生境分布】

生长于阴湿山坡灌丛中或路边林缘。分布于广东、浙江等地。

【采收加工】

立秋前后孢子成熟时采收，过早过迟均易脱落。选晴天清晨露水未干时，割下茎叶，放在衬有纸或布的筐内，于避风处晒干。然后用手搓揉、抖动，使叶背之孢子脱落，再用细筛筛去茎叶即可。

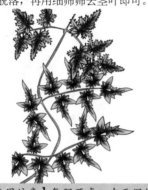

【使用注意】气阴两虚，内无湿热及孕妇慎用。

【性味归经】

甘，寒。归膀胱、小肠经。

【功能主治】

利水通淋。

【用量用法】

6～12克，煎服；宜布包。

【配伍应用】

①胆石症：海金沙、金钱草各30克，柴胡、枳实、法半夏、陈皮各10克，鸡内金、郁金、姜黄、莪术各15克，水煎服。晨起空腹服300毫升，午饭后300毫升。②上呼吸道感染对于感冒发热、扁桃体炎等：以本品配大青叶，煎服。③泌尿系感染、结石对于小便短赤、血尿、淋漓涩痛，单用有效；或与滑石、甘草麦冬配伍，如《证治准绳》海金沙散。也可再配石韦、猪苓、茯苓、泽泻等。④肾盂肾炎：海金沙、一见喜各15克，车前草、马兰根、蒲公英、金钱草、萹蓄各6克，生甘草3克，水煎服。⑤沙石淋：海金沙10克，琥珀40克，芒硝100克，硼砂20克，共研细末，每服5～10克，每日3次。

灯心草

【别名】

灯草、灯心、朱灯心、灯芯草、灯心炭。

【来源】

本品为灯心草科多年生草本植物灯心草的干燥茎髓。

【形态特征】

多年生草本，高40～100厘米，根茎横走，密生须根，茎簇生，直立，细柱形。叶鞘红褐色或淡黄色，叶片退

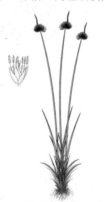

化呈刺芒状。花序假侧生，聚伞状，多花，密集或疏散，花淡绿色，具短柄。蒴果长圆状，先端钝或微凹，长约与花被等长或稍长，内有3个完整的隔膜。

【生境分布】

生长于池旁、河边、稻田旁、水沟边、草地上或沼泽湿处。分布于江苏、四川、云南等地。

【采收加工】

夏末至秋季采收。割取茎部，晒干。去皮取出茎髓，理直，扎成小把。

【性味归经】

甘、淡，微寒。归心、肺、小肠经。

【功能主治】

利尿通淋，清心除烦。本品甘淡渗利，微寒能清，能清利下焦以通淋，导心热下行从小便排出以清心除烦。

【用量用法】

煎服，1.5～2.5克；或入丸、散。治心烦惊痫，朱砂拌用；外用：煅炭。

【配伍应用】

①胃肠型感冒：选胸背反应点，常规消毒，用针柄压上，使之凹陷并将灯心草浸油点燃，迅速点血脉上，随即离开，点处有粟米状伤痕。②流行性出血热急性肾衰：除常规用药外，用灯心草茎髓15克，煮沸后冷却至温热取出，用纱布包裹敷于膀胱区，6～7小时换药1次。

【使用注意】气虚小便不禁者忌服。

石韦

【来源】

本品为水龙骨科多年生常绿草本植物庐山石韦和石韦或有柄石韦的干燥叶片。

【形态特征】

株高10～30厘米，根茎如粗铁丝，横走，密生鳞片。叶近两型，不育叶和能育叶同形，叶片披针形或长圆状披针形，基部楔形，对称。孢子囊群在侧脉间紧密而整齐的排列，初为星状毛包被，成熟时露出，无盖。

【生境分布】

生长于山野的岩石上或树上。分布于长江以南各地。

【采收加工】

全年均可采收，降去根茎及根，晒干或阴干。

【性味归经】

苦、甘，微寒。归肺、膀胱经。

【功能主治】

利水通淋，清肺止咳。本品苦甘微寒，上清肺金下渗膀胱，故有利水通淋、清肺止咳之功。

【用量用法】

煎服，5～10克，大剂量30～60克。

【配伍应用】

①支气管哮喘：4～9岁每日用石韦全草15克，10～15岁30克，16岁以上45克。每30克加水1000毫升，煎成300毫升，趁热加入冰糖30克，分3次服，3日为1个疗程。②急、慢性肾炎及肾盂肾炎：有柄石韦叶2～3克，加水500～1000毫升，每日1剂，分2次服，也可用开水浸泡，当茶饮。

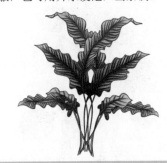

【使用注意】 阴虚及无湿热者忌服。

137

冬葵子

【来源】

本品为锦葵科一年生草本植物冬葵的成熟种子。

【形态特征】

一年生草本，高30～90厘米。茎直立，被疏毛或几无毛。叶互生；掌状5～7浅裂，圆肾形或近圆形，基部心形，边缘具钝锯齿，掌状5～7脉，有长柄。花小，丛生于叶腋，淡红色，小苞片3，广线形；萼5裂，裂片广三角形；花冠5瓣，倒卵形，先端凹入；雄蕊多数，花丝合生；子房10～12室，每室有一个胚珠。果实扁圆形，由10～12心皮组成，果熟时各心皮彼此分离，且与中轴脱离，心皮无毛，淡棕色。

【生境分布】

生长于平原、山野等处。多为栽培。全国各地均有产。

【采收加工】

夏、秋季种子成熟时采收。除去杂质，阴干。

【性味归经】

甘，寒。归大肠、小肠、膀胱经。

【功能主治】

利水通淋，下乳润肠。本品甘寒滑利，能通利膀胱、润滑肠道、疏通乳络，故有利水通淋，下乳润肠之功。

【用量用法】

10～15克，煎服。

【配伍应用】

①肾炎、泌尿系感染、结石对小便不利，淋沥涩痛、水肿等：常与车前子、海金沙、茯苓等配用。②乳腺炎、乳少：乳腺炎初期，乳汁稀少或排乳困难，乳房肿痛，冬葵子30克，水、酒各半煎服，或以本品配砂仁各等量，为末，热酒冲服。

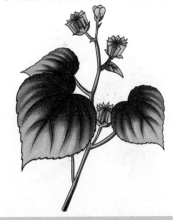

【使用注意】 脾虚肠滑者忌用。孕妇慎用。

赤小豆

【别名】

赤豆、红小豆。

【来源】

本品为豆科一年生草本植物赤小豆或赤豆的干燥成熟种子。

【形态特征】

为两种豆科植物的种子。赤小豆种

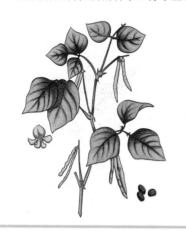

子呈圆柱形而稍扁，两端较平截或钝圆，长5～8毫米，直径2～4毫米；表面紫红色或暗红紫色，少棕黄色，平滑，无光泽或微有光泽，种脐白色，线形突起，偏向一端，约为全长的2/3，中间凹陷成纵沟。背面有一条不明显的棱脊。质坚硬，不易破碎。破开后可见乳白色肥厚的子叶两枚，胚根细长，弯曲一端。气微、味微甘，嚼之有豆腥味。赤豆种子矩圆形，两端圆钝或平截，长5～8毫米，直径4～6毫米。种皮赤褐色或稍淡，平滑有光泽，种脐位于侧缘上端，白色，不明显突出，不凹陷；其他性状与赤小豆相似。

【生境分布】

分布于广东、广西、江西等地。

【采收加工】

秋季果实成熟而未开裂时拔取全株，晒干，打下种子，除去杂质，再晒干。

【性味归经】

甘、酸，平。归心、小肠经。

【功能主治】

利水消肿，解毒排脓。本品性善下行，内能通利水道以利水消肿；外可清血分热毒而解毒消肿。

【用量用法】

10～30克，煎服。外用：适量。

酢浆草

【来源】

本品为酢浆草科多年生草本植物酢浆草的全草。

【形态特征】

酢浆草多年生草本。茎匍匐或斜升，多分枝，长达50厘米，上被疏长毛，节节生根。叶互生，掌状复叶，叶柄长

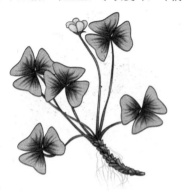

2.5～5厘米；托叶与叶柄连生，形小；小叶3枚，倒心脏形，长达5～10毫米，无柄。花1至数朵成腋生的伞形花序，花序柄与叶柄等长；苞片线形；萼片5，花瓣5，黄色，倒卵形；雄蕊10，花丝下部联合成筒；子房心皮5，5室，花柱5，离生，柱头头状。蒴果近圆柱形，长1～1.5厘米，有5棱，被柔毛，熟时裂开将种子弹出。种子小，扁卵形，褐色。花期5～7月。

【生境分布】

生长于耕地、荒地或路旁。全国各地均有分布。

【性味归经】

酸，寒。归大肠、小肠经。

【功能主治】

清热利湿，凉血散瘀，消肿解毒。

【用量用法】

煎服6～12克，鲜品30～60克。外用：适量。

【配伍应用】

①水泻：酸浆草9克，加红糖蒸服。②痢疾：酢浆草研末，每服15克，开水送服。③湿热黄疸：酢浆草50～75克，水煎2次，分服。

【使用注意】孕妇忌用。

蛇葡萄

【来源】

本品为蛇葡萄科木质藤本植物蛇葡萄的茎叶。

【形态特征】

藤本。茎具皮孔；幼枝被锈色短柔毛，卷须与叶对生，二叉状分枝。单叶互生；叶柄长1～4.5厘米，有锈色短柔毛；叶片心形或心状卵形，长5～12厘米，宽5～8厘米，顶端不裂或具不明显3浅裂，侧裂片小，先端钝，基部心形，上面绿色，下面淡绿色，两面均被锈色短柔毛，边缘有带小尖头的浅圆齿；基出脉5条，侧脉4对，网脉在背面稍明显。花两性，二歧聚伞花序与叶对生，长2～6厘米，被锈色短柔毛，总花梗长1～3厘米；花白绿色，有长约2毫米的花梗，基部有小苞片；花萼盘状，5浅裂，裂片有柔毛；花瓣5，分离，外被柔毛；雄蕊5，与花瓣对生；子房扁球形，被杯状花盘包围。浆果球形，幼时绿色，熟时蓝紫色，直径约8毫米。花期6月，果期7～10月。

【生境分布】

生长于海拔300～1200米的山谷疏林或灌丛中。分布于辽宁、河北、山西、山东、浙江、广东等地。

【采收加工】

秋季采收，除去杂质，干燥。

【性味归经】

甘，平。归心、肝、肾经。

【功能主治】

利尿通淋，止血。

【用量用法】

30～60克，煎服。外用：适量，煎水洗。

【配伍应用】

①慢性肾炎：山葡萄叶粉15克，放鸭蛋白内搅匀，用茶油煎炒；另取山葡萄枝30克煎汤，以一部分代茶，与上述炒蛋白配合内服，另一部分洗擦皮肤。②小便不利涩痛，肝炎，胃热呕吐，风湿性关节炎：野葡萄藤50～100克，煎服。

利湿退黄药

金钱草

【别名】

过路黄、大金钱草。

【来源】

本品为报春花科多年生草本植物过路黄的干燥全草。

【形态特征】

多年生草本，无毛或微被毛；茎细长，绿色或带紫红色，匍匐地面生长。叶片、花萼、花冠及果实均具点状及条纹状的黑色腺体。单叶对生，叶片心脏形或卵形，全缘，仅主脉明显；单生于叶腋。花梗长达叶端，萼片线状披针形，花冠长约萼片的两倍，黄色。蒴果球形，种子边缘稍具膜翅。

【生境分布】

生长于山坡路旁、沟边以及林缘阴湿处。江南各省（区）均有分布。

【采收加工】

夏、秋两季采收，除去杂质，晒干。

【性味归经】

甘、淡，微寒。归肝、胆、肾、膀胱经。

【功能主治】

除湿退黄，利尿通淋，解毒消肿。本品甘淡渗利，微寒清热，能清利肝胆及下焦湿热，故有除湿退黄、利尿通淋、解毒消肿之功。

【用量用法】

30～60克，煎服，鲜品加倍。外用：适量。

【配伍应用】

①黄疸型肝炎：金钱草、茵陈、虎杖各9克，紫金牛15克，仙鹤草12克，水煎服，每日1剂；或用金钱草配公英、板蓝根各30克，每日1剂。②泌尿系结石：金钱草30克，海金沙6克，生鸡内金4.5克（研末），石韦、瞿麦各15克，冬葵子10克，煎服。③肝胆管结石（泥沙型）：金钱草5～10克，茵陈50克，苍术、厚朴、栀子、郁金各9克，陈皮、甘草各6克，水煎2次分服。

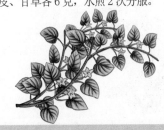

【使用注意】 凡阴疽诸毒、脾虚泄泻者，忌捣汁生服。

虎杖

【别名】

虎杖根、阴阳莲。

【来源】

本品为蓼科多年生草本植物虎杖的根茎和根。

【形态特征】

本品多为圆柱形短段或不规则厚片，长1～7厘米，直径0.5～2.5厘米。外皮棕褐色，有明显的纵皱纹、须根和点状须根痕。切面皮部较薄，木部宽广，棕黄色，射线放射状，皮部与木部较易分离。根茎髓中有隔或呈空洞状。质坚硬。气微，味微苦、涩。

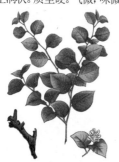

【生境分布】

生长于疏松肥沃的土壤，喜温和湿润气候，耐寒、耐涝。分布于江苏、江西、山东、四川等地。

【采收加工】

春、秋两季采挖，除去须根，洗净，趁鲜切短段或厚片，晒干。

【性味归经】

苦，寒。归肝、胆、肺经。

【功能主治】

利胆退黄，清热解毒，活血祛瘀，祛痰止咳。本品苦寒清泄，能祛肝、胆、肺诸经之热、湿、瘀等实邪，故有利胆退黄、清热解毒、活血祛瘀、祛痰止咳之功。

【用量用法】

10～30克，煎服。外用：适量。

【配伍应用】

①烧烫伤：虎杖、虎杖鞣质及虎杖复方的多种制剂作为烧伤创面用药，具有促进结痂、抗感染等作用，能减少伤面渗出，防止水分及电解质丢失，加快创面愈合。②上消化道出血：虎杖研粉口服，每次4克，每日2～3次。③新生儿黄疸：50%虎杖糖浆，每次5毫升，每日2次喂服。④肺炎：虎杖根洗净切片，鲜品1000克，或干品500克，加水5000毫升，煎至1000毫升，口服；每次50～100毫升，每日2～3次，体温降至正常，症状好转即酌情减量，全肺部炎症完全吸收时停药。

【使用注意】孕妇忌服。

垂盆草

【来源】

本品为景天科多年生肉质草本植物垂盆草的全草。

【形态特征】

多年生肉质草本，不育枝匍匐生根，结实枝直立，长10～20厘米。叶3片轮生，倒披针形至长圆形，长15～25毫米，宽3～5毫米，顶端尖，基部渐狭，全缘。聚伞花序疏松，常3～5分枝；花淡黄色，无梗；萼片5，阔披针形至长圆形，长3.5～5毫米，顶端稍钝；花瓣5，披针形至长圆形，长5～8毫米，顶端外侧有长尖头；雄蕊10，较花瓣短；心皮5，稍开展。种子细小，卵圆形，无翅，表面有乳头突起。花期5～6月，果期7～8月。

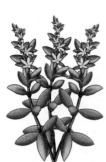

【生境分布】

生长于山坡岩石上或栽培。全国各地均产。

【采收加工】

夏、秋两季采收。除去杂质，切段，晒干。

【性味归经】

甘、淡、微酸，凉。归心、肝、胆、小肠经。

【功能主治】

利湿退黄，清热解毒。本品甘淡渗利，微寒清热，清利肝胆湿热以利湿退黄，清热以解毒。

【用量用法】

15～30克，煎服，鲜品加倍。外用：适量。

【配伍应用】

①湿热黄疸：与虎杖、茵陈等同用。②痈肿疮疡：可单用内服或外敷；或配野菊花、紫花地丁、半边莲等药同用。③咽喉肿痛：与山豆根同用。④毒蛇咬伤：与白花蛇舌草、鱼腥草合用。⑤烫伤，烧伤：可鲜品捣汁外涂。

【使用注意】脾胃虚寒者慎服。

第八章 温里药

附子

【别名】

生附子、制附子、熟附子、淡附子、咸附子、黑附片、白附片、炮附子。

【来源】

本品为毛茛科植物乌头的子根的加工品。

【形态特征】

本植物为多年生草本，高60～150厘米。主根纺锤形至倒卵形，中央的为母根，周围数个子根（附子）。叶片五角形，3全裂，中央裂片菱形，两侧裂片再2深裂。总状圆锥花序狭长，密生反曲的微柔毛；萼片5，蓝紫色（花瓣状），上裂片高盔形，侧萼片近圆形；花瓣退化，其中两枚变成蜜叶，紧贴盔片下有长爪，距部扭曲；雄蕊多数分离，心皮3～5，通常有微柔毛。蓇葖果，种子有膜质翅。根呈瘦长圆锥形，中部多向一侧膨大，顶端有残存的茎基，长2～7.5厘米，直径1.5～4厘米。外表棕褐色，皱缩不平，有瘤状侧根及除去子根后的痕迹。

【生境分布】

生长于山地草坡或灌木丛中。分布于四川，湖北、湖南等省也有栽培。

【采收加工】

6月下旬至8月上旬采挖，除去母根、须根及泥沙，习称"泥附子"，加工成下列品种：选择个大、均匀的泥附子，洗净，浸入食用胆巴的水溶液中，过夜，再加盐，继续浸泡，每日取出晒晾，并逐渐延长晾晒时间，直到附子表面出现大量结晶盐粒（盐霜）、体质变硬为止，习称"盐附子"。取泥附子，按大小分别洗净，浸入食用胆巴的水溶液中数日，连同浸液煮至透心，捞出，水漂，纵切成约0.5厘米的厚片，再加水浸漂，用调色液使附片染成浓茶色，取出，蒸到出现油面、光泽后，烘至半干，再晒干或继续烘干，习称"黑附片"。选择大小均匀的泥附子，洗净，浸入食用胆巴的水溶液中数日，连同浸液煮至透心，捞出，剥去外皮，纵切成约0.3厘米的薄片，用水浸漂，取出，蒸透，晒至半干，以硫磺熏后晒干，习称"白附片"。

【性味归经】

辛、甘，大热。有毒。归心、肾、脾经。

【功能主治】

回阳救逆，补火助阳，散寒止痛。本品辛散甘补，性热燥烈，能上助心阳，中温脾阳，下补肾阳益火，又能散在里之寒邪而止痛，尤为回阳救逆之要药。故有回阳救逆，补火助阳，散寒止痛之效。

【用量用法】

3～15克，煎服，宜先煎0.5～1小时，至口尝无麻辣感为度。

【配伍应用】

①寒邪入里，直中三阴而见四肢厥冷，恶寒蜷卧，吐泻腹痛，脉沉迟无力或无脉者：与干姜、人参、肉桂同用，如回阳急救汤（《伤寒六书》）。②肾阳不足，命门火衰所致阳痿滑精、宫寒不孕、腰膝冷痛、夜尿频多者：配肉桂、熟地、山茱萸等，如右归丸（《景岳全书》）。③脾肾阳虚、寒湿内盛所致脘腹冷痛、大便溏泻等：配白术、党参、干姜等，如附子理中汤（《和剂局方》）。

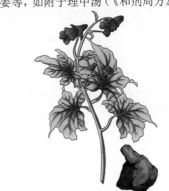

【使用注意】本品辛热燥烈，凡阴虚阳亢及孕妇忌用。反半夏、瓜蒌、贝母、白蔹、白及。因有毒，内服须经炮制。若内服过量，或煮煎方法不当，可引起中毒。

干姜

【别名】

淡干姜、白干姜。

【来源】

本品为姜科植物姜的干燥根茎。

【形态特征】

本品呈扁平块状，长3～6厘米。表皮皱缩，灰黄色或灰棕色。质硬，断面粉性和颗粒性，白色或淡黄色，有黄色油点散在。气香，味辣。去皮干姜表面平坦，淡黄白色。

【生境分布】

生长于阳光充足、排水良好的沙质地。分布于四川、广东、广西、湖北、贵州、福建等地。

【采收加工】

冬季采挖，除去须根及泥沙，晒干或低温干燥。

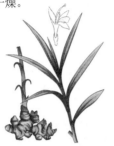

【性味归经】

辛，热。归脾、胃、心、肺经。

【功能主治】

温中散寒，回阳通脉，温肺化饮。本品辛热燥烈，为温中散寒之主药。又回阳通脉，温肺化饮。

【用量用法】

3～10克，煎服。

【配伍应用】

①慢性支气管炎、肺气肿、支气管哮喘，症见咳嗽、痰稀多白沫，证属肺寒者：常与细辛、五味子、茯苓、甘草同用，如《金匮要略》苓甘五味姜辛汤；或与细辛、五味子、法半夏、炙甘草、麻黄、桂枝、白芍同用，如《伤寒论》小青龙汤。②口腔炎：姜柏散（干姜、黄柏等份研细）外用于口腔炎，初时流涎，疼痛加剧，后即痛止。结合辨证分型，内服凉膈散加减，加味导赤散等，甘露饮加减。

【使用注意】阴虚内热，血热妄行者忌用。孕妇慎用。

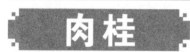

肉桂

【别名】

桂心、桂皮、油桂、官桂。

【来源】

本品为樟科植物肉桂的干燥树皮。

【形态特征】

常绿乔木，树皮灰褐色，幼枝多有4棱。叶互生，叶片革质长椭圆形或近披针形，先端尖，基部钝，全缘，3出脉于背面明显隆起。圆锥花序腋生或近顶生，花小白色，花被6片，能育雄蕊9，子房上位，胚珠1枚。浆果椭圆形，长1厘米，黑紫色，基部有浅杯状宿存花被。企边桂：呈槽状或卷筒状，长30～40厘米，宽或直径为3～10厘米，厚2～8毫米。外表面灰棕色，有不规则的细皱纹及横向突起的皮孔，有时可见灰白色的地衣斑；内表面红棕色，较平滑，有细纵纹，用指甲刻划可见油痕。

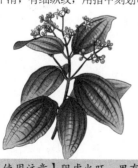

质硬而脆，易折断，断面不平坦，外侧呈棕色而较粗糙，内侧红棕色而油润，中间有一条黄棕色的线纹。有浓烈的特殊香气，味甜、辛。板桂：外皮粗糙，呈平板状。油桂：长30～40厘米，宽6～10厘米，两边微卷，外表栓皮较细，含油较多，余同企边桂。油桂通：呈圆筒状，长约33厘米，直径1.5～3厘米，厚0.1～0.3厘米。外皮灰棕色，有细小皮孔或有地衣斑，香气稍差，余同企边桂。

【生境分布】

多为栽培。分布于广东、海南、云南等地。

【采收加工】

多于秋季剥取，刮去栓皮，阴干。

【性味归经】

辛、甘，热。归脾、肝、肾、心经。

【功能主治】

补火助阳，散寒止痛，温经通脉。本品辛散甘补，大热温通，能补命门之火，引火归元而益阳消阴，又温助脾阳、散寒邪、通经脉，故有之效。

【用量用法】

2～5克，煎服，宜后下或焗服；研末冲服，每次1～2克。

【配伍应用】

①胃肠功能紊乱、消化不良、慢性肠炎对于肾阳不足，脾胃虚寒，症见畏寒肢冷，食少便溏、完谷不化者：常配伍附子、干姜、肉豆蔻、木香、丁香、茯苓，如《三因方》桂苓丸。②支气管哮喘：肉桂粉1克，加入无水酒精10毫升，静置10小时后取上清液0.15～0.3毫升，加2%普鲁卡因至2毫升混匀，注入两侧肺俞穴，每穴0.1毫升。此法对心脏机能代偿不全及高衰竭患者忌用。

【使用注意】阴虚火旺，里有实热，血热妄行者及孕妇忌用。畏赤石脂。

高良姜

【别名】

良姜。

【来源】

本品为姜科植物高良姜的干燥根茎。

【形态特征】

多年生草本，高30～110厘米，根茎棕红色或紫红色。叶互生，叶片线状披针形，先端渐尖或尾尖，基部渐窄，全缘或具不明显的疏钝齿，两面颓净；叶鞘开放抱茎，叶舌膜质，长达3厘米，棕色。总状花序顶生，花序轴被绒毛，小苞片极小，花萼先端不规则3浅圆裂，外被短毛；花冠管漏斗状。蒴果球形，不开裂，被绒毛，熟时橙红色。

【生境分布】

生长于山坡、旷野的草地或灌木丛中。分布于广东、广西、中国台湾等地。

【采收加工】

夏末秋初采挖生长4～6年的根茎，除去地上茎、须根及残留鳞片，洗净，切段，晒干。

【性味归经】

辛，热。归脾、胃经。

【功能主治】

散寒止痛，温中止呕。本品辛热散寒，专祛脾胃之寒邪，故有温中散寒、止呕、止痛之效。

【用量用法】

3～10克，煎服；研末服，每次3克。

【配伍应用】

①花斑癣：高良姜50克，75％的酒精250毫升，混合浸泡7天备用。用时涂擦患处，每日2次，涂擦后有隐刺痛，几分钟后自行消失。②霍乱吐泻腹痛：将高良姜火炙焦香。用250克的酒1升，煮沸，顿服。

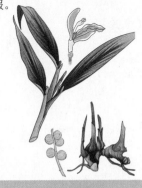

【使用注意】 阴虚有热者忌服。

胡椒

【别名】

黑胡椒、白胡椒。

【来源】

本品为胡椒科植物胡椒的干燥近成熟果实或成熟果实。

【形态特征】

常绿藤本。茎长达5米许，多节，节处略膨大，幼枝略带肉质。叶互生，叶柄长1.5～3厘米，上面有浅槽；叶革质，阔卵形或卵状长椭圆形，长8～16厘米，宽4～7厘米，先端尖，基部近圆形，全缘，上面深绿色，下面苍绿色，基出脉5～7条，在下面隆起。花单性，雌雄异株，成为杂性，成穗状花序，侧生茎节上；总花梗与叶柄等长，花穗长约10厘米；每花有一盾状或杯状苞片，陷入花轴内，通常具侧生的小苞片；无花被；雄蕊2，花丝短，花药2室；雌蕊子房圆形，1室，无花柱，柱头3～5枚，有毛。浆果球形，直径4～5毫米，稠密排列，果穗圆柱状，幼时绿色，熟时红黄色。种子小。花期4～10月，果期10月至次年4月。

【生境分布】

生长于荫蔽的树林中。分布于海南、广东、广西、云南等地。

【采收加工】

秋末至次春果实呈暗绿色时采收，晒干，为黑胡椒；果实变红时采收，水浸，擦去果肉，晒干，为白胡椒。

【性味归经】

辛，热。归胃、大肠经。

【功能主治】

温中止痛，下气消痰。本品辛热，温中散寒以止痛，中焦无寒则升降有序而气下痰消，故有温中止痛、下气消痰之功。

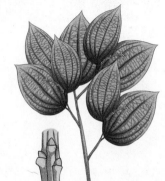

【用量用法】

2～4克，煎服；0.5～1克，研末服。外用：适量。

【配伍应用】

①慢性肠炎、胃炎（用于胃寒呕吐、食少、腹痛、泄泻等）：与高良姜、荜茇等配用；也可单用本品研末置膏药中

小茴香

【别名】

茴香、谷茴香。

【来源】

本品为伞形科植物茴香的干燥成熟果实。

【形态特征】

多年生草本，高1～2米，全株有香气。茎直立，有纵棱。叶互生，三至四回羽状全裂，裂片丝状线形；叶柄基部鞘状抱茎。复伞形花序顶生；花小、黄色。双悬果，每分果有5纵棱。本品呈小圆柱形，两端稍尖，长3～5毫米，径2毫米左右，基部有时带细长的小果柄，顶端有黄褐色柱头残基，新

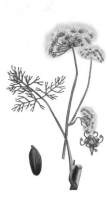

敷贴脐部。②子宫脱垂：白胡椒、附片、肉桂、白芍、党参各20克，研末加红糖60克，和匀分30包，每日早晚各服1包（服药前先饮少量酒），15日为1个疗程。③小儿消化不良性腹泻：白胡椒1克，研粉，加葡萄糖粉1克。混匀，1岁以下每次服0.3～0.5克；3岁以上每次服0.5～1.5克（一般不超过2克），每日3次。连服1～3日为1个疗程。

品黄绿色至棕色，陈品为棕黄色。分果容易分离，背面有5条略相等的果棱，腹面稍平；横切面略呈五角形。

【生境分布】

全国各地均有栽培。我国南北各地均有栽培。

【采收加工】

秋季果实初熟时采割植株，晒干，打下果实，除去杂质。

【性味归经】

辛，温。

【功能主治】

温肾暖肝；行气止痛；和胃。主寒疝腹痛，睾丸偏坠，脘腹冷痛，食少吐泻，胁痛，肾虚腰痛，痛经。

【用量用法】

3～6克，煎服。外用：适量。

【配伍应用】

①闪挫腰痛：小茴香，为末，酒服3～5克。②嵌闭性小肠疝：小茴香10～15克（小儿酌减），开水冲汤，乘热顿服，如15～30分钟后不见效，同量再服1次；或成人3～6克（小儿酌减），开水冲汤服，间隔10分钟后，同量再服1次，服后仰卧40分钟，下肢并拢，膝关节半屈曲。③肠绞痛、睾丸和附睾肿痛：小茴香、木香各3克，川楝子、白芍各12克，黄柏9克，槟榔6克，生苡米25克，水煎服，也可用于睾丸鞘膜积液。

丁香

【别名】

公丁香、丁子香、母丁香。

【来源】

为桃金娘科植物丁香的干燥花蕾。

【形态特征】

常绿乔木，高达12米。单叶对生，革质，卵状长椭圆形至披针形，长5～12厘米，宽2.5～5厘米，先端尖，全缘，基部狭窄，侧脉平行状，具多数透明小

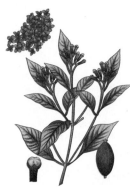

油点。花顶生，复聚伞花序；萼筒先端4裂，齿状，肉质。花瓣紫红色，短管状，具4裂片，雄蕊多数，成4束与萼片互生，花丝丝状；雄蕊1枚，子房下位，2室，具多数胚珠，花柱锥状，细长。浆果椭圆形，长2.5厘米，红棕色。顶端有宿萼。稍似鼓槌状，长1～2厘米，上端蕾近似球形，下端萼部类

圆柱形而略扁，向下渐狭。表面呈红棕色或暗棕色，有颗粒状突起，用指甲刻划时有油渗出。萼片4，三角形，肥厚，外入，花瓣4，膜质，黄棕色，覆瓦状抱合成球形，花瓣内有多数向内弯曲的雄蕊。质坚而重，入水则萼管垂直下沉。香气浓郁，味辛辣，后有微麻舌感。

【生境分布】

生长于路边、草坪或向阳坡地或与其他花木搭配栽植在林缘。主要分布于坦桑尼亚、马来西亚、印度尼西亚，我国海南省也有栽培。

【采收加工】

于9月至次年3月，花蕾由绿转红时采收，晒干。

【性味归经】

辛，温。归脾、胃、肾经。

【功能主治】

温中降逆，散寒止痛，温肾助阳。本品辛散温通，

入脾胃，温中焦降胃气，寒凝散而痛疼止；入肾经，温下焦而助肾阳。故有温中降逆，散寒止痛，温肾助阳之效。

【用量用法】

1.5～6克，煎服，或入丸、散。

【配伍应用】

①慢性胃炎呕吐：丁香、柿蒂各3克，党参12克，生姜6克，水煎服。②头痛：公丁香3粒，细辛0.9克，瓜蒂7个，赤小豆7粒，冰片0.2克，麝香0.1克，共为细末，取黄豆大药末放入患侧鼻腔。③妊娠剧吐：丁香15克，半夏20克，共为细末，以生姜30克煎浓汁调成糊状，取适量涂敷脐部并用胶布固定。1日后呕吐渐止，再敷3日纳食如常。

【使用注意】畏郁金。

荜茇

【别名】

荜拨。

【来源】

本品为胡椒科植物荜茇的干燥未成熟或成熟果穗。

【形态特征】

多年生攀援藤本，茎下部匍匐，枝有粗纵棱，幼时密被粉状短柔毛。单叶互生，叶柄长短不等，下部叶柄最长，顶端近无柄，中部长1～2厘米，密被毛；叶片卵圆形或卵状长圆形，长5～10厘米，基部心形，全缘，脉5～7条，两面脉上被短柔毛，下面密而显著。花单性异株，穗状花序与叶对生，无花被；雄花序长约5厘米，直径3毫米，花小，苞片1，雄蕊2；雌花序长约2厘米，于果期延长，花的直径不及1毫米，子房上位，下部与花序轴合生，无花柱，柱头3。浆果卵形，基部嵌于花序轴并与之结合，顶端有脐状突起。果穗圆柱状，有的略弯曲，长2～4.5厘米，直径5～8毫米。果穗柄长1～1.5厘米，多已脱落。果穗表面黄褐色至深棕色，由多数细小浆果紧密交错排列聚集而成。小果部分陷于花序轴并与之结合，上端钝圆，顶部残存柱头呈脐状突起，小果略呈球形，被苞片，直径1～2毫米。质坚硬，破开后胚乳白色。有胡椒样香气，味辛辣。

【生境分布】

生长于海拔约600米的疏林中。分布于海南、云南、广东等地。

【采收加工】

9～10月间果穗由绿变黑时采收，除去杂质，晒干。

【性味归经】

辛，热。归胃、大肠经。

【功能主治】

温中散寒。本品辛热，专温散胃肠寒邪，故有温中散寒之效。

【用量用法】

3～6克，内服：煎汤。外用：适量。

【配伍应用】

①头痛、鼻渊、流清涕：荜茇研细末吹鼻。②三叉神经痛：荜茇配伍川芎治疗三叉神经痛有增效协同作用。③牙痛：荜茇10克，细辛6克，每日1剂，水煎漱口，每日漱3～5次，每次漱口10～20分钟，不宜内服。

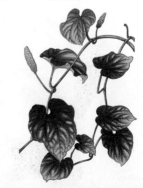

【使用注意】阴虚火旺者忌内服。

毕澄茄

【别名】

荜澄茄。

【来源】

本品为樟科植物山鸡椒的干燥成熟果实。

【形态特征】

常绿攀援性藤本，茎长约6米。叶

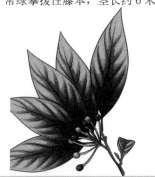

互生，叶片椭圆状卵形或长卵形，先端渐尖，基部圆形或斜心脏形，全缘，两面均光滑无毛。花单性，雌雄异株，成单生的穗状花序，花小，白色，无花被。核果球形，直径约5毫米，黑褐色。

【生境分布】

生长于向阳丘陵和山地的灌木丛或疏林中。分布于广东、广西、四川、湖南、湖北等地。

【采收加工】

秋季果实成熟时采收，除去杂质，晒干。

【性味归经】

辛，温。归脾、胃、肾、膀胱经。

【功能主治】

温中散寒，行气止痛。本品味辛行散性温胜寒温通，既可暖脾胃而行滞气，又长于散寒而止痛。故有温中散寒，行气止痛之效。

【用量用法】

2～5克，煎服。

【配伍应用】

牙痛：用捣碎的荜澄茄放于患齿即可止痛。

【使用注意】 辛温助火，阴虚有热及热证忌用。

山奈

【别名】

三奈、山奈根。

【来源】

本品为姜科植物山奈的干燥根茎。

【形态特征】

多年生宿根草本。块状根茎，单生或数枚连接，淡绿色或绿白色，芳香；根粗壮。无地上茎。叶2枚，几无柄，平卧地面上；圆形或阔卵形，长8～15厘米，宽5～12厘米，先端急尖或近钝头，基部阔楔形或圆形，质薄，绿色，有时叶缘及尖端有紫色渲染；叶脉10～12条；叶柄下延成鞘，

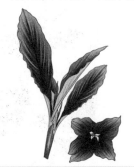

长1～5厘米。穗状花序自叶鞘中出生，具花4～12朵，芳香；苞片披针形，绿色，长约2.5厘米，花萼与苞片等长；花冠管细长，长2.5～3厘米；花冠裂片狭披针形，白色，长1.2～1.5厘米；唇瓣阔大，径约2.5厘米，中部深裂，2裂瓣顶端各微凹白色，喉部紫红色；侧生的退化雄蕊花瓣状，倒卵形，白色，长约1.2厘米；药隔宽，顶部与方形冠筒连生；子房下位，3室，花柱细长，基部具二细长棒状附属物，柱头盘状，具缘毛。果实为蒴果。花期8～9月。

【生境分布】

分布于我国台湾、广东、广西、云南等地。

【采收加工】

冬季采挖，洗净，除去须根，切片，晒干。

【性味归经】

辛，温。归胃经。

【功能主治】

温中行气，健胃止痛。本品辛行温通，专入胃经，故有温中行气，健胃止痛之效。

【用量用法】

3～6克，内服：煎汤。外用：适量。

【配伍应用】

①腹冷痛：山奈、丁香、当归、甘草各等份，为末，醋糊丸，梧子大。每服30丸，酒下。②一切牙痛：山奈子二钱（用面裹煨热），麝香半钱，为细末，每用三字，口噙温水，随牙痛处一边鼻内搐之，漱水吐去，便可。

【使用注意】 阴虚血亏、胃有郁火者忌用。

吴茱萸

【别名】

吴萸、川吴萸、吴萸子、炙吴萸、常吴萸、杜吴萸、淡吴萸。

【来源】

本品为芸香科植物吴茱萸、石虎或疏毛吴茱萸的干燥将近成熟果实。

【形态特征】

灌木或小乔木，全株具臭气，幼枝、叶轴及花序轴均被锈色长柔毛。叶对生，单数羽状复叶，小叶5～9，椭圆形至卵形，全缘或有微小钝锯齿，两面均密被长柔毛，有粗大腺点。花单性，雌雄异株；聚伞状圆锥花序顶生，花白色，5数。蓇葖果，成熟时紫红色，表面有粗大的腺点；每心皮具种子1枚。果实略呈扁球形，直径2～5毫米。表面绿黑色或暗黄绿色，粗糙，有多数凹下细小油点，顶平，中间有凹窝及5条小裂缝，有的裂成5瓣。基部有花萼及短果柄，果柄蜜生毛茸。

【生境分布】

生长于温暖地带路旁、山地或疏林下。多为栽培。分布于贵州、广西、湖南、云南、四川、陕西南部及浙江等地。以贵州、广西产量较大，湖南常德产者质量佳。

【采收加工】

7～10月果实将近成熟呈茶绿色时采收，如过早则质嫩，过迟则果实开裂，均不适宜。将果实采摘后，摊开晒干或晾干，簸去枝梗、杂质即可。

【性味归经】

辛，苦，热；有小毒。归肝、脾、胃、肾经。

【功能主治】

温中止痛，解郁止呕，燥湿。本品辛散苦降，性热燥烈，为厥阴肝经之主药。并上可温脾胃，下可暖肾，故有温中止痛，疏肝下气，燥湿降逆之效。

【用量用法】

1.5～6克，煎服。外用：适量。

【配伍应用】

①子宫无力和出血：每日剂量2～5克，水煎或制成散剂，分3次服。②黄水疮、湿疹及神经性皮炎：吴茱萸、硫磺各等量；同置一碗中，加酒精适量，点燃，不时搅拌，待烧至焦黑再研为细末，用凡士林调成1／10软膏，外搽患处。③神经性头痛、偏头痛对于脾胃虚寒，肝气上逆者：也可用吴茱萸汤。

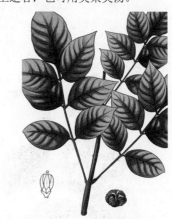

【使用注意】 辛热燥烈之品，易损气动火，不宜多用久服，阴虚有热者忌用。吴茱萸、黄连、生姜均有止呕之功，然吴茱萸治肝火犯胃之呕酸；黄连治胃中实热之呕苦；生姜治胃寒上逆之呕水，三者各有不同。

枳实

【别名】

江枳实、炒枳实。

【来源】

本品为芸香科植物酸橙及其栽培变种或甜橙的幼果。

【形态特征】

枸橘幼果称绿衣枳实，呈圆球形，直径2～3厘米，多横切成半球形。果实表面绿黄色，散有众多小油点及微隆起的皱纹，被有细柔毛。横断面皮厚3～6毫米，外缘外侧散有1～2列棕黄色油点，瓤囊6～8瓣；近成熟的果实内每瓤内有种子数粒，呈长椭圆形；中心柱坚实，宽4～6毫米，约占断面直径的1／6。气香，汁胞味微酸苦。酸橙为酸橙的幼果，完整

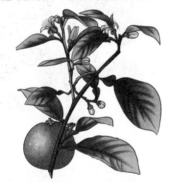

者呈圆球形，直径0.3～3厘米。外表灰绿色或黑绿色，密被多数油点及微隆起的皱纹，并散有少数不规则的黄白色小斑点。顶端微凸出，基部有环状果柄的痕迹。横切面中果皮光滑，淡黄棕色，厚3～7毫米，外果皮下方散有1～2列点状油室，果皮不易剥离；中央褐色，有7～12瓣囊，每瓤内含种子约10粒；中心柱径宽2～3毫米。有强烈的香气，味苦而后微酸。

【生境分布】

生长于丘陵、低山地带和江河湖泊的沿岸。分布于四川、福建、江苏、江西等地。

【采收加工】

5～6月收集自落的果实，除去杂质，自中部横切为两半，晒干或低温干燥，较小者直接晒干或低温干燥。

【性味归经】

苦、辛，微寒。归脾、胃、大肠经。

【功能主治】

破气除痞，化痰消积。本品辛行苦降而燥，性微寒，为脾胃之主药。行气力强，并能行大肠气滞，故有破气除痞、化痰消积之效。

【用量用法】

3～10克，大量可用至30克，煎服。炒后性较平和。

【配伍应用】

①心源性水肿：枳实60克，白术40克，辨证加减，水煎服。②便秘：枳实15克，生白芍30克，生甘草20克，水煎服，每日1剂。③子宫脱垂：枳实、乌梅各10克，研为细末，每日2次，每次5～8克。④心绞痛：枳实适量，捣末服。或配伍瓜蒌、薤白、桂枝，如枳实薤白桂枝汤。

【使用注意】孕妇慎用。

木香

【别名】

广木香、川木香、云木香、煨木香。

【来源】

本品为菊科植物木香或川木香的根。

【形态特征】

多年生草本，高1～2米。主根粗壮，圆柱形。基生叶大型，具长柄，叶片三角状卵形或长三角形，基部心形，边缘具不规则的浅裂或呈波状，疏生短刺；基部下延成不规则分裂的翼，叶面被短柔毛；茎生叶较小呈广椭圆形。头状花序2～3个丛生于茎顶，叶生者单一，总苞由10余

层线状披针形的薄片组成，先端刺状；花全为管状花。瘦果线形，有棱，上端着生一轮黄色直立的羽状冠毛。

【生境分布】

生长于高山草地和灌木丛中。分布于云南、广西者，称为云木香，分布于印度、缅甸者，称为广木香。川木香分布于四川、西藏等地。

【采收加工】

秋、冬两季采挖，除去泥土及须根，切段，大的再纵剖成瓣，干燥后撞去粗皮。

【性味归经】

辛、苦，温。归脾、胃、大肠、胆、三焦经。

【功能主治】

行气止痛。本品辛行苦降温通，芳香气烈而味厚，为脾胃大肠经之主药。又能通行三焦气分，故有行气止痛之效。

【用量用法】

3～10克，煎服。生用行气力强，煨用行气力缓而多用于止泻。

【配伍应用】

①脾胃气滞，脘腹胀痛：可单用本品或配藿香、砂仁等同用，如木香调气散（《张氏医通》）。②脾虚气滞，脘腹胀满、食少便溏：与白术、党参、陈皮等同用，如香砂六君子汤（《时方歌括》）、健脾丸（《证治准绳》）。③脾虚食少，兼食积气滞：可配枳实、砂仁、白术等同用，如香砂枳术丸（《摄生秘剖》）。④泻痢里急后重：常与黄连配伍，如香连丸（《和剂局方》）。

【使用注意】阴虚、津液不足者慎用。

香附

【别名】

制香附、香附子、香附炭、生香附、醋香附。

【来源】

本品为莎草科植物莎草的根茎。

【形态特征】

多年生草本，根茎匍匐，块茎椭圆形，茎三棱形，光滑。叶丛生，叶鞘闭合抱茎。叶片长线形。复穗状花序，顶生，3～10个排成伞状，花深茶褐色，有叶状苞片2～3枚，鳞片2列，排列紧密，每鳞片着生一花，雄蕊3枚，柱头3裂，呈丝状。小坚果长圆倒卵形，具3棱。

【生境分布】

生长于路边、荒地、沟边或田间向阳处。分布于广东、河南、四川、浙江、山东等地。

【采收加工】

秋季采挖，燎去毛须，置沸水中略煮或蒸透后晒干，或燎后直接晒干。

【性味归经】

辛、微苦、微甘，平。归肝、脾、三焦经。

【功能主治】

疏肝理气，调经止痛。本品味辛行散、苦主降泄、甘能缓急。为肝经之主药，肝无郁滞则经调痛止，故有疏肝理气、调经止痛之效。

【使用注意】血虚气弱者不宜单用，阴虚血热者慎服。

【用量用法】

6～12克，煎服。醋炙止痛力增强。

【配伍应用】

①妊娠呕吐：香附10克，黄连6克，竹茹、苏叶、半夏各6～10克，生姜3克，煎2次，混合煎液，先以小量频服，后分2次于饭前服用，服用1～5剂。②偏正头痛：香附子（炒）12克，川芎60克，为末，以茶调服。③尿血：香附子、新地榆各等份，分别水煎，先服香附汤后服地榆汤。④痛经：香附12克，艾叶4克，水煎服。⑤胃、十二指肠溃疡：炒香附、煅牡蛎各60克，炒五灵脂30克，共研末，早晚各服5克，服完后隔5日再服第2剂，2个月为1个疗程。

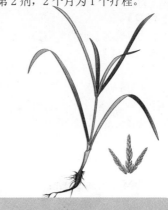

川楝子

【别名】

金铃子、炒川楝。

【来源】

本品为楝科植物川楝的成熟果实。

【形态特征】

核果呈类球形或椭圆形，长1.9～3厘米，直径1.8～3.2厘米。表面棕黄色或棕色，有光泽，具深棕色小点，微有凹陷和皱缩，顶端有点状花柱残痕，基部凹陷处有果柄痕。外果皮革质，与果肉间常成空隙，果肉松软，淡黄色，遇水润湿显黏性。果核类圆形或卵圆形，木质坚硬，两端平截，有6～8条纵棱，内分6～8室，每室含黑棕色长圆形

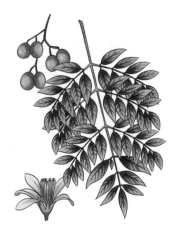

的种子1粒。气特异，味酸、苦。

【生境分布】

生长于丘陵、田边；有栽培。我国南方各地均产，以四川产者为佳。

【采收加工】

冬季果实成熟时采收，除去杂质，干燥。

【性味归经】

苦，寒；有小毒。归肝、胃、小肠、膀胱经。

【功能主治】

行气止痛，杀虫疗癣。本品苦寒降泄，主入肝经以清肝火泄郁热，又燥胃肠湿热，故有行气止痛、杀虫疗癣之效。

【用量用法】

3～10克，煎服。外用：适量。炒用寒性减低。

【配伍应用】

①头癣：苦楝子烤黄研成细末，用熟猪油或凡士林调成50%油膏。用清水洗净疮痂，再用5%～10%明矾水洗1遍，擦干，涂油膏，每日1次，连续10日为1个疗程，一般需用2～3个疗程。②急性乳腺炎：苦楝子捣碎晒干，研细末，每次以苦楝子末15克，红糖100克，用黄酒或开水100～200毫升冲服，每日1～2次，连服2～5次。③胆道蛔虫症：川楝子、乌梅各40克，川椒、黄连各20克，生大黄10克，烘干混合为末，装入胶囊，每粒0.5克，每日3次，每次10～20粒。

【使用注意】本品有毒，不宜过量或持续服用。脾胃虚寒者慎用。

乌药

【别名】

台乌药、乌药片。

【来源】

本品为樟科植物乌药的块根。

【形态特征】

根呈纺锤形，略弯曲，有的中部收缩成连珠状，称乌药珠，长5～15厘米，直径1～3厘米，表面黄棕色或灰棕色，有细纵皱纹及稀疏的细根痕，有的有环状裂纹。质坚硬，不易折断，断面棕白色至淡黄棕色带微红，有放射状纹理（射

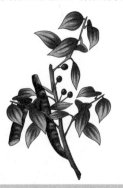

线）和环纹（年轮），中心颜色较深。气芳香，味微苦，辛，有清凉感，以个大、肌壮、质嫩、折断后香味浓郁者为佳。

【生境分布】

生长于向阳山谷、坡地或疏林灌木丛中。分布于浙江、安徽、江西、陕西等地。以浙江天台产者质量最佳。

【采收加工】

全年均可采挖，除去细根，洗净，趁鲜切片晒干，或直接晒干。

【性味归经】

辛，温。归肺、脾、肾、膀胱经。

【功能主治】

行气止痛，温肾散寒。本品辛温行散温通，上可宣通肺气，中可温行脾气，下可温散肾、膀胱寒滞，故有行气止痛，温肾散寒之效。

【用量用法】

生用。内服：煎汤，3～10克；或入丸、散。

【配伍应用】

①小儿夜啼：乌药、僵蚕各10克，雄黄、蝉衣各5克，琥珀3克，青木香6克，研细末，取药末10克，用热米汤调成糊状，涂在敷料上敷脐，每晚换1次，7日为1个疗程。②原发性脾曲综合征：乌药、木香、延胡索、香附、陈皮、制厚朴各10克，砂仁6克，郁金、甘草各5克，每日1剂，水煎服，15日为1个疗程。

【使用注意】气血虚而有内热者不宜服用。

沉香

【别名】

沉香屑、海南沉香。

【来源】

本品为瑞香科植物沉香及白木香含有树脂的木材。

【形态特征】

常绿乔木，高达30米。幼枝被绢状毛。叶互生，稍带革质；具短柄，长约3毫米；叶片椭圆状披针形、披针形或倒披针形，长5.5～9厘米，先端渐尖，全缘，下面叶脉有时被绢状毛。伞形花序，无梗，或有短的总花梗，被绢状毛；花白色，与小花便等长或较短；花被钟形，5裂，裂片卵形，长0.7～1厘米，喉部密被白色绒毛的鳞片10枚，外被绢状毛，内密被长柔毛，花冠管与花被裂片略等长；雄蕊10，着生于花被管上，其中有5枚较长，长卵形，密被柔毛，2室，花柱极短，柱头扁球形。白木香：常绿乔木，植株高达15米。树皮灰褐色；小枝叶柄及花序均被柔毛或夹白色绒毛。叶互生；叶柄长约5毫米；叶片革质，长卵形、倒卵形或椭圆形，长6～12厘米，宽2～4.5厘米，先端渐尖，基部楔形，全缘，两面被疏毛，后渐脱落，光滑而亮。伞形花序顶生和腋生；小花梗长0.5～1.2厘米；花黄绿色，被绒毛；花被钟形，5裂，矩圆形，长约7毫米，宽约4毫米，先端钝圆，花被管喉部有鳞片10枚，密被白色绒毛，长约5毫米，基部连合成一环；雄蕊10，花丝粗壮；子房卵形，密被绒毛。

【生境分布】

生长于中海拔山地、丘陵地。沉香分布于东南亚、印度等地；白木香分布于海南、广东、云南、台湾等地。

【采收加工】

全年均可采收，割取含树脂的木材，除去不含树脂的部分，阴干。

【性味归经】

辛、苦，温。归脾、胃、肾经。

【功能主治】

行气止痛、温中止呕、纳气平喘。本品芳香辛散苦降温通，既温脾胃散寒邪行中焦气滞，又温肾纳气以平喘，故有行气止痛，温中止呕，纳气平喘之功效。

【用量用法】

1～3克，煎服，宜后下；或磨汁冲服；或入丸、散剂，每次0.5～1克。

【配伍应用】

①呕吐、呃逆（对于脾胃虚寒者）：配白豆蔻、紫苏，研末，柿蒂煎汤调下。②婴儿乳滞（用于婴儿过伤乳滞，腹痛胀满，啼哭不止，或伤乳吐泻）：用沉香配伍党参、槟榔、乌药，如《济生方》四磨饮。③支气管哮喘：沉香1.5克，侧柏叶3克，共研细末，在临睡前顿服，可根据病情加减用量。对于实证，也可配葶苈子、杏仁、半夏等；对于肾虚喘促者，可配附子、熟地、五味子。

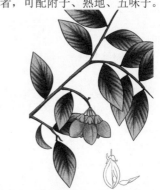

【使用注意】 阴虚火旺、气虚下陷者慎用。

薤白

【别名】

薤白头。

【来源】

本品为百合科植物小根蒜的鳞茎。

【形态特征】

多年生草本，高达70厘米。鳞茎近球形，外被白色膜质鳞皮。叶基生；叶片线形，长20～40厘米，宽3～4毫米，先端渐尖，基部鞘状，抱茎。花茎由叶丛中抽出，单一，直立，平滑无毛；伞形花序密而多花，近球形，顶生；花梗细，长约2厘米；花被6，长圆状披针形，淡紫粉红色或淡紫色；雄蕊6，长于花被，花丝细长；雌蕊1，子房上位，3室，有2棱，花柱线形，细长。果为蒴果。花期6～8月，果期7～9月。

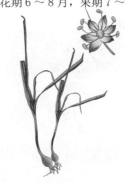

【生境分布】

小根蒜生长于耕地杂草中及山地较干燥处。薤白生长于山地阴湿处。全国各地均有分布。主要分布江苏、浙江等地。

【采收加工】

夏、秋两季采挖，洗净，除去须根，蒸透或置沸水中烫透，晒干。

【性味归经】

辛、苦，温。归肺、胃、大肠经。

【功能主治】

通阳散结，行气导滞。本品味辛行散、味苦降泄，性温质润温通滑利，既通胸阳以散壅结，又行胃肠气滞，故有通阳散结，行气导滞之效。

【用量用法】

5～10克，煎服。

【配伍应用】

①痢疾：薤白、苦参、山楂各15克，当归、木香、甘草各10克，白芍30克，随症加减，水煎服。②室性早搏：薤白12克，丹参30克，苦参20克，红参5克，桂枝9克，随症加减，水煎服。③慢性支气管炎：薤白12克，全瓜蒌15克，半夏、杏仁、射干、紫菀各10克，菖蒲6克，水煎服。

【使用注意】气虚者慎服。

香橼

【别名】

香圆。

【来源】

本品为芸香科植物香橼或枸橼的成熟果实。

【形态特征】

枸橼：常绿小乔木，高2米左右。枝具短而硬的刺，嫩枝幼时紫红色，叶大，互生，革质；叶片长圆形或长椭圆形，长8～15厘米，宽3.5～6.5厘米，先端钝或钝短尖，基部阔楔形，边缘有锯齿；叶柄短而无翼，无节或节不明显。短总状花序，顶生及腋生，花3～10朵丛生，有两性花及雄花之分，萼片5，合生如浅杯状，上端5浅裂；花瓣5，肉质，白色，外面淡紫色；雄蕊约30；雌蕊1，子房上部渐狭，花柱有时宿存。柑果长椭圆形或卵圆形，果顶有乳状突起，纵径10～25厘米，横径5～10厘米，熟时柠檬黄色，果皮粗厚而芳香，瓤囊细小，12～16瓣，果汁黄色，味极酸而苦；种子10枚左右，卵圆形，子叶白色。花期4月，果期8～9月。香橼：常绿乔木，高4～6米。茎枝光滑无毛，无短刺。叶互生，革质，具腺点，叶片长椭圆形，长6～12厘米，宽2～4.5厘米，两端渐尖，全缘或有波状锯齿，上面深绿色，下面淡绿色；叶柄具阔翼，长0.8～2.5厘米，宽0.5～1.5厘米。花单生或簇生，有时成总状花序，芳香；花萼盆状，5裂，裂片三角形；花瓣5，白色，矩圆状倒卵形，表面有阴显的脉纹；雄蕊在25以上，着生于花盘的四周，花丝结合；子房上位，扁圆形，10～12室，每室有胚珠数枚，花柱圆柱形，柱头头状。柑果圆形，成熟时橙黄色，表面特别粗糙，果汁无色，味酸苦。花期4～5月，果期10～11月。

【生境分布】

生长于沙壤土，比较湿润的环境。分布于浙江、江苏、广东、广西等地。

【采收加工】

秋季果实成熟时采收，趁鲜切片，晒干或低温干燥。香橼也可整个或对剖两瓣后，晒干或低温干燥。

【性味归经】

辛、微苦、酸，温。归肝、脾、胃、肺经。

【功能主治】

疏肝解郁，理气宽中，燥湿化痰。本品辛行苦燥而泄温通，既能疏理肝郁，又能行脾胃气滞，还能燥化肺中痰湿。故有疏肝解郁，理气宽中，燥湿化痰之效。

【用量用法】

3～10克，煎服。

【配伍应用】

①肝郁胸胁胀痛：常配郁金、柴胡、佛手等同用。②脾胃气滞之脘腹胀痛，嗳气吞酸，呕恶食少：与砂仁、木香、藿香等同用。③痰多、咳嗽、胸闷等：常配伍半夏、生姜、茯苓等。

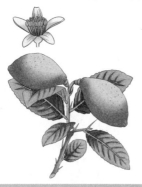

【使用注意】阴虚血燥及孕妇气虚者慎服。

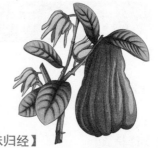

佛手

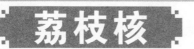（标题装饰）

【别名】

佛手柑、佛手片。

【来源】

本品为芸香科植物佛手的果实。

【形态特征】

鲜佛手下部圆形，近柄处略窄，有残留果柄或柄痕。上部分枝，为圆柱形，似手指状，屈伸不一，长短参差，一般长 12～16 厘米，顶端稍尖或扭曲。外皮绿褐色或橙黄色，有纵横不整的深皱及稀疏的疣状突起，较平坦的地方可见到细密的窝点，皮厚 1～4 毫米，内面果肉类白色或黄白色，中心有两条纵行筋络状条纹，直达顶端，质较软而韧，气芳香，味酸苦。佛手片商品多将果皮纵切成薄片，形状大小不一，有的呈指状分枝，常皱缩或卷曲。外表面橙黄色、黄绿色或棕绿色、密布凹陷的窝点，有时可见细皱纹。内表面类白色，散有黄色点状或纵横交错的维管束。质柔软。气芳香，果皮外部味辛微辣，内部味甘后苦。

【生境分布】

生长于果园或庭院中。分布于广东、福建、云南、四川等地。

【采收加工】

秋季果实尚未变黄或变黄时采收，纵切成薄片，晒干或低温干燥。

【性味归经】

辛、苦，温。归肝、脾、胃、肺经。

【功能主治】

疏肝解郁，理气和中，燥湿化痰。本品辛行苦燥而泄温通，既疏理肝气，又行脾胃之气滞，还燥化肺经湿痰。故有疏肝解郁、理气和中、燥湿化痰之效。

【用量用法】

3～10 克，煎服。

【配伍应用】

①消化不良（脘腹胀满不舒、食欲不振、嗳气、胃痛者）：佛手6～9克，配山楂、神曲、麦芽等，并配合适当的理气药。②消化不良（属急性胃炎患者）：佛手50克，分2次泡汤频饮，连用3日。③慢性支气管炎、肺气肿：佛手30克，加蜜糖适量泡汤代茶饮；或配半夏、茯苓等煎服，连服2个月。

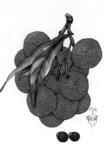

荔枝核

【别名】

荔仁、大荔核。

【来源】

本品为无患子科植物荔枝的成熟种子。

【形态特征】

常绿乔木，高达 10 米；树冠广阔，枝多拗曲。羽状复叶，互生；小叶 2～4 对，革质而亮绿，矩圆形或矩圆状披针形，先端渐尖，基部楔形而稍斜，全缘，新叶橙红色。圆锥花序顶生，花小，杂性，青白色或淡黄色。核果球形或卵形，直径约 3 厘米，外果皮革质，有瘤状突起，熟时赤色。种子矩圆形，褐色而明亮，假种皮肉质，白色，半透明，与种子极易分离。

【生境分布】

多栽培于果园。分布于福建、广东、广西等地。

【采收加工】

夏季采摘成熟果实，除去果皮及肉质假种皮，洗净，晒干。

【性味归经】

辛、微苦，温。归肝、胃经。

【功能主治】

行气散结，散寒止痛。本品味辛行散，味苦疏泄，性温胜寒，故有行气散结、散寒止痛之效。

【用量用法】

生用。内服：煎汤，5～10 克；研末服，1.5～3 克；或入丸、散。

【配伍应用】

①疝痛、睾丸肿痛对于肝经寒凝气滞者：常与橘核、小茴香等配伍；若有热象，可与川楝子、白芍等配用。②妇女气滞血瘀少腹疼痛：与香附共炒，研末冲服，如蠲痛散。③胃脘痛：可用本品或与其他药物配用。

【使用注意】 无寒湿气滞者慎服。

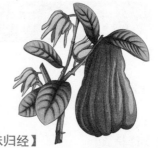

预知子

【别名】

八月札、八月扎、八月炸、玉支子。

【来源】

本品为木通科植物木通、三叶木通或白木通的成熟果实。

【形态特征】

常绿木质藤本。叶三角形，色绿，面深背淡，七八月结实作房，生青，熟深红，每房有子五六枚，如皂角子，色斑褐而光润，相传取子二枚或双仁者，缀衣领上，遇有蛊毒，则闻其发音，故名"预知子"。落叶或半常绿藤木。掌状复叶互生，小叶5，倒卵形或长倒卵形，长3～6厘米，先端圆、微凹或有短尖，全缘。花单性同株，总状花序腋生；雌花生于花序上部，

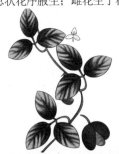

花被片3，淡紫色，雄蕊6，雌花生于花序下部，花被3，退化雄蕊6，雌蕊6。果实肉质，长椭圆形，两端圆形，成熟时沿腹缝线开裂。花期4～5月，果期8月。

【生境分布】

生长于山林灌丛。分布于河南、浙江、陕西、山东、江苏、安徽、广东、湖北等地。

【采收加工】

夏、秋两季果实将变黄时采摘，晒干，或置于沸水中略烫后晒干。

【性味归经】

苦，寒。归肝、胆、胃、膀胱经。

【功能主治】

疏肝理气，活血止痛，利尿。本品苦寒清泄兼能燥湿，肝经湿热清则气滞血瘀除而痛止，膀胱无湿热而尿利，故有疏肝理气、活血止痛、利尿之效。

【用量用法】

15～30克，煎服；或浸酒。

【配伍应用】

①大风腹脏有虫，令人皮肤生疮，语声变，眉鬓落：预知子二两（捣末），雄黄二两（研细），乳香三两（研细）。上件药，先以乳香末用水一斗，于银锅内以慢火煎至五升，入预知子并雄黄，慢火熬成膏，入瓷器中盛。每日空心以温酒调下一茶匙，后有虫如马尾随大便出。（《圣惠方》乳香煎）②耳卒聋闭：八、九月，取石榴开一孔，留盖，入米醋满中，盖定，面裹，糖火中煨熟，取出，入预知子、黑李子末，取水滴耳中。脑痛勿惊。如此二夜，又点一耳。（《圣惠方》）

【使用注意】凡病人脾虚作泄泻者勿服。

甘松

【别名】

甘松香。

【来源】

本品为败酱科植物甘松或匙叶甘松的根及根茎。

【形态特征】

多年生草本，高20～35厘米。基

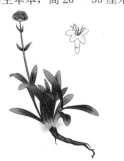

生叶较少而疏生，通常每丛6～9片，叶片窄线状倒披针形或倒长披针形，先端钝圆，中以下渐窄略成叶柄状，基部稍扩展成鞘，全缘，上面绿色，下面淡绿色；主脉三出。聚伞花序呈紧密圆头状，花萼5裂，齿极小，花粉红色，花冠筒状，花柱细长，伸出花冠外，柱头漏斗状。瘦果倒卵形，长约3毫米，萼突破存。

【生境分布】

生长于高山草原地带。分布于四川、甘肃、青海等地。

【采收加工】

春、秋两季采挖，以秋季采为佳。除去泥沙杂质，晒干或阴干。

【性味归经】

辛、甘，温。归脾、胃经。

【功能主治】

行气止痛，开郁醒脾。本品辛温行散温通兼甘缓香窜，为脾胃经之药，故有行气止痛、开郁醒脾之效。

【用量用法】

3～6克，煎服。外用：适量。

【配伍应用】

①神经性胃痛：甘松、香附、沉香各适量，水煎服。②神经衰弱、癔病、胃肠痉挛等：甘松18克，广皮4.5克，水500毫升，浸于沸水3小时（每半小时煮沸1次），分12次服，每日6次。③胃及十二指肠球部溃疡：甘松、白及、鹿角胶（冲）、元胡各12～15克，黄芪、海螵蛸各20～30克，白芍15～18克，甘草6～9克，每日1剂，水煎服，或研细末，炼蜜为丸（每丸重9克），每次1丸，每日2～3次。

【使用注意】 气虚血热者忌用。

刀豆

【别名】

刀豆子。

【来源】

本品为豆科植物刀豆的成熟种子。

【形态特征】

一年生半直立缠绕草本，高60～100厘米。三出复叶互生，小叶阔卵形或卵状长椭圆形。总状花序腋生，花萼唇形，花冠蝶形，淡红紫色，旗瓣圆形，翼瓣狭窄而分离，龙骨瓣弯曲。荚果带形而扁，略弯曲，长可达30厘米，边缘有隆脊。种子椭圆形，红色或褐色。

【生境分布】

生长于排水良好、肥沃疏松的土壤。分布于江苏、安徽、湖北、四川等地。

【采收加工】

秋季种子成熟时采收果实，剥取种子，晒干。

【性味归经】

甘，温。归胃、肾经。

【功能主治】

降气止呃，温肾助阳。本品甘温助阳，入胃则温中和胃除虚寒以降气止呃，入肾则温肾助阳，故有降气止呃，温肾助阳之效。

【用量用法】

10～15克，煎服；或烧存性研末服。

【配伍应用】

①遗尿、尿频：新鲜猪肾1对，洗净去膜，每肾塞入1颗刀豆，微火炖熟，放盐少许，早晚空腹连汤各服1只。轻者服2～4日，重者4～8日。②落枕：刀豆壳15克，羌活、防风各9克，每日1剂，水煎服。

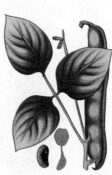

【使用注意】 胃热盛者慎服。

柿蒂

【别名】

柿蒂。

【来源】

本品为柿树科植物柿的宿存花萼。

【形态特征】

落叶大乔木，高达14米。树皮深灰色至灰黑色，长方块状开裂；枝开展，有深棕色皮孔，嫩枝有柔毛。单叶互生，叶片卵状椭圆形至倒卵形或近圆形，先端渐尖或钝，基部阔楔形，全缘，上面深绿色，主脉生柔毛，下面淡绿色，有短柔毛，沿脉密被褐色绒毛。花杂性，雄花成聚伞花序，雌花单生叶腋，花冠黄白色，钟形。浆果形状种种，多为卵圆球形，橙黄色或鲜黄色，基部有宿存萼片。种子褐色，椭圆形。

【生境分布】

多为栽培种。分布于四川、广东、广西、福建等地。

【采收加工】

秋、冬两季果实成熟时采或食用时收集，洗净，晒干。

【性味归经】

苦、涩，平。归胃经。

【功能主治】

降气止呃。本品味苦而降泄，专降胃气而止呃逆，故有降气止呃之效。

【用量用法】

6～10克，煎服。

【配伍应用】

①顽固性呃逆：用水煎柿蒂内服。②胃肠神经官能症：柿蒂15克，丁香、桑寄生各10克，人参、干姜各6克，水煎服，每日1剂。

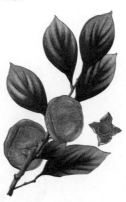

九香虫

【别名】

九香虫。

【来源】

本品为蝽科昆虫九香虫的全虫。

【形态特征】

全体椭圆形，长 1.7～2.2 厘米，宽 1～1.2 厘米，体一般紫黑色，带铜色光泽，头部、前胸背板及小盾片较黑。头小，略呈三角形；复眼突出，呈卵圆形，位于近基部两侧；单眼 1 对，橙黄色；喙较短，触角 6 节，第 1 节较粗，圆筒形，其余 4 节较细长而扁，第 2 节长于第 3 节。前胸背板前狭后阔，九香虫前缘凹进，后缘略拱出，中部横直，侧角显著；

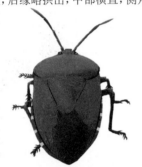

表面密布细刻点，并杂有黑皱纹，前方两侧各有 1 相当大的眉形区，色泽幽暗，仅中部具刻点。小盾片大。翅 2 对，前翅为半鞘翅，棕红色，翅末 1/3 为膜质，纵脉很密。足 3 对，后足最长，跗节 3 节。腹面密布细刻及皱纹，后胸腹板近前缘区有 2 个臭孔，位于后足基前外侧，能由此放出臭气。雄虫第 9 节为生殖节，其端缘弧形，中央尤为弓凸。

【生境分布】

此虫以成虫越冬，隐藏于石隙间。分布于云南、贵州、四川、广西等地。

【采收加工】

11 月至次年 3 月前捕捉，置适宜容器内，用酒少许将其闷死，取出阴干。或置沸水中烫死，取出，干燥。

【性味归经】

咸，温。归肝、脾、肾经。

【功能主治】

理气止痛，温肾助阳。本品以温为用，可温通肝脾气滞，又能温肾，故有理气止痛，温肾助阳之效。

【用量用法】

3～10 克，煎服。

【配伍应用】

①血管瘤：九香虫若干只，盛于纸盒或瓶中备用。用时取镊子 2 把，1 把夹住虫体前半部，另 1 把夹破虫体尾部，挤出其腹腔内容物，涂在血管瘤上，视其大小而定，涂布均匀为度。每日 3～4 次，连用数日。
②急慢性腰肌劳损：九香虫、陈皮各适量，水煎服。

【使用注意】阴虚内热者禁服。

青木香

【别名】

土青木香。

【来源】

本品为马兜铃科植物马兜铃的根。

【形态特征】

多年生缠绕草本，基部木质化，全株无毛。根细长，在土下延伸，到处生苗。

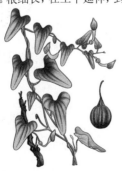

叶三角状椭圆形至卵状披针形或卵形，顶端短尖或钝，基部两侧有圆形的耳片。花单生于叶腋；花柄长约 1 厘米，花被管状或喇叭状，略弯斜，基部膨大成球形，中部收缩成管状，缘部卵状披针形，上部暗紫色，下部绿色。

【生境分布】

生长于山谷、沟边阴湿处或山坡灌丛中。分布于江苏、浙江、安徽等地。

【采收加工】

春、秋两季采挖，除去须根及泥沙，晒干，切片。

【性味归经】

辛，苦，寒。归肝、胃经。

【功能主治】

行气止痛，解毒，辟秽，消肿。本品辛行苦泄而燥，性寒清热，能行肝、胃气滞以止痛；清热去湿以解毒、消肿、辟秽。故有行气止痛，解毒，辟秽，消肿之效。

【用量用法】

3～10 克，煎服；散剂每次 1.5～2 克，开水送服。外用：适量。

【配伍应用】

①高血压：青木香精制浸膏片，每日3～4次，每次4～12片口服，对Ⅰ、Ⅱ期高血压疗效较好。②胃炎、胃溃疡、胃痉挛及其他原因引起的胃痛：青木香酊剂或散剂，每日2～3次，服药1次药效可维持6～8小时。③软组织损伤：青木香40克，青天葵子30克，共为细末，浸入酒精500毫升内，半月后即可使用，涂于损伤部位，连用涂3～5次。

【使用注意】阴虚内热者禁服。

大腹皮

【别名】

大腹毛、槟榔皮。

【来源】

本品为棕榈科植物槟榔的果皮。

【形态特征】

大腹皮：为瓢状椭圆形、长椭圆形或长卵形，外凸内凹，长4～7厘米，少数为3厘米，最宽处达2～3.5厘米，厚0.2～0.5厘米。外界皮为深棕色至近黑色，稍嫩的有不规则的皱纹及横纹隆起，其他为近光滑或微带纵皱纹，稍显光泽；顶端有柱基痕，另一端是果柄及残存萼片。中果皮为黄白色至灰黄色的蔬松纤维，纤维略呈纵向排列。内果皮凹陷，呈黄褐色或深褐色。表面略光滑呈硬壳状。体轻，质硬，可纵向撕裂。气微，味淡微涩。以身干、深褐色、长椭圆形、皱皮结实、有光泽者为佳。大腹毛（纤维性果肉）：为疏松纤维，略呈纵向排列或松散，长4～7厘米，厚0.3～0.6厘米。黄白色或淡棕色，间有粘附外界皮及硬壳状的内果皮碎片。体轻松，质柔韧，易纵向撕开，外层松散成缕，内层纤维较粗，呈棕毛状。气无，味淡。

【生境分布】

生长于无低温地区和潮湿疏松肥沃的土壤、高环山梯田。分布于海南、广西、云南等地。

【采收加工】

冬季至次春采收未成熟的果实，煮后干燥，纵剖两瓣，剥取果皮，习称"大腹皮"；春末至秋初采收成熟果实，煮后干燥，剥取果皮，打松，晒干，习称"大腹毛"。

【性味归经】

辛，微温。归脾、胃、大肠、小肠经。

【功能主治】

行气导滞，利水消肿。本品辛行温通，质轻宣发，善行胃肠气滞，又宣发水之上源以利水消肿，故有行气导滞，利水消肿之功。

【用量用法】

5～10克，煎服。

【配伍应用】

①脚气肿满，二便秘涩：大腹皮、槟榔、郁李仁（汤浸去皮炒）各30克，木通、桑白皮、牵牛子（炒）各60克，木香15克，为散。每服12克，入姜、葱白，水煎服。②肝硬化腹水消胀 大腹皮30克，香橼、莱菔子、神曲各20克，川朴、鸡内金各15克，砂仁10克，干蟾蜍10个焙，益母草100克，水煎300毫升，每日1剂，分2次服，15日为1个疗程。

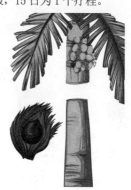

玫瑰花

【别名】

玫瑰。

【来源】

本品为蔷薇科植物玫瑰的花蕾。

【形态特征】

直立灌木，茎丛生，有茎刺。单数羽状复叶互生，椭圆形或椭圆形状倒卵形，先端急尖或圆钝，叶柄和叶轴有绒毛，疏生小茎刺和刺毛。花单生于叶腋或数朵聚生，苞片卵形，边缘有腺毛，花冠鲜艳，紫红色，芳香。

【生境分布】

均为栽培。分布于江苏、浙江、福建、山东、四川等地。

【采收加工】

春末夏初花将要开放时分批采摘，及时低温干燥。

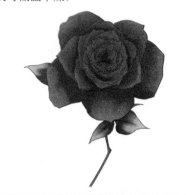

【性味归经】

甘、微苦，温。归肝、脾经。

【功能主治】

行气解郁，活血止痛。本品甘缓苦泄温通，芳香走散，能疏解肝郁，缓和肝气，醒脾和胃，活血散瘀以止痛，故有行气解郁、活血止痛之功。

【用量用法】

3～6克，煎服。

【配伍应用】

①功能性子宫出血：玫瑰花蕊（初开者）300朵，去心蒂，新汲水沙锅内煎取浓汁，滤去渣，再煎，白冰糖500克收膏。早晚开水冲服。②乳腺炎：玫瑰花（初开者）30朵，阴干，去习蒂，陈酒煎，饭后服。③慢性胃炎：玫瑰花适量，阴干，冲汤代茶服。

【使用注意】阴虚火旺慎服。

梅花

【别名】

绿萼梅、绿梅花、白梅花、红梅花。

【来源】

本品为蔷薇科植物梅的花蕾。入药用白梅、红梅两种。

【形态特征】

落叶小乔木，高达10米。树干紫褐色，多纵驳纹。常有枝刺，小枝绿色或以绿色为底色。叶广卵形至卵形，先端长渐尖或尾尖。早春2～3月先叶开

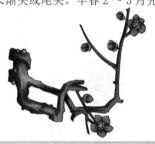

花，花着生于一年生枝的叶腋，单生或两朵簇生，单瓣或重瓣，有暗香。核果球形，一侧有浅槽，被毛，6月果熟，熟时黄色。小枝青绿无紫晕。

【生境分布】

全国各地多有栽培。白梅花分布于江苏、浙江等地；红梅花分布于四川、湖北等地。

【采收加工】

初春花未开放时采摘，及时低温干燥。

【性味归经】

微酸、涩，平。归肝、胃、肺经。

【功能主治】

疏肝和胃，理气化痰。本品芳香质轻而走窜，入肝经可疏肝解郁，入胃可理气和胃，入肺可理气化痰，故有疏肝和胃、理气化痰之效。

【用量用法】

3～6克，煎服。

【配伍应用】

①肝胃气滞之胁肋胀痛，脘腹痞满，嗳气纳呆等：与佛手、柴胡、香附等配伍。②痰气郁结之梅核气：与厚朴、半夏、茯苓等同用。

路路通

【别名】

枫果、九孔子。

【来源】

本品为金缕梅科植物枫香树的成熟果序。

【形态特征】

落叶乔木，高20～40米。树皮灰

褐色，方块状剥落。叶互生；叶柄长3～7厘米；托叶线形，早落；叶片心形，常3裂，幼时及萌发枝上的叶多为掌状5裂，长6～12厘米，宽8～15厘米，裂片卵状三角形或卵形，先端尾状渐尖，基部心形，边缘有细锯齿，齿尖有腺状突。花单性，雌雄同株，无花被；雄花淡黄绿色，成葇荑花序再排成总状，生于枝顶；雄蕊多数，花丝不等长；雌花排成圆球形的头状花序；萼齿5，钻形；子房半下位，2室，花柱2，柱头弯曲。头状果序圆球形，直径2.5～4.5厘米，表面有刺，蒴果有宿存花萼和花柱，两瓣裂开，每瓣2浅裂。种子多数，

细小，扁平。花期3～4月，果期9～10月。

【生境分布】

生长于湿润及土壤肥沃的地方。分布于江苏、浙江、福建、江西、广东等地。

【采收加工】

冬季果实成熟后采收，除去杂质，干燥。

【性味归经】

苦，平。归肝、胃、肾经。

【功能主治】

行气宽中，通络，通经，利水。本品味苦通泄，既行中焦气滞以宽中，又通利血脉经络，通利水道，故有行气宽中、通络、通经、利水之效。

【用量用法】

4.5～9克，煎服。外用：适量，可煅存性研末调敷。

【配伍应用】

①风湿性关节炎：单用本品，每次用量24克，每日1剂水煎，饭前服。②缺乳：路路通、穿山甲、通草各15克，王不留行25克，漏芦20克，寸冬、木通各10克，随症加减，每日1剂。③跌打损伤、筋骨疼痛：可与苏木、赤芍、红花等药配用。④肾炎（对水肿、胀满、小便不利者，有利尿退肿作用）：可与茯苓皮、泽泻等配用。

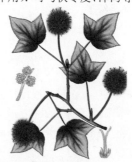

【使用注意】孕妇忌服。

降香

【别名】

紫降香、降香片、降香屑。

【来源】

本品为豆科植物降香檀树干和根的心材。

【形态特征】

高大乔木，树皮褐色，小枝具密集的白色小皮孔。叶互生，近革质，单数羽状复叶，小叶9～13片，叶片卵圆形或椭圆形，长4～7厘米，宽2～3厘米，小叶柄长4～5厘米。圆锥花序腋生，花小，长约5毫米，萼钟状，5齿裂，花冠淡黄色或乳白色，雄蕊9枚一组，子房狭椭圆形，花柱短。荚果舌状椭圆形，长4.5～8厘米，宽1.5～2厘米，种子1枚，稀2枚。

【生境分布】

生长于中海拔地区的山坡疏林中、林边或村旁。分布于广东、广西、云南等地。

【采收加工】

全年均可采收，除去边材，阴干。

【性味归经】

辛，温。归肝、脾经。

【功能主治】

理气止痛，化瘀止血。本品辛行温通，既能行气，又能行血，气血无滞瘀则痛止，瘀血化而出血止。故有理气止痛、化瘀止血之效。

【用量用法】

3～6克，煎服，宜后下。研末服每次1～2克。外用：适量。

【配伍应用】

①跌打损伤所致的体内处出血、瘀滞疼痛：单用本品煎服或为末外敷。②刀伤出血：以本品配五味子、铜绿为末敷患处，其止血作用较单用本品为强。③心脑血管病：降香、川芎、赤芍、丹参、红花各等份，水煎服。

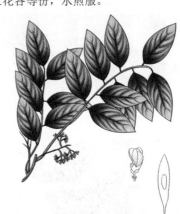

【使用注意】血热妄行、色紫浓厚、脉实便秘者禁用。

白屈菜

【别名】

白屈菜。

【来源】

本品为罂粟科植物白屈菜的带花全草。

【形态特征】

多年生草本。主根圆锥状，土黄色。茎直立，高 30～100 厘米，多分枝，有白粉，疏生白色细长柔毛，断之有黄色乳汁。叶互生，1～2 回单数羽状全裂；基生叶长 10～15 厘米，全裂片 2～5 对，不规则深裂，深裂片边缘具不规则缺刻，顶端裂片广倒卵形，基部楔形而下延，

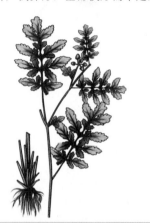

上面近无毛，下面疏生短柔毛，有白粉；茎生叶与基生叶形相同。花数朵，近伞状排列，苞片小，卵形，长约 1.5 毫米，花柄丝状，有短柔毛；萼片 2，早落，椭圆形，外面疏生柔毛；花瓣 4，黄色，卵圆形，长约 9 毫米；雄蕊多数，花丝黄色；雌蕊 1，无毛，花柱短。蒴果条状圆柱形，长达 3.5 厘米。种子多数，卵形，细小，黑褐色。有光泽及网纹。花期 5～7 月，果期 6～8 月。

【生境分布】

生长于山坡或山谷林边草地。分布于东北、内蒙古、河北、河南、山东、山西、江苏、江西、浙江等地。

【采收加工】

5～7 月开花时采收地上部分，置通风处干燥。

【性味归经】

苦、辛，寒；有毒。归脾、胃、肺经。

【功能主治】

理气止痛，止咳，利水消肿，解疮毒。本品苦泄辛行寒清热，行脾胃气滞而止痛，理肺气而止咳，脾肺气畅则水肿消，湿热除则疮毒解。故有理气止痛、止咳、利水消肿、解疮毒之效。

【用量用法】

3～6 克，煎服。外用：捣汁涂。

【配伍应用】

①青年扁平疣：取新鲜全草榨汁，以棉球蘸汁擦患处，每日 3 次，每次 5～15 分钟，痊愈为止。②肠胃疼痛：白屈菜、丁香、乌贼骨、浙贝母、胆南星、冬瓜仁各适量，水煎服。③顽癣：鲜白屈菜用 50% 的酒精浸泡，擦患处。④疮肿：鲜白屈菜捣烂敷患处。

九里香

【别名】

千里香、满山香、过山香。

【来源】

本品为芸香科植物九里香的枝叶。

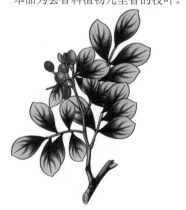

【形态特征】

九里香有时可长成小乔木样。株姿优美，枝叶秀丽，花香浓郁。嫩枝呈圆柱形，直径 1～5 毫米，表面灰褐色，具纵皱纹。质坚韧，不易折断，断面不平坦。羽状复叶有小叶 3～9 片，多已脱落；小叶片呈倒卵形或近菱形，最宽处在中部以上，长约 3 厘米，宽约 1.5 厘米；先端钝，急尖或凹入，基部略偏斜，全缘；黄绿色，薄革质，上表面有透明腺点，小叶柄短或近无柄，下部有时被柔毛。盆栽株高 1～2 米，多分枝，直立向上生长。干皮灰色或淡褐色，常有纵裂。奇数羽状复叶互生，小叶 3～9 枚，互生，卵形、匙状倒卵形或近菱形，全缘，浓绿色有光泽。聚伞花序，花白色，径约 4 厘米，花期 7～10 月。浆果近球形，肉质红色，果熟期 10 月至翌年 2 月。果实气香，味苦、辛，有麻舌感。

【生境分布】

性喜温暖、湿润气候，要求阳光充足、土层深厚、肥沃及排水良好的土壤，不耐寒。分布于广东、广西、福建等地。

【采收加工】

全年可采，晒干，切段。

【性味归经】

辛、苦，温。归心、肝、肺、胃经。

【功能主治】

行气活血，祛风除湿，止痛。本品辛行散苦燥泄

【使用注意】阴虚火亢者忌用

茉莉花

【别名】

茉莉。

【来源】

本品为木犀科植物茉莉的花。

【形态特征】

常绿小灌木或藤本状灌木，高可达1米。枝条细长小枝有棱角，有时有毛，略呈藤本状。单叶对生，光亮，宽卵形或椭圆形，叶脉明显，叶面微皱，叶柄短而向上弯曲，有短柔毛。初夏由叶腋抽出新梢，顶生聚伞花序，顶生或腋生，有花3～9朵，通常3～4朵，花冠白色，极芳香。大多数品种的花期6～10月，由初夏至晚秋开花不绝，落叶型的冬天开花，花期11月到第二年3月。

【生境分布】

分布于江苏、四川、广东等地。

【采收加工】

7月前后花初开时，择晴天采收，晒干。

【性味归经】

辛、甘，温。归脾、胃经。

【功能主治】

理气开郁，和中，辟秽。本品辛行甘和，芳香醒脾辟秽，故有理气开郁，和中、辟秽之效。

温通胜寒而香窜，故有行气活血，祛风除湿，止痛之效。

【用量用法】

10～15克，煎服；或浸酒服。外用：适量捣敷或煎水洗涂。

【用量用法】

1.5～3克，煎服或泡茶。外用：适量。

【配伍应用】

夏季感冒暑湿，发热头胀，脘闷少食，小便短少：茉莉花、青花各3克，藿香6克，荷叶10克（切丝）。以沸水浸泡，时时饮服。

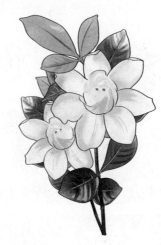

山楂

【别名】

焦楂、山楂肉、炒山楂、山楂炭。

【来源】

为蔷薇科落叶小乔木山里红、山楂及落叶灌木野山楂的成熟果实。前二者习称"北山楂"，后者习称"南山楂"。

【形态特征】

落叶乔木，高达 7 米。小枝紫褐色，老枝灰褐色，枝有刺。单叶互生或多数簇生于短枝先端；叶片宽卵形或三角状卵形，叶片小，分裂较深。叶柄无毛。伞房花序，花白色，萼筒扩钟状。梨果近球形，深红色。

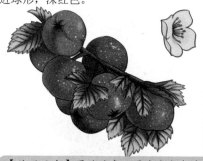

【生境分布】

生长于山谷或山地灌木丛中。全国大部分地区均产。

【采收加工】

秋末冬初果实成熟后采收。北山楂采摘后横切成厚 1.5～3 毫米的薄片，立即晒干。南山楂采得后晒干即可，或压成饼状后再晒干。

【性味归经】

酸、甘，微温。归脾、胃、肝经。

【功能主治】

消食化积，活血化瘀。本品酸甘微温，归脾、胃经，能健脾开胃，消食化积，擅消油腻肉食之积滞，为消食积之要药。入肝经血分能活血化瘀，行气止痛，治疗妇科经、产瘀滞不行引起的疼痛。

【用量用法】

10～15 克，大剂量 30 克，煎服（生用消食散瘀；炒山楂收敛止泻）或入丸、散。

【配伍应用】

①冠心病心绞痛：山楂酮（由山楂叶提取之总黄酮）日 3 次，每次 4 片（每片含 25 毫克），4 周 1 疗程。②高血脂：用冠心宁片，每日 3 次，每次 5 片。③高血压：用山楂糖浆（每毫升相当于原生药 0.65 克）每日 3 次，每次 20 毫升，30 日为 1 个疗程。④消化不良：山楂含有脂肪酶，可促进脂肪分解，另含有山楂酸等多种有机酸，可提高蛋白分解酶活性，促使肉食消化。

【使用注意】 胃酸过多、胃溃疡患者慎用；脾胃虚弱无积滞者慎用。

麦芽

【别名】

生麦芽、炒麦芽、焦麦芽。

【来源】

为禾本科一年生草本植物大麦的成熟果实经发芽干燥而成。

【形态特征】

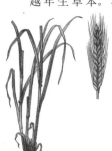

越年生草本。秆粗壮，光滑无毛，直立，高 50～100 厘米。叶鞘松弛抱茎；两侧有较大的叶耳；叶大麦作物舌膜质，长 1～2 毫米；叶片扁平，长 9～20 厘米，宽 6～20 毫米。穗状花序长 3～8 厘米（芒除外），径约 1.5 厘米小穗稠密，每节着生 3 枚发育的小穗，小穗通常无柄，长 1～1.5 厘米（除芒外）；颖线状披针形，微具短柔毛，先端延伸成 8～14 毫米的芒；外稃背部无毛，有 5 脉，顶端延伸成芒，芒长 8～15 厘米，边棱具细刺，内稃与外稃等长。颖果腹面有纵沟或内陷，先端有短柔毛，成熟时与外稃粘着，不易分离，但某些栽培品种容易分离。花期 3～4 月，果期 4～5 月。

【生境分布】

我国各地普遍栽培。全国各地均产。

【采收加工】

将麦粒用水浸泡后，保持适宜温、湿度，待幼芽长至 0.5 厘米时，干燥。生用或炒用。

【性味归经】

甘，平。归脾、胃、肝经。

【功能主治】

消食和中，回乳。本品甘平，入脾、胃经，可消食和中。入肝经，可疏肝行气，活血散结。肝脉通于乳，故又可治疗乳房疾患。

【用量用法】

10～15克，大剂量30～120克。炒麦芽长于健脾消食，生麦芽偏于回乳消胀。

【配伍应用】

①消化不良：用温开水浸出其浓液冲服，或研末冲服；又多与神曲、陈皮等药同用。对于某些慢性消耗性疾病，消化功能减退，营养不良，体质虚弱，消瘦乏力，食欲不振者，可服用麦芽浸膏，又常与茯苓、山药、党参等配用。②急慢性肝炎（对于肝区疼痛、厌食等）：可研末制成糖浆服用。

【使用注意】哺乳期慎用。

谷芽

【别名】

粟芽。

【来源】

为禾本科一年生草本植物稻的成熟果实经发芽晒干而成。

【形态特征】

干燥的谷芽，呈长椭圆形而扁，两端略尖，长7～9毫米，宽3～4毫米，外稃包围果实，表面黄色，坚硬，具短细毛，有脉5条。基部有白色线形的浆片2枚，其中由一个浆片的内侧伸出1～3条淡黄色弯曲的须根（初生根）。剥去外稃，内含白米1粒，质坚，断面白色，有粉性。气无，味微甘。华北地区习惯以禾本科植物粟的颖果，发芽后作谷芽用。

【生境分布】

栽培于水田中。我国各地均产。

【采收加工】

以成熟稻谷水浸约1日，捞起篓装或布包，经常洒水至发短芽，晒干。生用或炒用。

【性味归经】

甘，平。归脾、胃经。

【功能主治】

健脾开胃，消食和中。谷芽甘平，功效和麦芽相似，善消谷物面食之积，但无回乳作用，消食之力较弱，每同麦芽相须为用，治疗食滞不消之证。

【用量用法】

9～15克，大剂量30克，水煎服。生用长于和中，炒用长于消食。

【配伍应用】

①淀粉性食物之消化不良，腹部胀满：常与陈皮、厚朴等配用。②某些慢性消耗性疾病，消化功能减退，食欲不振等：可配党参、白术、山药等。又常与麦芽同用，以增强疗效。

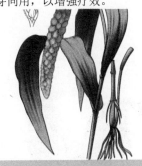

【使用注意】胃下垂者忌用。

莱菔子

【别名】

萝卜子、炒莱菔子。

【来源】

为十字花科植物萝卜的干燥成熟种子。

【形态特征】

根肉质。茎高1米，多分枝，稍有白粉。基生叶大头状羽裂，侧生裂片4～6对，向基部渐缩小，有粗糙毛；茎生叶长圆形至披针形，边缘有锯齿或缺刻，很少全缘。总状花序顶生，花淡紫红色或白色，直径15～20毫米。长角果肉质，圆柱形。

【生境分布】

我国各地均产。

【采收加工】

夏季果实成熟时采割植株，晒干，搓出种子，除去杂质晒干。生用或炒用。

【性味归经】

辛、甘，平。归脾、胃、肺经。

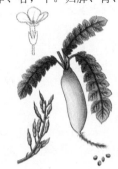

【功能主治】

消食除胀，降气化痰。本品归脾、胃经，辛能行散，可行滞消食化积除胀。归肺经，辛散质重，长于降气，质润而滑，善于化痰，故能降气定喘，化痰止咳。

【用量用法】

5～9克，水煎服。生用治风痰，炒用消食下气化痰。

【配伍应用】

①食积嗅、脘腹饱胀：炒莱菔子、炒神曲、焦山楂各9克，陈皮6克，水煎服。②肺热咳嗽：萝卜子冲10克，加冰糖15克溶化，每日1剂分2次服。③慢性气管炎咳嗽痰多：炒莱菔子、紫苏子各9克，白芥子4.5克，水煎服。或炒莱菔子、苦杏仁、牛蒡子各9克，煎服。

【使用注意】本品辛散耗气，气虚及无积滞者忌用。不宜与人参同用。

鸡内金

【别名】

内金、生鸡金、炒鸡金、制鸡金。

【来源】

本品为雉科动物鸡的干燥沙囊的角质内壁。

【形态特征】

家鸡，家禽。嘴短而坚，略呈圆锥状，上嘴稍弯曲。鼻孔裂状，被有鳞状瓣。眼有瞬膜。头上有肉冠，喉部两侧有肉垂，通常呈褐红色；肉冠以雄者为高大，雌者低小；肉垂也以雄者为大。翼短；羽色雌、雄不同，雄者羽色较美，有长而鲜丽的尾羽；雌者尾羽甚短。足

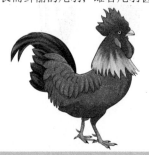

健壮，跗、距及趾均被有鳞板；趾4，前3趾，后1趾，后趾短小，位略高，雄者跗距部后方有距。

【生境分布】

各地均产。

【采收加工】

将鸡杀死后，立即剥下鸡肫内壁，洗净，干燥即可。

【性味归经】

甘，平。归脾、胃、小肠、膀胱经。

【功能主治】

健脾消食，固精止遗，通淋化石。本品味甘性平，归脾、胃经，故可健脾和胃消食。入膀胱经能化石通淋，固精止遗。

【用量用法】

3～10克，水煎服。研末1.5～3克，研末冲服比煎剂效果好。

【配伍应用】

①消化不良（对于腹胀、嗳气、反胃、吐酸）：将焦鸡内金研末，每服1.5～3克，每日2～3次，开水送服，可减轻肠内异常发酵、腹胀、口臭及大便不成形等症状；又常配用麦芽、山楂、白术及陈皮等。②小儿脾虚疳积（见有面黄肌瘦、毛发焦枯、肚大青筋、精神萎靡者）：多与补脾益气的茯苓、山药、白术等药同用。③脾胃虚寒（见有饮食不消、食欲不振者）：可与白术、干姜配用。④胃石症 鸡内金粉10克，以温水于饭前1小时冲服，每日3次。

【使用注意】脾虚无积滞者慎用。

阿魏

【别名】

臭阿魏、五彩魏。

【来源】

本品为伞形科植物新疆阿魏或阜康阿魏的树脂。

【形态特征】

多年生草本，初生时只确有根生叶，至第5年始抽花茎；花茎粗壮，高达2米，

具纵纹。叶近于肉质，早落，近基部叶为三至四回羽状复叶，长达50厘米，叶柄基部略膨大；最终裂片长方披针形或椭圆披针形，灰绿色，下面常有毛。花单性或两性，复伞形花序，中央花序有伞梗20～30枝，每枝又有小伞梗多枝；两性花与单性花各成单独花序或两性花序中央着生1个雌花序，两性花黄色。双悬果背扁，卵形、长卵形或近方形，背面有毛，棕色。

【生境分布】

生长于多沙地带。分布于我国新疆维吾尔自治区。

【采收加工】

春末夏初盛花期至初果期，分次由茎上部往下斜

割，收集渗出的乳状树脂，阴干。

【性味归经】

苦，辛，温。归脾、胃、肝经。

【功能主治】

消积开胃，祛痰除湿，杀虫。本品味苦、辛性温。辛能行滞，苦能燥湿，温可散寒。归脾、胃经，能行脾、胃之食物积滞，温胃散寒，健脾开胃。温燥寒湿以祛痰湿之邪。

【用量用法】

9～15克，内服：入丸、散。外用：适量。

【配伍应用】

①疟疾：阿魏、干姜各3克，细辛2.5克，肉桂1.5克，

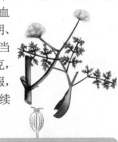

白芥子6克，共为细末，用风湿膏2张将药粉分放在两张膏药上，再用斑蝥两只，去头足壳，压碎，每张膏药放1只，病发前6小时贴"神阙"、"命门"两穴，贴24小时取下。②血管瘤：阿魏、柴胡、甘草各15克，当归尾、赤芍各6克，桔梗3克，水煎服，每日1剂。须连续服15～30剂。

【使用注意】 脾胃虚弱及孕妇忌服。

荞麦

【别名】

甜荞。

【来源】

为蓼科植物荞麦的种子。

【形态特征】

一种双子叶植物，大部分种类的茎直立，有些多年生野生种的基部分枝呈匍匐状。茎光滑，无毛或具细绒毛，圆形，稍有棱角，幼嫩时实心，成熟时呈空腔。茎粗一般0.4～0.6厘米，茎高60～150厘米，最高可达300厘米。有膨大的节，节数因种或品种而不同，为10～30个不等。茎色有绿色、紫红色或红色。多年生种有肥大的球状块或根茎状的茎。叶包括叶片和叶柄。叶片呈圆肾形，基部微凹，具掌状网脉；叶柄细长。真叶分叶片、叶柄和托叶鞘三个部分。单叶，互生，三角形、卵状三角形、戟形或线形，稍有角裂，全缘，掌状网脉。叶片大小在不同类型中差异较大，一年生种一般长6～10厘米，宽3.5～6厘米，中下部叶柄较长，上部叶叶柄渐短，至顶部则几乎无叶柄。托叶鞘膜质，鞘状，包茎。为有限和无限的混生花序，顶生和腋生。簇状的螺状聚伞花序，呈总状、圆锥状或伞房状，着生于花序轴或分枝的花序轴上。多为两性花。单被，花冠状，常为5枚，只基部连合，绿色、黄绿色、白色、玫瑰色、红色、紫红色等。雄蕊不外伸或稍外露，常为8枚，成两轮：内轮3枚，外轮5枚。雌蕊1枚，三心皮联合，子房上位，1室，具3个花柱，柱头头状。蜜腺常为8个，发达或退化。有雌雄蕊等长花型，或长花柱短雄蕊和短花柱长雄蕊花型。大部为三棱型，少有2或多棱不规则型。形状有三角形、长卵圆形等，先端渐尖，基部有5裂宿存花被。果实的棱间纵沟有或无，果皮光滑或粗糙，颜色的变化，翅或刺的有无，

是鉴别种和品种的主要特征。瘦果中有种子一枚，胚藏于胚乳内，具对生子叶。

【生境分布】

生长于荒地或路旁。全国各地均产。

【采收加工】

霜降前后种子成熟后收割，打下种子，晒干。

【性味归经】

甘、酸，寒。归脾、胃、大肠经。

【功能主治】

开胃宽肠消积、清热利湿解毒。本品酸、甘，归脾、胃经，能健脾开胃宽肠，消食化积行滞。其性寒凉能清利湿热，治疗湿热之邪蕴积而致的各种病证。

【用量用法】

9～15克，内服。外用：研末调敷。

【配伍应用】

①饮食积滞，脾胃运化无力，腹胀腹痛：荞麦15克，隔山撬30克，莱菔子10克，共研为细末，每次10克，温开水送服。②脾虚而湿热下注，小便浑浊色白，或轻度的腹泻，妇女白带病：荞麦适量，炒至微焦，研细末，水泛为丸，每次6克，温开水送服，或以荠菜煎汤送服。

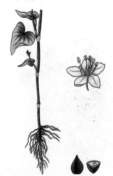

【使用注意】 脾胃虚寒者禁用，不宜多食。

鸢尾

【别名】

土知母、鸢尾根、扁竹根。

【来源】

为多年生草本鸢尾科植物鸢尾的根茎。

【形态特征】

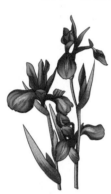

多年生宿根性直立草本，高30～50厘米。根状茎匍匐多节，粗而节间短，浅黄色。叶为渐尖状剑形，宽2～4厘米，长30～45厘米，质薄，淡绿色，呈二纵列交互排列，基部互相包叠。春至初夏开花，总状花序1～2枝，每枝有花2～3朵；花蝶形，花冠蓝紫色或紫白色，径约10厘米，外3枚较大，圆形下垂；内3枚较小，倒圆形；外列花被有深紫斑点，中央面有一行鸡冠状白色带紫纹突起，花期4～6月，果期6～8月；雄蕊3枚，与外轮花被对生；花柱3歧，扁平如花瓣状，覆盖着雄蕊。花出叶丛，有蓝、紫、黄、白、淡红等色，花型大而美丽。蒴果长椭圆形，有6棱。变种有白花鸢尾，花白色，外花被片基部有浅黄色斑纹。

【生境分布】

生长于沼泽土壤或浅水层中。全国各地均产。

【采收加工】

全年可采，挖出根状茎，除去茎及须根，洗净晒干。

【性味归经】

辛、苦，寒；有毒。归肺、肝、脾经。

【功能主治】

消食化积，活血化瘀，行水消肿，清热解毒。本品辛、苦，性寒，辛能行散，入脾经能消积行滞，行水消肿，归肝经血分能活血化瘀。其苦寒之性可清热解毒泻火。

【用量用法】

0.9～3克，水煎内服。

【使用注意】 体虚者慎服。

梧桐子

【别名】

梧桐、青梧、桐麻、苍桐、青皮树、瓢羹树、九层皮、白梧桐。

【来源】

为梧桐科植物梧桐的种子。

【形态特征】

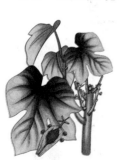

落叶乔木，高可达15米。树干直，枝肥粗，树皮青色，平滑，芽近圆形，被褐色短柔毛。单叶互生，3～5掌状深裂，长15～30厘米，宽11～20厘米，基部心形，裂片先端渐尖，幼时上面具毛，后则光滑，下面被星状毛，咏掌状；叶柄约与叶片等长，被褐色毛。圆锥花序顶生：花单性，细小，淡绿色；萼片5，长约8毫米，外密被淡黄色小柔毛；无花瓣；雄花中的雄蕊柱约与萼片等长，花药约15枚，药室不等，聚合成一顶生的头；雌花子房柄发达，心皮5，基部分离，在其周围常有无柄韵花药环绕着，花柱联合。果为蓇葖果，成熟前心皮裂成叶状，向外卷曲；种子4～5粒，球形，生于心皮边缘。花期6～7月，果期8～10月。

【生境分布】

栽培作行道树，村边、路旁也有生长。分布于江苏、浙江、河南、陕西等地。

【采收加工】

秋季种子成熟时将种子采下，晒干。

【性味归经】

甘，平。归心、肺、胃经。

【功能主治】

和胃消食，清热解毒。本品甘、平，归胃经，能和胃消食，入心经能凉血清热解毒。

【用量用法】

内服：煎汤3～9克，或研末。外用：煅存性研末撒。

【配伍应用】

①疝气：梧桐子炒香，剥（去）壳食用。②伤食腹泻：梧桐子炒焦研粉，冲服，每服3～5克。③白发：梧桐子、黑芝麻9～15克，何首乌、熟地15～25克，水煎服。

【使用注意】 生食无益，咳嗽多痰者勿食用。

第十一章 止血药

凉血止血药

大蓟

【别名】

大蓟草、大蓟根、大蓟炭。

【来源】

本品为菊科植物蓟的地上部分或根。

【形态特征】

多年生草本，高50～100厘米。根长圆锥形，丛生，肉质，鲜时折断可见橙红色油滴渗出茎直立，基部被白色丝状毛。基生叶有柄，倒卵状披针形或披针状长椭圆形，长10～30厘米，宽5～8厘米，羽状深裂，边缘不整齐，浅裂，齿端具针刺，上面疏生丝状毛。背面脉上有毛；茎生叶无柄，基部抱茎。头状花序，顶生或腋生；总苞钟状，有蛛丝状毛，总苞片多层，条状披针形。外层顶端有刺；花两性，全部为管状花，花冠紫红色。瘦果椭圆形，略扁，冠毛暗灰色，羽毛状，顶端扩展。大蓟草茎呈圆柱形，棕褐色或绿褐色，有纵直的棱线。质略硬而脆，断面灰白色，髓部疏松或中空。叶皱缩，多破碎，绿褐色，边缘具不等长针刺，茎、叶均被灰白色蛛丝状毛。质松脆。头状花序球形或椭圆形；总苞枯褐色；苞片披针形，先端微带紫黑色；花冠常脱落，露出黄白色羽状冠毛。气微，味淡。大蓟根呈纺锤形或长椭圆形，长5～10厘米，直径约1厘米，数枚丛生而扭曲。表面暗褐色。有不规则纵皱纹和细横皱纹。质坚脆，易折断，断面较粗糙，皮部薄，棕褐色，木部类白色。气特异，味微苦涩。

【生境分布】

生长于山野、路旁、荒地。全国大部分地区均产。

【采收加工】

夏、秋两季花开时割取地上部分，或秋末挖根，除去杂质，晒干。

【性味归经】

苦、甘，凉。归心、肝经。

【功能主治】

凉血止血，散瘀解毒消痈。本品苦凉清泄，入心肝走血分，故有凉血止血、散热瘀、解热毒、消疮痈之效。

【用量用法】

10～15克，煎服；鲜品可用30～60克。外用：适量，捣敷患处。

【配伍应用】

①尿血、鼻出血、咯血和功能性子宫出血等：大蓟30克，每日1剂，水煎分3次服。鲜品可单味捣汁服或加生地汁及少许姜汁同用。②外伤出血：以本品捣烂外敷。③体表脓肿未溃：鲜大蓟适量，捣烂敷患处，每日3次。④阑尾炎：大蓟捣烂外敷或煎服。⑤副鼻窦炎：大蓟适量，捣烂外敷或煎服。⑥肺结核：大蓟根100克，水煎分2次服，每日1剂，连服3个月。如与瘦肉或猪肺同煎更好。⑦高血压病（对Ⅰ、Ⅱ期高血压，有较好的降压作用）：可服用大蓟根或叶制成的浸膏片。

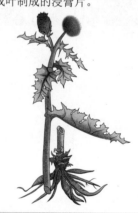

【使用注意】虚寒性出血不宜用。

小蓟

【别名】

刺蓟、小蓟草、小蓟炭。

【来源】

本品为菊科植物刺儿菜的地上部分。

【形态特征】

多年生草本，具长匍匐根。茎直立，高约50厘米，稍被蛛丝状绵毛。基生叶花期枯萎；茎生叶互生，长椭圆形或长圆状披针形，长5～10厘米，宽1～2.5厘米，两面均被蛛丝状绵毛，全缘或有波状疏锯齿，齿端钝而有刺，边缘具黄褐色伏生倒刺状牙齿，先端尖或钝，基部狭窄或钝圆，无柄。雌雄异株，头状花序单生于茎顶或枝端；总苞钟状，苞片5裂，疏被绵毛，外列苞片极短，卵圆形或长圆状披针形，顶端有刺，内列的呈披针状线形，较长，先端稍宽大，干膜质；花冠紫红色；雄花冠细管状，长达2.5厘米，5裂，花冠管部较上部管檐长约2倍，雄蕊5，聚药，雌蕊不育，花柱不伸出花冠外；雌花花冠细管状，长达2.8厘米，花冠管部较上部管檐长约4倍，子房下位，花柱细长，伸出花冠管之外。瘦果长椭圆形，无毛，冠毛羽毛状，淡

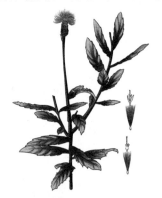

褐色，在果熟时稍较花冠长或与之等长。花期5～7月，果期8～9月。

【生境分布】

生长于山坡、河旁或荒地、田间。全国大部分地区均产。

【采收加工】

夏、秋两季花开时采割，除去杂质，晒干。

【性味归经】

苦、甘，凉。归心、肝经。

【功能主治】

凉血止血，散瘀解毒消痈。本品味苦性凉入心肝走血分，善清泄血热，故有凉血止血之效，兼能散瘀解毒消痈。

【用量用法】

10～15克，煎服；鲜品可用30～60克。外用：适量，捣敷患处。

【配伍应用】

①九窍出血：单用本品捣汁服。②金疮出血：以本品捣烂外涂。③多种出血证：常与大蓟、茅根、侧柏叶、茜草等同用，如十灰散。④尿血、血淋：可单味应用；也可配伍生地、山栀、滑石、淡竹叶等，如小蓟饮子。

【使用注意】脾胃虚寒而无瘀滞者忌服。

地榆

【别名】

地榆根、生地榆、地榆炭。

【来源】

本品为蔷薇科植物地榆或长叶地榆的根。

【形态特征】

为多年生草本，高50～100厘米，茎直立，有细棱。奇数羽状复叶，基生叶丛生，具长柄，小叶通常4～9对，小叶片卵圆形或长卵圆形，边缘具尖锐的粗锯齿，小叶柄基部常有小托叶；茎生叶有短柄，托叶抱茎，镰刀状，有齿。花小暗紫红色，密集成长椭圆形穗状花序。瘦果暗棕色，被细毛。

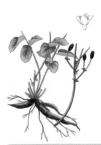

【生境分布】

生长于山地的灌木丛、山坡、草原或田岸边。全国均产，以浙江、江苏、山东、安徽、河北等地产量多。

【采收加工】

春季将发芽时或秋季植株枯萎后采挖，除去须根，洗净，干燥或趁鲜切片，干燥。

【性味归经】

苦、酸，微寒。归肝、胃、大肠经。

【功能主治】

凉血止血，解毒敛疮。本品苦泄酸涩，寒能清热，入血分，故有凉血止血、解毒敛疮之功。

【用量用法】

10～15克，煎服。外用：适量。

【配伍应用】

①痔疮出血、便血：单用或用醋煎地榆服即有效，也可与槐花同用。②功能性子宫出血、月经过多：地榆45克，醋水各半煎服，每日1剂。或用本品配大、小蓟各15克，荆芥炭9克，或用地榆配白头翁各等量，水煎服。③急性上消化道出血：地榆50克，黄连10克，气虚者加党参，加水500毫升煎至100毫升左右，冷却后15～30分钟服1次，每次1～2汤匙，每24小时服2剂。

【使用注意】本品酸涩性凉，虚寒性出血及出血挟瘀者慎服。大面积烧、烫伤，不宜大量以地榆外涂，以免引起药物性肝炎。

槐花

【别名】

槐米、槐花炭、槐米炭、炒槐花、炒槐米。

【来源】

本品为豆科植物槐的花或花蕾。

【形态特征】

落叶乔木，高可达 25 米。羽状复叶，互生，小叶 9 ～ 15，卵形至卵状披针形，长 2.5 ～ 7.5 厘米。圆锥花序顶生，花萼钟形，先端 5 浅裂；花冠乳白色，旗瓣阔心形，具短爪，稍向外反曲，有紫脉。荚果肉质，成连珠状，长 2.5 ～ 6 厘米，不裂。

【生境分布】

生长于向阳、疏松、肥沃、排水良好的地方。全国大部分地区均产。

【采收加工】

夏季花将开放时采收，及时干燥，除去枝、梗及杂质。

【性味归经】

苦，微寒。归肝、大肠经。

【功能主治】

凉血止血，清肝火。本品苦寒清泄而沉降，善清泄血分邪热及肝经火热，故有凉血止血、清肝火之功。

【使用注意】脾胃虚寒者慎用。

【用量用法】

10 ～ 15 克，煎服。止血炒炭用，清热泻火生用。

【配伍应用】

①痔疮出血、便血：多炒炭用，并常与地榆配伍；也可与侧柏叶、枳壳、荆芥穗配伍，如《集简方》槐花散。如因大肠湿热较盛，伤及脉络而致便血或痔疮出血，可与黄连配伍。②痔疮出血兼便秘者：可与黄芩、火麻仁等清热、润肠药配伍。③初、中期内痔出血，大便难：可用本品配伍地榆、浙贝、白芷、桔梗各 9 克，银花、茵陈各 12 克，土茯苓 15 克，甘草 4.5 克，水煎服，如槐榆散。

169

侧柏叶

【别名】

扁柏、侧柏炭。

【来源】

本品为柏科植物侧柏的嫩枝叶。

【形态特征】

长绿小乔木，树皮薄，淡红褐色，常易条状剥落。树枝向上伸展，小枝扁平，排成一平面，直展。叶鳞形、质厚、紧贴在小枝上交互对生，正面的一对通常扁平。花单性，雌雄同株；雄花球长圆形，黄色，生于上年的枝顶上；雌花球长椭圆形，单生于短枝顶端，由 6 ～ 8 枚鳞片组成。球果卵状椭圆形，嫩时蓝绿色，肉质，被白粉；熟后深褐色，木质。

【生境分布】

生长于山地阳地、半阳坡，以及轻盐碱地和沙地。全国各地均有产。

【采收加工】

多在夏、秋两季采收，阴干，切段。

【性味归经】

苦、涩，微寒。归肝、肺、大肠经。

【功能主治】

凉血止血，化痰止咳。本品苦寒清泄兼涩敛，既清泄血热而兼收敛，又清泄肺热。故有凉血止血、化痰止咳之效。

【用量用法】

生用清热凉血为好，治血热妄行之出血；炭药止血力强，用于各种出血。内服：煎汤，6 ～ 15 克；或入丸、散。外用：适量，煎水洗或捣敷。

【配伍应用】

①肺结核、支气管扩张咯血：可单用，或配伍生地、生荷叶、生艾叶，如四生丸。属虚寒出血者，配伍炮姜、艾叶，如《金匮要略》柏叶汤。②烧伤：鲜侧柏叶 300 ～ 500 克，捣烂如泥，加 75% 酒精少许调成糊状。以生理盐水冲洗创面，以膏外敷，3 日换药 1 次。

【使用注意】本品多服有胃部不适及食欲减退等副作用，长期使用宜佐以健运脾胃药物。

白茅根

【别名】

茅根、鲜茅根、茅根炭。

【来源】

本品为禾本科植物白茅的根茎。

【形态特征】

多年生草本。根茎密生鳞片。秆丛生，直立，高30～90厘米，具2～3节，节上有长4～10毫米的柔毛。叶多丛集基部，叶鞘无毛，或上部及边缘和鞘口具纤毛，老时基部或破碎呈纤维状；叶舌干膜质，钝头，长约1毫米；叶片线形或线状披针形，先端渐尖，基部渐狭，根生叶长，几与植株相等，茎生叶较短。圆锥花序柱状，长5～20厘米，宽1.5～3厘米，分枝短缩密集；小穗披针形或长圆形，长3～4毫米，基部密生长10～15毫米之丝状柔毛，具长短不等的小穗柄；两颖相等或第一颖稍短，除背面下部略呈草质外，余均膜质，边缘具纤毛，背面疏生丝状柔

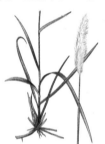

毛，第一颖较狭，具3～4脉，第二颖较宽，具4～6脉；第一外稃卵状长圆形，长约1.5毫米，先端钝，内稃缺如；第二外稃披针形，长1.2毫米，先端尖，两侧略呈细齿状；内稃长约1.2毫米，宽约1.5毫米，先端截平，具尖钝划、不同的数齿；雄蕊2，花药黄色，长约3毫米；柱头2枚，深紫色。颖果。花期夏、秋季。

【生境分布】

生长于低山带沙质草甸、平原河岸草地、荒漠与海滨。全国大部分地区均产。

【采收加工】

春、秋两季采挖，洗净，晒干，除去须根及膜质叶鞘，捆成小把。

【性味归经】

甘，寒。归肺、胃、膀胱经。

【功能主治】

凉血止血，清热利尿。本品性寒清热，能清肺胃膀胱之热，故有凉血止血，清热利尿之功。

【用量用法】

15～30克，煎服，鲜品加倍，以鲜品为佳，可捣汁服。多生用，止血也可炒炭用。

【配伍应用】

①急性肾炎：干白茅根250～500克，水煎早晚分2次服。②小儿急性肾炎：白茅根30克，石韦12～20克，生地12～24克，通草、竹叶、甘草各6克，车前子、泽泻各10～20克，黄芩9克，每日1剂，煎煮2次共取汁200毫升，早晚各服100毫升，连用3～10日。③无症状慢性肾炎蛋白尿：白茅根、益母草各30克，黄芪30～60克，当归15～20克，土茯苓100～120克，益智仁10克，每日1剂水煎服，1～2月为1个疗程。

【使用注意】脾胃虚寒，溲多不渴者忌服。

苎麻根

【来源】

本品为荨麻科植物苎麻的根。

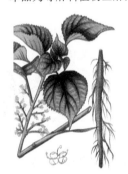

【形态特征】

多年生草本或亚灌木，高1～2米。根呈不规则圆柱形，略弯曲。茎直立，分枝，绿色，有短或长毛。叶互生，阔卵形或近圆形，长5～16厘米，宽3.5～14厘米，先端尾尖，基部宽楔形或圆形，边缘具粗齿，上面粗糙，下面密生白色绵毛。花单性同株，花序圆锥形；雄花序在雌花序下，雄花花被片4，雄花4，有退化雌蕊；雌花序簇生或球形，花被管状，4齿裂，子房1室，内含1胚珠。瘦果椭圆形，有毛，外被宿存花被，顶有宿存柱头，丝状。花期5～8月，果期8～10月。

【生境分布】

生长于荒地、山坡或栽培。分布于江苏、山东、陕西等地。

【采收加工】

冬、春季采挖，洗净，晒干。

【性味归经】

甘，寒。归心、肝经。

【功能主治】

凉血止血，安胎，解毒。本品性寒清热，入血分，故有凉血止血、清热安胎、清解热毒之效。

【用量用法】

10～30克，煎服。外用：适量。

【使用注意】胃弱泄泻者勿服；诸病不由血热者，也不宜用。

羊蹄

【别名】

羊蹄根、土大黄。

【来源】

本品为蓼科植物羊蹄或尼泊尔羊蹄的根。

【形态特征】

羊蹄：多年生草本，根粗大黄色。茎直立，高1米许。根生叶丛生，有长柄，叶片长椭圆形，长10～25厘米，宽4～10厘米，先端钝，基部圆或带楔形，边缘呈波状；茎生叶较小，有短柄。总状花序顶生，每节花簇略下垂；花被6，淡绿色，外轮3片展开，内轮3片成果被；果被广卵形，有明显的网纹，背面各一卵形疣状突起，其表面有细网纹，边缘具不整齐的微齿；雄蕊6，成3对；子房具棱，1室，1胚珠，花柱3，柱头细裂。瘦果三角形，先端尖，角棱锐利，长约2毫米，褐色，光亮。有3片增大的果被包覆。花期4月，果熟期5月。尼泊尔羊蹄：多年生草本，根粗大。茎圆形，有浅棱，高0.7～1.5米，直立。单叶互生，叶柄细；茎生叶长椭圆形、卵状长椭圆形至三角状卵形，长20～40厘米，宽3～5厘米，或更大，先端短尖，基部心脏形或圆形，边缘具不整齐的波状起伏，上部偶有杂于花序中的少数叶。总状花序，花簇之间有距离，花梗中部有明显的关节；花被6，内轮3枚扩大为果被，卵圆形，网脉突出而明显，中央有长椭圆形的疣状突起，边缘有针状齿，每侧约10枚，齿端成钩状；雄蕊6；子房三棱形，花柱3，柱头流苏状。瘦果三角形，有光泽。花期5月。

【生境分布】

羊蹄生长于山野、路旁或湿地。尼泊尔羊蹄喜生于低山温暖地区的路旁及沟边。全国大部分地区均有。

【采收加工】

秋季（或春季）采挖，洗净，切片，晒干。

【性味归经】

苦、涩，寒。归心、肝、大肠经。

【功能主治】

凉血止血，解毒杀虫，泻下。本品寒清苦泄涩敛，归心、肝入血分以泻火凉血止血，又收敛止血，兼能清热解毒疗疮杀虫；归大肠以泻火通便。故有凉血止血，解毒杀虫，泻下之效。

【用量用法】

10～15克，煎服，鲜品30～45克。外用：适量。

【配伍应用】

①功能性子宫出血：羊蹄干品30克，煎煮，分3次服；或用羊蹄粉3克，开水冲服，每日3～4次。②子宫颈炎、Ⅲ度宫颈糜烂：羊蹄煎膏，涂于带线棉块上，贴于子宫颈上，12小时后取出，每日上药1次，连用4～6次。③痔疮便血：羊蹄24～30克，肥肉120克，入瓦罐水煮肉极烂时，饮汤。

【配伍应用】

①血热出血证：若出血量少，证情较轻者，可单用本品煎服；证情较重，出血不止，有气随血脱之象者，应配伍蛤粉、人参等同用，如苎根散（《圣济总录》）。②妊娠胎动下血腹痛：可单用取效，以单味苎麻根煎汤服用（《梅师方》）。

【使用注意】脾胃虚寒，大便溏薄者慎服。含草酸，大剂量可中毒。

红旱莲

【别名】

红旱莲。

【来源】

本品为藤黄科植物黄海棠的全草。

【形态特征】

多年生草本，高达1米，全体无毛。茎直立，具4棱。叶对生，长圆形至卵状披针形，长约8厘米，宽约2厘米，先端渐尖，全缘，基部抱茎；质薄，有疏散透明小点。花数朵成顶生的聚伞花序；萼片5，不等长；花瓣5，金黄色，狭倒卵形，稍偏斜而旋转；雄蕊多数。基部合成5束；子房上位，花柱5条。蒴果圆锥形，长12～18毫米，5室，熟时5瓣裂，内有多数细小种子。花期6～7月，果期7～8月。

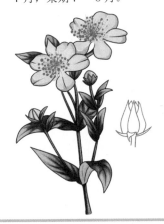

【生境分布】

生长于荒坡、山野、路边。我国东北地区及黄河、长江、珠江流域均有，分布于江苏。

【采收加工】

7～8月果实成熟时，割取地上部分，用热水泡过，晒干。

【性味归经】

微苦，寒。归肝、心经。

【功能主治】

凉血止血，清热解毒。本品性寒清热，味苦降泄，故有凉血止血，清热解毒之效。

【用量用法】

5～10克，煎服；或浸酒。外用：适量。

【配伍应用】

①疟疾寒热：红旱莲嫩头7个，煎汤服。②喘息型支气管炎：红旱莲适量，制成糖衣片，每片含生药1.4克，每日3次，每次服6片，10日为1个疗程。③肝火头痛，吐血，咯血，衄血，子宫出血：红旱莲4.5～9克，水煎服。④跌打损伤，疮疖：红旱莲适量，捣敷或取汁涂。

万年青根

【别名】

白河车。

【来源】

本品为百合科植物万年青的根及根茎。

【形态特征】

多年生常绿草本。根茎倾斜，肥厚而短，须根细长，密被白色毛茸。叶丛生；披针形或带状，长10～30厘米，宽2.5～7.5厘米，先端尖，基部渐狭而近叶柄状，全缘，革质而光滑，叶面深绿色，下面淡绿色，具平行脉，中脉在叶背面隆起。花多数，成椭圆形穗状

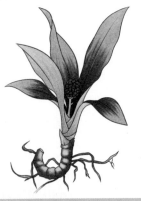

花序，长约3厘米；花茎长7.5～20厘米；花被淡绿色，裂片6，下部愈合成盘状；雄蕊6，无柄，着生花被筒上，药长椭圆形，内向，纵裂；子房球形，花柱甚短，柱头3裂，外展。浆果球形，肉质，熟时橘红色或黄色，内含种子1枚。花期6～7月，果期8～10月。

【生境分布】

栽培于庭园，或野生长于阴湿的林下、山谷。分布于浙江、江苏、四川等地。

【采收加工】

全年可采。挖取根及根茎，除去茎叶及须根后，洗净，晒干或烘干。

【性味归经】

苦、微甘，寒；有小毒。归肺、肝、心经。

【功能主治】

凉血止血，清热解毒，利尿。本品味苦降泄，性寒清热，故有凉血止血、清热解毒、利尿之功。

【用量用法】

3～10克，鲜品30～60克，煎服。外用：适量。

【配伍应用】

①咽喉肿痛：万年青根（鲜）3～9克，加冷开水半碗，擂汁，频频含咽。②跌打损伤：万年青根6～10克，水煎，酒兑服。③流行性腮腺炎：新鲜万年青根20～30克，切碎捣烂，敷患处，早晚各换药1次。④急性细菌性痢疾：用20%的万年青醋浸液口服，首次剂量5毫升，以后每次3～4毫升，每日3～4次，5～7日为1个疗程。

【使用注意】本品有小毒，不宜大量久服。

山茶花

【别名】

红茶花、耐冬、茶花、曼阳罗树、宝珠花、一捻红。

【来源】

本品为山茶科植物山茶的花。

【形态特征】

山茶是常绿阔叶灌木或小乔木。枝条黄褐色，小枝呈绿色或绿紫色至紫褐色。叶片革质，互生，椭圆形、长椭圆形、卵形至倒卵形，长4～10厘米，先端渐尖或急尖，基部楔形至近半圆形，边缘有锯齿，叶片正面为深绿色，多数有光泽，背面较谈，叶片光滑无毛，叶柄粗短，有柔毛或无毛。花两性，常单生或2～3朵着生于枝梢顶端或叶腋间。花梗极短或不明显，苞萼9～10片，覆瓦状排列，被茸毛。花单瓣，花瓣5～7片，呈1～2轮覆瓦状排列，花朵直径5～6厘米，色大红，花瓣先端有凹或缺口，基部连生成一体而呈筒状；雄蕊发达，多达100余枚，花丝白色或有红晕，基部连生成筒状，集聚花心，花药金黄色；雌蕊发育正常，子房光滑无毛，3～4室，花柱单一，柱头3～5裂，结实率高。蒴果圆形，外壳本质化，成熟蒴果能自然从背缝开裂，散出种子。种子淡褐色或黑褐色，近球形或相互挤压成多边形，有平面和棱角，种皮角质坚硬，种子富含油质，子叶肥厚。

【生境分布】

分布于江苏、浙江、云南、四川等地。

【采收加工】

春分至谷雨为采收期。一般在含苞待放时采摘，晒干或烘干。

【性味归经】

甘、苦、辛，凉。归心、肝经。

【功能主治】

凉血止血，散瘀消肿。本品性凉清热，味苦降泄，味辛行散，归心肝走血分，故能凉血止血，又有散瘀消肿之效。

【用量用法】

5～10克，煎服。外用：适量。

【配伍应用】

①吐血咳嗽：宝珠山茶，瓦上焙黑色，调红砂糖，每日不拘多少。②赤痢：大红宝珠山茶花，阴干为末，加白糖拌匀，饭锅上蒸三、四次服。③痔疮出血：宝珠山茶，研末冲服。

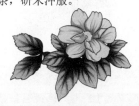

173

收敛止血药

白及

【别名】

白芨。

【来源】

本品为兰科植物白及的块茎。

【形态特征】

多年生草本，高15～70厘米，根茎肥厚，常数个连生。叶3～5片，宽披叶形，长8～30厘米，宽1.5～4厘米。基部下延成长鞘状。总状花序，花紫色或淡红色。蒴果圆柱形，具6纵肋。

【生境分布】

生长于林下阴湿处或山坡草丛中。分布于四川、贵州、湖南、湖北、浙江等地。

【采收加工】

夏、秋两季采挖，除去残茎及须根，洗净，置沸水中煮至无白心，除去外皮，晒干。

【性味归经】

苦、甘、涩，寒。归肺、胃、肝经。

【功能主治】

收敛止血，消肿生肌。本品味涩而质黏，又苦泄散结性寒清热，故有收敛止血、消痈肿生肌敛疮之效。

【用量用法】

3～10克，煎服；每次2～5克，散剂。外用：适量。

【配伍应用】

①黄褐斑：白及、浙贝母、白附子为主药，制成三白退斑膏，每日早晚各擦1次。②支气管扩张：成人每次服白及粉2～4克，每日3次，3个月为1个疗程。③上消化道出血：白及粉5克，每日3次，冷开水冲服，并给予一般支持治疗。

【使用注意】 反乌头。

仙鹤草

【别名】

龙牙草、狼牙草、脱力草。

【来源】

本品为蔷薇科植物龙牙草的地上部分。

【形态特征】

多年生草本，高30～90厘米，全株具白色长毛。根茎横走，圆柱形，秋末自先端生一圆锥形向上弯曲的白色冬芽。茎直立。单数羽状复叶互生，小叶大小不等，间隔排列，卵圆形至倒卵形，托叶卵形，叶缘齿裂，可制取黄色染料。穗状花序顶生或腋生，花小，黄色，萼

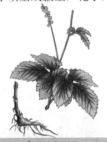

筒外面有槽并有毛，顶端生一圈钩状刺毛。刺瘦果倒圆锥形，萼裂片宿存。

【生境分布】

生长于路旁、山坡或水边，也有栽培。全国大部分地区均有。

【采收加工】

夏、秋两季茎叶茂盛时采割，除去杂质，干燥。

【性味归经】

苦、涩，平。归肺、肝、脾经。

【功能主治】

收敛止血，消积，止痢，杀虫。本品味涩收敛，味苦燥泄，故既能收敛止血止痢，又有消积、杀虫之功。

【用量用法】

10～15克，大剂量30～60克。

【配伍应用】

①呕血、咯血：仙鹤草、藕节、侧柏炭各9克，水煎服。②吐血、咯血、衄血：仙鹤草、白茅根各30克，藕节15克，水煎服。③滴虫性肠炎、胃肠炎、痢疾：仙鹤草30克，水煎服；或以仙鹤草、槐花、地榆各9克，荆芥炭6克，水煎服。④滴虫性阴道炎：以仙鹤草嫩茎叶煎浓汁冲洗阴道，再用带线棉球浸汁放入，3～4小时后取出，每日1次，一周一疗程。

【使用注意】仙鹤草素偶可引起心悸、颜面充血与潮红等现象。

血余炭

【别名】

人发灰。

【来源】

本品为人头发制成的炭化物。

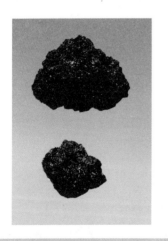

【形态特征】

人是地球生态系统中的一种普通动物，是生物进化的结果。人属于真核域，动物界，脊索动物门，脊椎动物亚门，哺乳纲，灵长目，人科，人属，智人种，但并非生物进化的终点。

【采收加工】

收集人发，除去杂质，洗净晒干，焖煅成炭，晾凉。

【性味归经】

苦、涩，平。归肝、胃、膀胱经。

【功能主治】

收敛止血，化瘀利尿。本品味涩收敛，味苦降泄，归肝走血分，既能收敛止血，又能化瘀；又归膀胱经以利尿，故有收敛止血、化瘀利尿之功。

【用量用法】

6～10克，煎服；1.5～3克，研末服。外用：适量。

【配伍应用】

①出血证：既可内服，也可外用。如《梅师集验方》治鼻衄，《中藏经》治齿衄，《证治要诀》治肌衄等，皆以本品外用。②咳血、吐血：常与三七、花蕊石同用，如化血丹（《医学衷中参西录》）。

【使用注意】胃虚者用之，多有吐泻之弊。

藕节

【别名】

光藕节、藕节炭。

【来源】

本品为睡莲科植物莲的根茎节部。

【形态特征】

多年生水生草本。根茎肥厚横走，外皮黄白色，节部缢缩，生有鳞叶与不定根，节间膨大，内白色，中空而有许多条纵行的管。叶片圆盾形，高出水面，直径30～90厘米，全缘，稍呈波状，上面暗绿色，光滑，具白粉，下面淡绿色；叶柄着生于叶背中央，圆柱形，中空，高达1～2米，表面散生刺毛。花梗与叶柄等高或略高；花大，单一，顶生，直径12～23厘米，粉红色或白色，芳香；萼片4或5，绿色，小形，早落；花瓣多数，长圆状椭圆形至倒卵形，先端钝，由外向内逐渐变小；雄蕊多数，早落，花药线形，黄色，药隔先端成一棒状附属物，花丝细长，着生于花托下；心皮多数，埋藏于花托内，花托倒圆锥形，顶部平，有小孔20～30个，每个小孔内有1椭圆形子房，花柱很短，果期时花托逐渐增大，内堡海绵状，俗称莲蓬，长宽均5～10厘米。坚果椭圆形或卵形，长1.5～2.5厘米，果皮坚硬，革质；内有种子1枚，俗称莲子。花期7～8月，果期9～10月。

【生境分布】

自生或栽培于池塘内。全国大部分地区均有，分布于浙江、江苏、安徽、湖南、湖北等地。

【采收加工】

秋、冬两季采挖根茎，切取节部，洗净，晒干，除去须根。

【性味归经】

甘、涩，平。归心、肝、胃经。

【功能主治】

收敛止血。本品味涩收敛，归心肝入血分，故功专收敛止血。

【用量用法】

10～15克，煎服。

【配伍应用】

①各种出血：常与白及、生地、阿胶、川贝、杏仁等配伍用于肺热咳血、吐血、鼻衄、血淋、血痢、血崩等各种出血，一般用量为9～15克，水煎服，或以鲜品捣汁，调蜂蜜饮用，或以藕节煎汤代水，用于煎煮配伍用药。②急性咽喉炎：藕节去毛洗净，放入盐里贮存2周以上备用。用时取出，以开水冲洗后放入口中含服。每日2次，每次1枚。有良效。

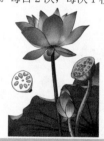

【使用注意】忌铁器。

化瘀止血药

三七

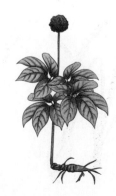

【别名】

田七、出漆、参三七、三七粉。

【来源】

本品为五加科植物三七的根。

【形态特征】

多年生草本，高达60厘米。根茎短，茎直立，光滑无毛。掌状复叶，具长柄，3～4片轮生于茎顶；小叶3～7，椭圆形或长圆状倒卵形，边缘有细锯齿。伞形花序顶生，花序梗从茎顶中央抽出，花小，黄绿色。核果浆果状，近肾形，熟时红色。

【生境分布】

生长于山坡丛林下。分布于云南、广西。

【采收加工】

秋季开花前采挖，洗净，分开主根、支根及茎基，干燥。支根习称"筋条"，茎基习称"剪口"。

【性味归经】

甘、微苦，温。归肝、胃经。

【功能主治】

化瘀止血，活血定痛。本品苦泄温通，归肝经走血分，故有化瘀止血，活血定痛之效。

【用量用法】

每次 1～1.5 克，研末服；3～10 克，煎服；外用：适量，研末外掺或调敷。

【配伍应用】

①吐血、衄血、崩漏：单用本品，米汤调服（《濒湖集简方》）。②咳血、吐血、衄血及二便下血：与血余炭、花蕊石合用，如化血丹（《医学衷中参西录》）。③各种外伤出血：可单用本品研末外掺，或配血竭、龙骨、象皮等同用，如七宝散（《本草纲目拾遗》）。

【使用注意】孕妇慎用。

茜草

【别名】

茜根、茜草根、茜草炭。

【来源】

本品为茜草科植物茜草的根及根茎。

【形态特征】

多年生攀援草本。根细长，丛生于根茎上；茎四棱形，棱及叶柄上有倒刺。叶 4 片轮生，叶片卵形或卵状披针形。聚伞花序顶生或腋生，排成圆锥状，花冠辐射状。浆果球形，熟时紫黑色。

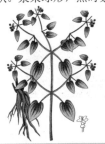

【生境分布】

生长于山坡岩石旁或沟边草丛中。分布于安徽、江苏、山东、河南、陕西等地。

【采收加工】

春、秋两季采挖，除去茎叶，洗净，晒干。

【性味归经】

苦，寒。归肝经。

【功能主治】

凉血化瘀，止血，通经。本品苦寒清泄，入肝经血分，故有凉血、化瘀、止血、通经之功。

【用量用法】

10～15 克，煎服。止血炒炭用；活血通经生用或酒炒用。

【配伍应用】

①吐血不止：单用本品为末煎服（《简要济众方》）。②衄血：可与艾叶、乌梅同用，如茜梅丸（《本事方》）。③血热崩漏：常配生地、侧柏叶、生蒲黄等。气虚不摄的崩漏下血：与白术、黄芪、山茱萸等同用，如固冲汤（《医学衷中参西录》）。④尿血：与小蓟、白茅根等同用。

【使用注意】脾胃虚寒，无瘀滞者禁用。

蒲黄

【别名】

生蒲黄、炒蒲黄、蒲黄炭。

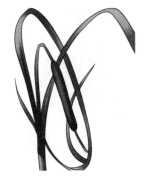

【来源】

本品为香蒲科植物水烛香蒲、东方香蒲或同属植物的花粉。

【形态特征】

水烛香蒲，多年沼泽生草本。根茎匍匐，有多数须根。叶扁平，线形，宽 4～10 毫米，质稍厚而柔，下部鞘状。穗状花序圆柱形，雌雄花序间有间隔 1～15 厘米；雄花序在上，长 20～30 厘米，雄花有早落的佛焰状苞片，花被鳞片状或茸毛状，雄蕊 2～3。雌花序长 10～30 厘米，雌花小苞片较柱头短，匙形，花被茸毛状与小苞片等长，柱头线头圆柱形，小坚果无沟。

【生境分布】

生长于池、沼、浅水中。全国大部分地区有产。主要分布于江苏、浙江、安徽、山东等地。

【采收加工】

夏季采收蒲黄上部黄色雄花序,晒干碾轧、筛出花粉。

【性味归经】

甘,平。归肝、心经。

【功能主治】

化瘀止血,利尿。本品味甘性平,作用缓和,入肝、心二经血分,既能化瘀止血,又有利尿通淋之功。

【用量用法】

3～10克,煎服,布包。外用:适量。止血多炒炭用,散瘀多生用。

卷柏

【别名】

生卷柏、卷柏炭。

【来源】

本品为卷柏科植物卷柏的全草。

【形态特征】

卷柏科(一作石松科),卷柏属。生于山地岩壁上,多年生隐花植物,常绿不凋。茎高数寸至尺许,枝多,叶如鳞状,略如扁柏之叶。此物遇干燥,则枝卷如拳状,遇湿润则开展。本植物生活力甚耐久,拔取置日光下,晒至干萎后,移置阴湿处,洒以水即活,故有"九死还魂草"之名。

【生境分布】

分布于广东、广西、福建、江西、浙江、湖南、河北、辽宁等地。

【采收加工】

春、秋季均可采收,但以春季采者为佳。采后剪去须根,酌留少许根茎,去净泥土,晒干。

【配伍应用】

①鼻衄经久不止:与石榴花同用,和研为散服(《圣惠方》)。②月经过多,漏下不止:可配合艾叶、龙骨同用,如蒲黄丸(《圣济总录》)。③尿血不已:可与郁金同用。④外伤出血:可单用外掺伤口。跌打损伤:单用蒲黄末,温酒服(《塞上方》)。⑤心腹疼痛、产后瘀痛、痛经等:常与五灵脂同用,如失笑散(《和剂局方》)。

【性味归经】

辛,平。归肝、心经。

【功能主治】

化瘀止血。本品味辛行散,炒炭涩止,故生用偏于活血化瘀,炒炭后止血作用佳,有化瘀止血之效。

【用量用法】

3～10克,水煎服。外用:适量,捣敷或研末撒。

【配伍应用】

消化性溃疡:卷柏60克,猪肚1个。先将卷柏切碎,共炖猪肚,煮熟备用。1个猪肚分3次吃,每日1个,连用2～3日。

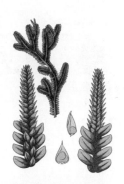

温经止血药

艾叶

【别名】

蕲艾、陈艾叶、生艾叶、醋艾炭。

【来源】

本品为菊科植物艾的叶。

【形态特征】

多年生草本,高45～120厘米;茎具明显棱条,上部分枝,被白色短绵毛。单叶,互生,茎中部叶卵状三角形或椭圆形,有柄,羽状深裂,两侧2对裂片椭圆

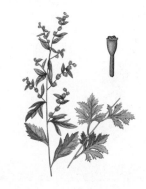

形至椭圆状披针形，中间又常3裂，裂片边缘均具锯齿，上面暗绿色，密布小腺点，稀被白色柔毛，下面灰绿色，密被白色绒毛，茎顶部叶叶全缘或3裂。头状花序排列成复总状，总苞卵形，密被灰白色丝状茸毛，筒状小花带红色，外层雌性花，内层两性花。瘦果长圆形，无冠毛。

【生境分布】

生长于荒地、林缘，有栽培。全国大部分地区均产，以湖北蕲州产者为佳。

【采收加工】

夏季花未开时采摘，除去杂质，晒干。

【性味归经】

苦、辛，温。归肝、脾、肾经。

【功能主治】

温经止血，散寒调经，安胎。本品辛散苦泄，性温祛寒，归肝经走血分，归脾经益脾阳，归肾经温肾固冲任，故有温经止血、散寒调经、安胎之效。

【用量用法】

3～10克，煎服。外用：适量，温经止血宜炒炭用；余则生用。

【配伍应用】

①功能性子宫出血、月经过多对于证属虚寒，出血不止，血色暗淡者：常与阿胶、地黄、川芎、当归、白芍、甘草配伍，如《金匮要略》胶艾汤。若兼气虚不摄者，与党参、黄芪、白术等配伍。产后出血、先兆流产对于产后子宫复旧不全、先兆流产出现出血不止，血色暗淡者，也可用胶艾汤；兼气虚不摄者，也可配用党参、黄芪、白术等。②胃溃疡吐血证属血热者：配合生地、生侧柏叶、生荷叶等，以凉血止血，如《妇人良方》四生丸。

【使用注意】 阴虚血热者慎用。

第十二章 活血化瘀药

活血止血药

延胡索

【别名】

元胡、玄胡、延胡、元胡索、玄胡索、炒元胡、醋元胡、酒元胡。

【来源】

本品为罂粟科多年生草本植物延胡索的干燥块茎。

【形态特征】

多年生草本，茎纤弱，高约20厘米。叶互生，有长柄，小叶片长椭圆形至线形，全缘。总状花序顶生，花红紫色，横生于小花梗上，蒴果长圆形。

【生境分布】

生长于稀疏林、山地、树林边缘的草丛中。分布于浙江、江苏、湖北、湖南、安徽、江西等地

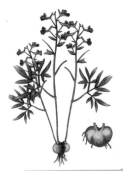

大面积有栽培。本品为浙江特产，尤以金华地区产品最佳。

【采收加工】

夏初茎叶枯萎时采挖，除去须根，洗净，置沸水中煮至无白心时，取出晒干。

【性味归经】

辛、苦，温。归肝、脾、心经。

【功能主治】

活血，行气，止痛。本品辛散苦降温通，既走血分，又行气分；能行血中气滞，理气中血滞，止一身上下诸痛，作用强，应用颇广，疗效甚捷，故为活血行气止痛良药。

【用量用法】

.3～10克，煎汤，研末每次1～1.5克。醋制加强止痛之功。

【配伍应用】

①心血瘀阻之胸痹心痛：常与丹参、薤白、桂枝、瓜蒌等同用。②热证胃痛：配川楝子，如金铃子散（《素问病机气宜保命集》）。③寒证胃痛：配桂枝（或肉桂）、高良姜，如安中散（《和剂局方》）。④气滞胃痛：配木香、香附、砂仁同用。⑤瘀血胃痛：配丹参、五灵脂等药用。

【使用注意】 孕妇忌服。

郁金

【别名】

玉金、川郁金、广郁金。

【来源】

本品为姜科多年生草本植物温郁金、姜黄、广西莪术或蓬莪术的干燥块根。前两者分别习称"温郁金"和"黄丝郁金"，其余按性状不同习称"桂郁金"或"绿丝郁金"。

【形态特征】

郁金：多年生宿根草本。根粗壮，末端膨大成长卵形块根。块茎卵圆状，侧生，根茎圆柱状，断面黄色。叶基生：叶柄长约5厘米，基部的叶柄短，或近于无柄，具叶耳；叶片长圆形，长15～37厘米，宽7～10厘米，先端尾尖，基部圆形或三角形。穗状花序，长约13厘米，总花梗长7～15厘米；具鞘状叶，基部苞片阔卵圆形，小花数朵，生于苞片内，顶端苞片较狭，腋内无花；花萼白色筒状，不规则3齿裂；花冠管呈漏斗状，裂片3，粉白色，上面1枚较大，两侧裂片长圆形；侧生退化雄蕊长圆形，药隔距形，花丝扁阔；子房被伏毛，花柱丝状，光滑或被疏毛，基部有2棒状附属物，柱头略呈二唇形，具缘毛。花期4～6月，极少秋季开花。

莪术：多年生草本，全株光滑无毛。叶椭圆状长圆形至长圆状披针形，长25～60厘米，宽10～15厘米，中部常有紫斑；叶柄较叶片为长。花茎由根茎单独发出，常先叶而生；穗状花序长约15厘米；苞片多数，下部的绿色，缨部的紫色；花萼白色，顶端3裂；花冠黄色，裂片3，不等大；侧生退化雄蕊小；唇瓣黄色，顶端微缺；药隔基部具叉开的矩。蒴果狼状三角形。花期3～5月。

【生境分布】

生长于林下或栽培。分布于浙江、四川等地。

【采收加工】

冬季茎叶枯萎后采挖，摘取块根，除去细根，蒸或煮至透心，干燥。切片或打碎，生用，或矾水炒用。

【性味归经】

辛，苦，寒。归肝、胆、心经。

【功能主治】

活血行气，解郁止痛，清心凉血，利胆退黄。本品味辛能散能行，既活血又行气解郁而止痛。性寒归肝胆、心经，能清热利胆退黄，顺气降火而凉血止血，解郁开窍而有清心之功。

【用量用法】

5～12克，煎服；研末服，2～5克。

【配伍应用】

①冠心病心绞痛：郁金、薤白、茯苓、白芍、元胡、甘草各15克，木香5克，枳实、桂枝、厚朴、川芎各12克，水煎3次，每日2次，连用7～65日。②低蛋白血症：郁金、丹参、黄芪各20～60克，大枣、当归、五味子、连翘、木香各15克，三七10克，鳖甲15～45克，随症加减，水煎或制蜜丸每次10克。③脑外伤综合症：郁金、陈皮、当归、桃仁、牛膝各10克，赤芍、生地各15克，川芎、柴胡各7克，红花2克，随症加减，每日1剂，水煎服。④中风：郁金、菖蒲、远志各15克，丹参30克，鼻饲、灌肠、口服等多种途径给药。

【使用注意】畏丁香。

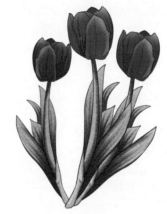

姜黄

【别名】

广姜黄、色姜黄、片子姜黄。

【来源】

本品为姜科多年生草本植物姜黄的根茎。

【形态特征】

姜黄：多年生宿根草本。根粗壮，末端膨大成长卵

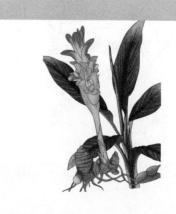

形或纺锤状块根，灰褐色。根茎卵形，内面黄色，侧根茎圆柱状，红黄色。叶根生；叶片椭圆形或较狭，长20～45厘米，宽6～15厘米，先端渐尖，基部渐狭；叶柄长约为叶片之半，有时几与叶片等长；叶鞘宽，约与叶柄等长。穗状花序稠密，长13～19厘米；总花梗长20～30厘米；苞片阔卵圆形，每苞片内含小花数朵，顶端苞片卵形或狭卵形，腋内无花；萼3钝齿；花冠管上部漏斗状，3裂；雄蕊药隔矩形，花丝扁阔，侧生退化雄蕊长卵圆形；雌蕊1，子房下位，花柱丝状，基部具2棒状体，柱头二唇状。蒴果膜质，球形，3瓣裂。种子卵状长圆形，具假种皮。

【生境分布】

生长于排水良好、土层深厚、疏松肥沃的砂质壤土。分布于四川、福建等

地。采收加工冬季茎叶枯萎时采挖，煮或蒸至透心，晒干，除去须根，切厚片，生用。

【性味归经】

辛、苦，温。归肝、脾经。

【功能主治】

活血行气，通经止痛。姜黄辛苦而温，归肝、脾经，走气分又入血分，辛温相合可内行气血，苦温相合可活血通经，故有此功。

【用量用法】

生用。内服：煎汤，3～10克；或入丸、散。外用：适量，研末调敷。

【配伍应用】

①心绞痛：口服姜黄浸膏片或服姜黄散（与当归、木香和乌药配伍），可缓解心腹痛。②高脂血症：口服姜黄浸膏片（每片相当于生药3.5克）5片，每日3次。③胆囊炎、肝胆结石、上腹痛：姜黄、郁金各9克，茵陈15克，黄连、肉桂各3克，元胡6克，水煎服。

【使用注意】 孕妇慎服。

没药

【别名】

末药、醋制没药。

【来源】

本品为橄榄科植物没药树或其他同属植物皮部渗出的油胶树酯。

【形态特征】

本植物为灌木或矮乔木，高3米。树干粗，具多数不规则尖刺状粗枝；树皮薄，光滑，常有片状剥落。叶单生或丛生，多为三出复叶，小叶倒长卵形或倒披针形，中央1片较大，叶柄短。总状花序腋生或丛生于短枝上，花杂性，萼杯状，宿存；花冠4瓣，白色，雄

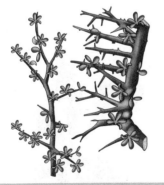

蕊8；子房3室。核果卵形，棕色。种子1～3枚。本品呈不规则颗粒状或粘结成团块，状似红砂糖。大小不一，一般直径为2.5厘米。表面红棕色或黄棕色，凹凸不平，被有粉尘。

【生境分布】

生长于海拔500～1500米的山坡地。分布于非洲索马里、埃塞俄比亚以及印度等地。

【采收加工】

每年11月至翌年2月，采集由树皮裂缝处渗出于空气中变成红棕色坚块的油胶树酯，去净树皮及杂质，打碎后炒用。

【性味归经】

苦、辛，平。归心、肝、脾经。

【功能主治】

活血止痛，消肿生肌。本品味辛芳香，能走窜而善行，故能活血行气，血行气利则疼痛止，肿疡消，故有此功。

【用量用法】

炒用。内服，煎汤，3～9克；或入丸、散。外用：适量，研末调敷。

【配伍应用】

①高脂血症：以没药胶囊（每粒含没药浸膏0.1克），每次2～3粒，每日3次，全日量相当于原生药2～3克，2个月为1个疗程。②急性腰腿扭伤：用乳没糊剂（乳香、没药等分为末，30%乙醇调糊）外敷，每日1～2次，连用3～5日。

【使用注意】 孕妇及血虚无瘀者禁服。本品气浊味苦，易致呕吐，胃弱者不宜多服。

毛冬青

【别名】

乌尾丁、毛披树根、毛冬青根、山冬青根。

【来源】

本品为冬青科常绿灌木植物毛冬青的干燥根。

【形态特征】

毛冬青常绿灌木或小乔木，高3～4米。小枝灰褐色，有棱，密被粗绒毛。叶互生；叶柄长3～4毫米，密被短毛，叶片纸质或膜质，卵形或椭圆形，长2～6.5厘米，宽1～2.7厘米，先端短渐尖或急尖，基部宽楔形或圆钝，边缘有稀疏的小尖齿或近全缘，中脉上面凹下，倒脉4～5对，两面有疏粗毛，沿脉有稠密短粗毛。花序簇生叶腋；雄花序每枝有1花，稀3花，花4或5数，花梗长1～2毫米，花萼直径约2毫米，裂片卵状三角形，被柔毛，花冠直径4～5毫米，花冠倒卵状长圆形，雄蕊比花冠短；雌花序每枝具1～3花，花6～8数，花萼直径约2.5毫米，裂片宽卵形，有硬毛，花瓣长椭圆形，长约2毫米，子房卵形，无毛，柱头头状。果实球形，直径3～4毫米，熟时红色，宿存花柱明显，分核常6颗，少为5颗或7颗，椭圆形，背部有单沟，两侧面平滑，内果皮近木质。花期4～5月，果期7～8月。

【生境分布】

生长于山野坡地、丘陵的灌木丛中。分布于广东、广西、安徽、浙江、福建等地。

【采收加工】

秋、冬两季采挖地下树根，洗净泥土，除去须根，切片，晒干。

【性味归经】

辛、苦，寒。归心经。

【功能主治】

活血祛瘀，清热解毒，祛痰止咳。本品辛以行散，苦能降泄，寒能清热，又走血分，故有活血化瘀、清热解毒、祛痰止咳之功效。

【用量用法】

10～30克，内服，入汤剂，单用60克。外用：适量。

【配伍应用】

①冠状动脉粥样硬化性心脏病：毛冬青根90～150克，每日1剂，水煎分3次服；或用片剂、冲剂、糖浆剂等，剂量按每日生药90～120克计算，3次分服。②感冒，扁桃体炎，痢疾：毛冬青根25～50克，水煎服。③血栓闭塞性脉管炎：毛冬青根90克，煨猪脚1只服食，每日1次；另取毛冬青根150克，煎水浸泡伤口，每日1～2次，浸泡后外敷生肌膏。

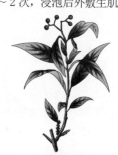

活血调经药

丹参

【别名】

赤参、紫丹参、酒丹参。

【来源】

本品为唇形科多年生草本植物丹参的干燥根及根茎。

【形态特征】

多年生草本，高20～80厘米，全株密被柔毛及腺毛，根细长，圆柱形，外皮砖红色。茎四棱形，多分枝。叶对生，有长柄，奇数羽状复叶，小叶通常3～5片，卵形或长卵形，顶生的较大，边缘有浅钝锯齿，上面稍皱缩，下面毛较密。总状轮伞花序顶生或腋生，花冠唇形，蓝紫色，上唇稍长，盔状镰形。

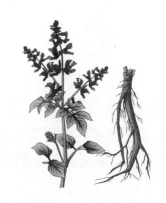

【生境分布】

生长于气候温暖湿润、日照充足的地方。全国大部分地区均有生产。分布于河北、安徽、江苏、四川等地。

【采收加工】

秋季采挖，除去茎叶，洗净泥土，润透后切片，晒干。生用或酒炒用。

【性味归经】

苦，微寒。归心、心包、肝经。

【功能主治】

活血祛瘀，凉血消痈，安神。本品苦能降泄，微寒清热，入心、肝二经走血分，故有凉血、活血之功；瘀热去则痛肿消，故又有消痈之能。

【用量用法】

5～15克，煎服。活血化瘀宜酒炙用。

【配伍应用】

①慢性肝炎、肝脾肿大：常用本品与当归、郁金、香附、鸡内金等配伍，或用本品配板蓝根各15克，郁金12克，水煎服，也可用于晚期血吸虫病肝脾肿大，以改善肝功能，软缩肝脾。②慢性胃炎、胃及十二指肠溃疡，胃神经官能症对于气滞血瘀，上腹疼痛者：丹参30克，檀香、砂仁各5克，水煎服。③盆腔炎：丹参溶液15毫升，直流电导入，每日1次，15次为1个疗程。

【使用注意】反藜芦。

红花

【别名】

红蓝花、杜红花、川红花、草红花。

【来源】

本品为菊科植物的干燥花。

【形态特征】

一年生或二年生草本，高30～90厘米。叶互生，卵形或卵状披针形，长4～12厘米，宽1～3厘米，先端渐尖，边缘具不规则锯齿，齿端有锐刺；几无柄，微抱茎。头状花序顶生，直径3～4厘米，总苞片多层，最外2～3层叶状，边缘具不等长锐齿，内面数层卵形，上部边缘有短刺；全为管状花，两性，花冠初时黄色，渐变为橘红色。瘦果白色，倒卵形，长约5毫米，具四棱，无冠毛。

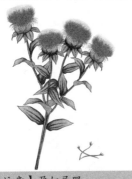

【生境分布】

生长于向阳、地热高燥、土层深厚、中等肥力、排水良好的砂质壤土。分布于河南、浙江、四川、江苏、新疆等地，全国各地多有栽培。

【采收加工】

夏季花色由黄变红时采摘。多在早晨太阳未出，露水干前采摘管状花，摊晾阴干或弱日光下晒干。

【性味归经】

辛，温。归心、肝经。

【功能主治】

活血通经，祛瘀止痛。本品辛散温通，入心肝经血分，行血散瘀，血行则经脉通，瘀祛则疼痛止，故能活血通经，祛瘀止痛。

【用量用法】

3～9克，煎服，外用：适量。

【配伍应用】

①血滞经闭、痛经，产后瘀滞腹痛：与当归、桃仁、川芎等相须为用。②痛经：单用奏效，如《金匮要略》红蓝花酒，以本品一味与酒煎服；也可配伍赤芍、延胡索、香附等以理气活血止痛。③经闭：配伍赤芍、当归、桃仁等，如桃红四物汤（《医宗金鉴》）。④产后瘀滞腹痛：与蒲黄、荷叶、牡丹皮等配伍，如红花散（《活法机要》）。

【使用注意】孕妇忌服。

益母草

【别名】

坤草、茺蔚草。

【来源】

本品为唇形科植物益母草的干燥地上部分。

【形态特征】

一年或两年生草本，有倒向糙伏毛。根生叶近圆形，叶缘5～9浅裂，具长柄，中部叶掌状3深裂，裂片矩圆形。花序上的叶呈条形或条状披针形，全缘或具稀少牙齿；叶片两面被柔毛。轮伞花序腋生；花萼钟状5齿，前两尺靠合；花冠紫红色或淡紫红，花冠筒内有毛环，上下唇几等长。小坚果熟时黑褐色，三棱形。

【生境分布】

生长于山野荒地、田埂、草地等。全国各地均产，野生或栽培。

【采收加工】

夏季茎叶茂盛，花未开或初开时采割，晒干或切段晒干。

【性味归经】

苦、辛，微寒。归肝、心、膀胱经。

【功能主治】

活血调经，利水消肿。本品苦泄辛散，入心、肝走血分，故可活血祛瘀调经；入膀胱走水道，故可利水消肿。

【用量用法】

煎服10～30克，或熬膏，入丸剂。外用：适量捣敷或煎水外洗。

【使用注意】 孕妇忌服，血虚无瘀者慎用。

【配伍应用】

①血滞经闭、痛经、月经不调：可单用熬膏服，如益母草流浸膏、益母草膏；也可配当归、川芎、丹参、赤芍等药用，如益母丸（《集验良方》）。②产后恶露不尽、瘀滞腹痛，或难产、胎死腹中：可单味煎汤或熬膏服用；也可配当归、川芎、乳香等药用，如送胞汤（《傅青主女科》）。

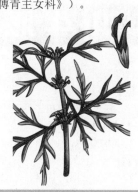

牛膝

【别名】

怀膝、怀牛膝、淮牛膝、炒牛膝、酒牛膝。

【来源】

本品为苋科植物牛膝的干燥根。

【形态特征】

多年生草本，高30～100厘米。根细长，直径0.6～1厘米，外皮土黄色。茎直立，四棱形，具条纹，疏被柔毛，节略膨大，节上对生分枝。叶对生，叶柄长5～20毫米；叶片椭圆形或椭圆状披针形，长2～10厘米，宽1～5厘米，先端长尖，基部楔形或广楔形，全缘，两面被柔毛。穗状花序腋生兼顶生，初时花序短，花紧密，其后伸长，连下部总梗在内长15～20厘米；花皆下折贴近花梗。苞片1，膜质，宽卵形，上部突尖成粗刺状，另有2枚小苞片针状，先端略向外曲，基部两侧各具1卵状膜质小裂片；花被绿色，5片，直立，披针形，有光泽，长3～5毫米，具1脉，边缘膜质；雄蕊5，花丝细，基部合生，花药卵形，2室，退化雄蕊顶端平或呈波状缺刻；子房长圆形，花柱线状，柱头头状。胞果长圆形，光滑。种子1枚，黄褐色，花期7～9月，果期9～10月。

【生境分布】

栽培或野生于山野路旁。分布于河南，大量栽培于武陟、温县、博爱，有悠久历史，为道地药材。安徽、山东、河北、江苏等地也有栽培。

【采收加工】

冬季茎叶枯萎时采挖，除去须根及泥沙，捆成小把，晒干皱后，用硫黄熏2次，将顶端切齐，晒干。

【性味归经】

苦、甘、酸，平。归肝、肾经。

【功能主治】

活血祛瘀，补肝肾，强筋骨，利水通淋，引火（血）下行。本品味苦、甘、酸，性平；入肝、肾二经。生用苦酸，则降泄导瘀，引血下行，活血通经，通淋涩，利关节；制后，味变甘，入厥阴补肝强筋，入少阴补肾壮骨，可补肝肾、强筋骨。故有此功。

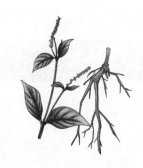

【用量用法】

10～15克，入汤剂。补肝肾，强筋骨，多用制牛膝，活血祛瘀、利尿通淋，引血下行多用生牛膝。

【配伍应用】

①瘀阻经闭、痛经、月经不调、产后腹痛：常配桃仁、当归、红花，如血府逐瘀汤（《医林改错》）。②胞衣不下：与瞿麦、当归、冬葵子等同用，如牛膝汤（《备急千金要方》）。③跌打损伤、腰膝瘀痛：与续断、乳香、当归、没药等同用，如舒筋活血汤（《伤科补要》）。④肝肾亏虚之腰痛、腰膝酸软：可配伍续断、杜仲、补骨脂等同用，如续断丸（《扶寿精方》）。

【使用注意】孕妇及月经过多忌用。

川牛膝

【别名】

酒川牛膝、制川牛膝。

【来源】

本品为苋科植物川牛膝的干燥根。

【形态特征】

多年生草本，高40～100厘米。主根圆柱形，直径0.8～1.5厘米，外皮棕色。茎下部近圆柱形，中部近四棱形，疏被糙毛，节处略膨大。叶对生，椭圆形至狭椭圆形，长3～13厘米，宽1.5～5厘米，先端渐尖，基部楔形或宽楔形，全缘，上面密叠倒伏糙毛，下面密生长柔毛；叶柄长0.3～1.5厘米。花绿白色，头状花序数个于枝端排成穗状；苞片卵形，长3～5毫米，干膜质，先端具钩状芒刺；苞腋有花纹朵，能育花居中，不育花居两侧；不育花的花被

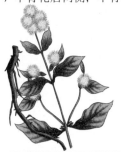

退化为2～5枚钩状芒刺，能育花的花被5，2长3短；雄蕊5，花丝基部密被长柔毛；退化雄蕊5，长方形，狭细，长0.3～0.4毫米，宽0.1～0.2毫米。先端齿状浅裂；雄蕊基部外侧围绕子房丛生的长柔毛较退化雄蕊为长；雌蕊子房上位，1室，花柱细。胞果长椭圆状倒卵形，长2～5毫米。种子卵形。花期6～7月，果期8～9月。

【生境分布】

野生于林缘、草丛中或栽培。分布于四川。贵州、云南等地也产。

【采收加工】

秋、冬两季采挖，栽培者以生长3年为宜，过早质量差，太晚有腐根。挖出后，除去芦头、支根及须根，去净泥土，炕或晒至半干，堆放回润，再炕干或晒干，或趁鲜切片，晒干。

【性味归经】

苦、甘、酸，平。归肝、肾经。

【功能主治】

逐瘀通经，通利关节，利水通淋，引血下行。本品苦降，入肝经走血分，逐瘀通经，引血下行；入肝经走筋脉，则通利关节，入肾经，又利水通淋。故有此功。

【用量用法】

10～15克，入汤剂。

【配伍应用】

①血瘀经闭、痛经者：可与当归、川芎、红花等配伍。②祛风湿，通经络，止疼痛：与桑寄生、威灵仙、独活配伍。③热淋，血淋，尿血者：可与木通、滑石、瞿麦、蒲黄等配伍，以增强疗效。

【使用注意】孕妇及月经过多忌用。

泽兰

【别名】

香泽兰、鲜泽兰、泽兰叶、草泽兰。

【来源】

本品为唇形科植物毛叶地瓜儿苗的干燥地上部分。

【形态特征】

为多年生草本，高60～170厘米。根茎横走，节上密生须根，先端肥大呈圆柱形茎通常单一，少分支，无毛或在节上疏生小硬毛。叶交互相对，长圆状披针形，先端渐尖，基部渐狭，边缘具锐尖粗齿状锯齿，亮绿色，两面无毛，下面密生腺点；无叶柄或短柄。轮伞花序腋生，花小，具刺尖头；花冠白色，内面在喉部具白色短柔毛。小坚果倒卵圆状四边形，褐色。

【生境分布】

生长于沼泽地、水边；野生，有栽培。全国大部分地区均产，分布于黑龙江、辽宁、浙江、湖北等地。

【采收加工】

夏、秋季当茎叶生长茂盛时采收，割取全草，去净泥杂，晒干。

【性味归经】

苦、辛，微温。归肝、脾经。

【功能主治】

活血祛瘀，利水消肿。本品辛散温通苦降，入肝经血分则活血祛瘀，入脾经，又芳香舒脾，脾气舒则水湿下行，故又利水退肿。

【用量用法】

10～15克，煎服。外用：适量。

【使用注意】无瘀滞者慎服。

【配伍应用】

①血瘀经闭，痛经，产后瘀滞腹痛：常配伍川芎、当归、香附等药用，如泽兰汤（《医学心悟》）。

②血瘀而兼血虚：与当归、白芍等同用以活血补血，如《济阴纲目》泽兰汤。

③跌打损伤，瘀肿疼痛：可单用捣碎；也可配伍当归、桃仁、红花等药用，如《医学心悟》泽兰汤。

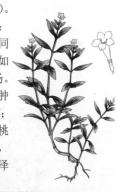

鸡血藤

【别名】

血藤、血节藤、大血藤、山鸡血藤。

【来源】

本品为豆科植物密花豆的干燥藤茎。

【形态特征】

木质大藤本，长达数十米，老茎扁圆柱形，稍扭转。三出复叶互生，有长柄，小叶宽卵形，先端短尾尖，基部圆形或浅心形，背脉腋间常有黄色簇毛，小托叶针状。大型圆锥花序生枝顶叶腋。花近无柄，单生或2～3朵簇生于序轴的节上成穗状，花萼肉质筒状，被白毛，蝶形花冠白色，肉质。荚果扁平，刀状，长8～10.5厘米，宽2.5～3厘米。

【生境分布】

生长于灌木丛中或山野间。分布于广西、广东、江西、福建、云南、四川等地。

【采收加工】

秋、冬两季采收，除去枝叶，切片，晒干。

【性味归经】

苦、甘，温。归肝经。

【使用注意】月经过多者慎用。

【功能主治】

行血补血，舒筋活络。本品苦甘而性温，归肝经走血分，既能活血又能补血，还可舒筋活络以利经脉，故有此功。

【用量用法】

10～15克，煎服，大剂量可用至30克，或浸酒服，或熬成膏服。

【配伍应用】

①血瘀之月经不调、痛经、闭经：配伍川芎、当归、香附等同用。②血虚月经不调、痛经、闭经：配熟地、当归、白芍等药用。

③风湿痹痛，肢体麻木：配伍祛风湿药，如独活、桑寄生、威灵仙等药。

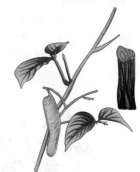

王不留行

【别名】

王不留、留行子、炒王不留。

【来源】

本品为石竹科植物麦蓝菜的干燥成熟种子。

【形态特征】

一年或二年生草本，高30～70厘米，全株无毛。茎直立，节略膨大。叶对生，卵状椭圆形至卵状披针形，基部稍连合抱茎，无柄。聚伞花序顶生，下有鳞状苞片2枚；花瓣粉红色，倒卵形，先端具不整齐小齿，基部具长爪。蒴果卵形，包于宿萼内，成熟后，先端十字开裂。

【生境分布】

生长于山地、路旁及田间。全国各地均产，分布于江苏、河北、山东及东北等地。以河北产量为最大，习惯认为分布于河北邢台者质优。

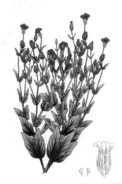

【采收加工】

夏季果实成熟、果皮尚未开裂时采割植株，晒干，打下种子，除去杂质，再晒干。

【性味归经】

苦，平。归肝、胃经。

【功能主治】

活血通经，下乳，利尿通淋。本品苦泄宣通，走血分，功专通利，上通乳汁，下通经闭，善利血脉，行而不止，走而不守，兼可利尿通淋。

【用量用法】

6～10克，煎服。外用：研末调敷患处；按压耳穴。

【配伍应用】

①经行不畅、痛经及经闭：常配当归、香附、川芎、红花等药用。②妇人难产，或胎死腹中：配酸浆草、刘寄奴、五灵脂等药，如胜金散（《普济方》）。③产后乳汁不下：与穿山甲等同用，如涌泉散（《卫生宝鉴》）。

【使用注意】孕妇不宜用。

凌霄花

【别名】

紫葳、紫葳花、藤罗花、堕胎花。

【来源】

本品为紫葳科植物凌霄或美洲凌霄的干燥花。

【形态特征】

落叶木质藤本，借气根攀援它物向上生长，茎黄褐色，具棱状网裂。叶对生，奇数羽状复叶，小叶卵形至卵状披针形，先端尾状渐尖，基部阔楔形，两侧不等大，边缘有粗锯齿，两面无毛，小叶柄

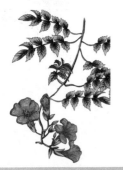

着生处有淡黄褐色束毛。花序顶生，圆锥状，花大，花萼钟状，花冠漏斗状钟形。蒴果长如豆荚，具子房柄，种子多数，扁平，有透明的翅。

【生境分布】

生长于墙根、树旁、竹篱边。全国各地均有，分布于江苏、浙江等地。

【采收加工】

夏、秋两季花盛开时采摘，晒干或低温干燥入药。

【性味归经】

辛，微寒。归肝、心包经。

【功能主治】

活血破瘀，凉血祛风。本品味辛能散能行，归肝、心包经，走血分，活血破瘀；又性寒泄热，辛寒相合而凉血祛风，故有此功。

【用量用法】

3～10克，煎服。外用：适量。

【配伍应用】

①血瘀经闭：与红花、当归、赤芍等同用，如紫葳散（《妇科玉尺》）。②瘀血癥瘕积聚：配丹皮、鳖甲等用，如鳖甲煎丸（《金匮要略》）。③跌打损伤：可单用捣敷；也可配没药、乳香等药用。④周身瘙痒：单以本品为末，酒调服（《医学正传》）；也可与丹皮、生地、刺蒺藜等同用。

【使用注意】为破血之品，孕妇及气血虚弱者忌用。

紫荆皮

【别名】

肉红、内消、白林皮、紫荆木皮。

【来源】

本品为豆科植物紫荆的树皮；此外，木兰科（南五味子属）植物南五味子的根皮；千屈菜科植物（紫薇属）紫薇的树皮；豆科植物云南紫荆的根皮，也同等入药。

【生境分布】

紫荆分布于辽宁、陕西、甘肃等省，以及华东、华北、中南、西南等地区。除极寒冷地区外，都可露地栽培。南五味子的根皮在华东一带做紫荆皮使用。四川、贵州将紫薇的树皮做紫荆皮使用。

【采收加工】

7～8月采收树皮，刷去泥沙，晒干。

【性味归经】

苦，平。归肝、脾经。

【功能主治】

活血通经，消肿解毒。本品味苦，主降泄，归肝脾经走血分，导瘀下行，而有活血通经、消肿解毒之功。

【用量用法】

6～12克，煎汤、浸酒或入丸、散。外用：适量，研末调敷。

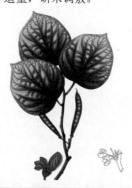

【使用注意】 孕妇忌用。

凤仙花

【别名】

指甲花。

【来源】

本品为凤仙花科植物凤仙花的干燥花。

【形态特征】

凤仙花茎高40～100厘米，肉质，粗壮，直立。上部分枝，有柔毛或近于光滑。叶互生，阔或狭披针形，长达10厘米左右，顶端渐尖，边缘有锐齿，基部楔形；叶柄附近有几对腺体。其花形似蝴蝶，花色有粉红、大红、紫、白黄、洒金等，善变异。有的品种同一株上能开数种颜色的花朵。凤仙花多单瓣，重瓣的称凤球花。据古花谱载，凤仙花200多个品种，不少品种现已失传。因凤仙善变异，经人工栽培选择，已产生了一些好品种，如五色当头凤，花生茎之顶端，花大而色艳，还有十样锦等。根据花型不同，又可分为蔷薇型、山茶型、石竹型等。凤仙花的花期为6～8月，结蒴果，蒴果纺锤形，有白色茸毛，成熟时弹裂为5个旋卷的果瓣；种子多数，球形，黑色，状似桃形，成熟时外壳自行爆裂，将种子弹出。

【生境分布】

各地均有栽培，以湖北、江苏、河北、江西、浙江较多。

【采收加工】

立秋后采下花朵，晒干。

【性味归经】

甘、微苦，温。归肝、肺经。

【功能主治】

活血祛风，消肿止痛。本品苦温，入肝经活血祛风，消肿止痛，味甘以缓和拘急疼痛，故有此功。

【用量用法】

1.5～3克，鲜品加倍，煎汤内服。研末或浸酒外用，捣敷或煎洗。

【配伍应用】

①妇女经闭腹痛：凤仙花3～5朵，泡茶饮。②水肿：凤仙花根每次4～5个，炖猪肉吃。③百日咳：凤仙花10朵，冰糖少许，炖食。④白带：凤仙花15克（或根30克），墨鱼30克，煮汤食，每日1剂。⑤腰胁疼痛：凤仙花9克，晒干，研末，空腹服。

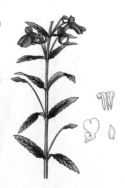

【使用注意】 孕妇忌服。

破血消癥药

莪术

【别名】
广茂、文术、蓬莪术、蓬莪茂、蓬莪荗、醋莪术。

【来源】
本品为姜科植物蓬莪术、广西莪术或温郁金的干燥根茎。后者习称"温莪术"。

【形态特征】
多年生草本，全株光滑无毛。叶椭圆状长圆形至长圆状披针形，长25～60厘米，宽10～15厘米，中部常有紫斑；

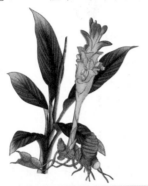

叶柄较叶片为长。花茎由根茎单独发出，常先叶而生；穗状花序长约15厘米；苞片多数，下部为绿色，缨部为紫色；花萼白色，顶端3裂；花冠黄色，裂片3，不等大；侧生退化雄蕊小；唇瓣黄色，顶端微缺；药隔基部具叉开的矩。蒴果狼状三角形。花期3～5月。

【生境分布】
野生于山谷、溪旁及林边等阴湿处。主要分布于四川、广西、浙江等地。

【采收加工】
秋、冬季采挖其地下根茎，洗净泥土，除去须根。蒸熟或煮至透心，晒干。

【性味归经】
辛、苦，温。归肝、脾经。

【功能主治】
破血祛瘀，行气消积止痛。本品辛散苦泄温通，入肝脾二经，既走血分，以破血中瘀滞，又入气分，以行气消积止痛。故有此功。

【用量用法】
3～10克，煎服。醋制加强止痛之功。

【配伍应用】
①气滞血瘀、食积日久而成的癥瘕积聚以及气滞、血瘀、食停、寒凝所致的诸般痛证：常与三棱相须为用。②癥瘕痞块：与当归、三棱、香附等同用，如莪术散（《寿世保元》），并可治经闭腹痛。

【使用注意】月经过多及孕妇忌用。

三棱

【别名】
黑三棱、光三棱、京三棱、荆三棱、醋三棱。

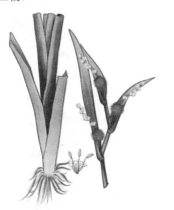

【来源】
本品为黑三棱科植物黑三棱的干燥块茎。

【形态特征】
多年生草本。根茎横走，下生粗而短的块茎。茎直立，圆柱形，光滑，高50～100厘米。叶丛生，2列；叶片线形，长60～95厘米，宽约2厘米，叶背具1条纵棱，先端钝尖，基部抱茎。花茎由叶丛抽出，单一，有时分枝；花单性，集成头状花序，有叶状苞片；雄花序位于雌花序的上部，直径约10毫米，通常2～10个；雌花序直径12毫米以上，通常1～3个；雄花花被3～4，倒披针形；雄蕊3；雌花有雌，蕊1，罕为2，子房纺锤形，柱头长3～4毫米，丝状。果呈核果状，倒卵状圆锥形，长6～10毫米，径4～8毫米，先端有锐尖头，花被宿存。花期6～7月，果期7～8月。

【生境分布】
生长于池沼或水沟等处。主要分布于河北、辽宁、江西、江苏等地。

【采收加工】

秋、冬季采挖其根茎，洗净泥土，除去茎叶，削去外皮，晒干或烘干。

【性味归经】

苦，平。归肝、脾经。

【功能主治】

破血祛瘀，行气消积止痛。本品辛散苦平泄降，入肝、脾经，破血行气之力较强，善消血气互结之癥瘕积聚，每多与莪术同用，有"坚者削之"之功，兼能消除食积。

【使用注意】月经过多及孕妇忌用。

水蛭

【别名】

马蛭、蚂蟥、制水蛭、烫水蛭。

【来源】

本品为水蛭科动物蚂蟥、水蛭或柳叶蚂蟥的干燥体。

【形态特征】

体长稍扁，乍视之似圆柱形，体长 2～2.5 厘米，宽 2～3 毫米。背面绿中带黑，有 5 条黄色纵线，腹面平坦，灰绿色，无解剖图杂色斑，整体环纹显著，体节由 5 环组成，每环宽度相似。眼 10 个，呈∩形排列，口内有 3 个半圆形的颚片围成一 Y 形，当吸着动物体时，用此颚片向皮肤钻进，吸取血液，由咽经食管而贮存于整个消化道和盲囊中。身体各节均有排泄孔，开口于腹侧。雌雄生殖孔相距 4 环，各开口于环与环之间。前吸盘较易见，后吸盘更显著，吸附力也强。

【生境分布】

生长于稻田、沟渠、浅水污秽坑塘等处，全国大部分地区均有出产，多属野生。主要分布于我国南部地区。

【采收加工】

夏、秋季捕捉后，洗净，用开水烫死或用石灰、草木灰、酒闷死，晒干或烘干。

【使用注意】孕妇忌服。

皂角刺

【别名】

皂刺、皂针、皂角针、角针片。

【来源】

为豆科植物皂荚的棘刺。

【形态特征】

落叶乔木，高达 15～30 米，树干皮灰黑色，浅纵裂，干及枝条常具刺，刺圆锥状多分枝，粗而硬直，小枝灰

【用量用法】

3～10 克，煎服，醋制加强止痛作用。

【配伍应用】

①气滞血瘀、食积日久而成的癥瘕积聚以及气滞、血瘀、食停、寒凝所致的诸般痛证：常与莪术相须为用。②癥瘕痞块：与当归、莪术、香附等同用，如莪术散（《寿世保元》），并可治经闭腹痛。③胁下痞块：配丹参、鳖甲、莪术、柴胡等药用。

【性味归经】

咸、苦，平；有小毒。归肝经。

【功能主治】

破血逐瘀。本品咸能软坚，苦以降泄，入肝经血分，导瘀下行，破血散结消癥之力甚强，为破血逐瘀之峻品。

【用量用法】

3～6 克，煎服；研末吞服，每次 0.3～0.5 克。

【配伍应用】

用于血滞经闭，癥瘕积聚等证：常与虻虫相须为用；也常配三棱、桃仁、莪术、红花等药用，如抵当汤（《伤寒论》）；若兼体虚者，可配当归、人参等补益气血药，如化癥回生丹（《温病条辨》）。

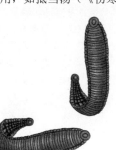

绿色，皮孔显著，冬芽常叠生，一回偶数羽状复叶，有互生小叶 3～7 对，小叶长卵形，先端钝圆，基部圆形，稍偏斜，薄革质，缘有细齿，背面中脉两侧及叶柄被白色短柔毛，杂性花，腋生，总状花序，花梗密被绒毛，花萼钟状被绒毛，花黄白色，萼瓣均 4 数。荚果平直肥厚，长达 10～20 厘米，不扭曲，熟时黑色，被霜粉，花期 5～6 月，果熟期 9～10 月。

【生境分布】

生长于路边、沟旁、住宅附近。分布于江苏、湖北、河北、河南、山西等地。

【采收加工】

全年可采，但以9月至翌年3月间

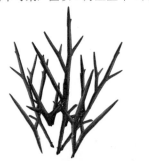

【使用注意】 痈疽已溃及孕妇忌服。

蜣螂

【别名】

推丸、牛屎虫、独角牛、屎蛒螂、独角蜣螂。

【来源】

本品为金龟子科昆虫屎蛒螂干虫体。

【形态特征】

全体黑色，稍带光泽。雄虫体长3.3～3.8厘米，雌虫略小。雄虫头部前方呈扇面状，表面有鱼鳞状皱纹，中央有一基部大而向上逐渐尖细并略呈方形的角突；其后方之两侧有复眼，复眼间有一光亮无皱纹的狭带。前胸背板密布匀称的小圆突，中部有横形隆脊，隆脊中段微向前曲成钝角状，两端各有齿状角突1枚，在齿突前下方有一浅凹，其底部光滑无小圆突，浅凹外侧有一较深的凹，底部小圆突十分模糊或缺如；小盾片不可见；前翅

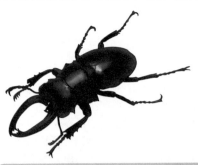

为宜。采摘皂荚树上的角刺，趁鲜切斜片晒干。

【性味归经】

辛，温。归肺、大肠经。

【功能主治】

托毒排脓，活血消肿。本品辛散温通，其性锐利，能消散痈肿，溃坚透脓，为消肿托毒溃疮所常用。对痈疽肿毒，未成能消，已成可溃，疮疡将溃未溃之际用之最宜。

【用量用法】

3～10克，煎汤或入丸、散。外用：适量，醋蒸涂患处。

【配伍应用】

①痈疽肿痛：与山甲同用。②麻风：与苍耳子、大枫子同服。③疮癣：以嫩刺同米醋煎涂。

为鞘翅，相当隆起，满布致密皱形刻纹，各方有7条易辨的纵线；后翅膜质，黄色或黄棕色。口部、胸部下方，有很多褐红色或褐黄色纤毛，中后足跗节两侧有成列的褐红色毛刺。雌虫外形与雄虫很相似，惟头部中央不呈角状突变而为后面平、前面扁圆形的隆起，顶端呈一横脊；前胸背板横形隆脊近似直线，两侧端不呈齿状突角，且只有外侧的深凹，明显可见。

【生境分布】

栖息在牛粪堆、人屎堆中，主要分布于江苏、浙江、河北、湖北等地。

【采收加工】

夏、秋季晚上用灯光诱捕，或牛粪堆上捕取，捕得后，用开水烫死，晒干或烘干。

【性味归经】

咸，寒；有小毒。归肝经。

【功能主治】

破瘀镇惊，泻下攻毒。本品味咸性寒，有小毒。咸以软坚散结润下，性寒清热泻火解毒，入肝经血分，清肝经热邪，破血消癥镇惊，故能破血镇惊，泻下攻毒。

【用量用法】

1.5～3克，煎服；或入丸、散。外用研末，调敷或捣敷。

【配伍应用】

①小儿惊风，不拘急慢：蜣螂1枚，杵烂，以水1小盏，于百沸汤中烫热，去滓饮用。②小便血淋：蜣螂研水服。③小儿重舌：烧蜣螂末和唾敷舌上。④大肠脱肛：蜣螂烧存性，为末，入冰片研匀，掺肛上，托之即入。

急性子

【别名】
凤仙花子。

【来源】
本品为凤仙花科植物凤仙花的干燥成熟种子。

【形态特征】
一年生草本，高60～80厘米。茎粗壮，肉质，常带红色，节略膨大。叶互生，披针形，长6～15厘米，宽1.5～2.5厘米，先端长渐尖，基部楔形，边缘有锐锯齿；叶柄两侧有腺体。花不整齐，单一或数朵簇生于叶腋，密生短柔毛，粉红色、红色、紫红色或白色；萼片3，后面一片大，花瓣状，向后延伸成距；花瓣5，侧瓣合生，不等大；雄蕊5，花药粘合；子房上位，5室。蒴果密生茸毛。种子圆形，黄褐色。花期6～8月，果期9月。

【生境分布】
全国各地均有栽培。分布于江苏、浙江、河北、安徽。

【采收加工】
夏、秋季果实成熟后采收，除去杂质果皮后晒干。

【性味归经】
苦、辛，温；有小毒。归心、肝经。

【功能主治】
破血散结，消肿软坚。本品味辛能散，苦降温通，入肝经走血分，有破血散结之功；入心经而兼有解毒消肿、软坚之功效。

【用量用法】
3～4.5克，水煎服，或入丸、散。外用：研末吹喉，或调敷或熬膏贴。

【配伍应用】
①月经困难：凤仙子90克，研细蜜丸，每日3次，每次5克，当归15克煎汤送服。

②产难催生：凤仙子10克，研末，水服，勿近牙。外以蓖麻子，随年数捣涂足心。

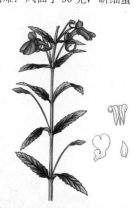

【使用注意】内无瘀积及孕妇忌用。

石见穿

【别名】
紫参、石打穿、石大川、月下红。

【来源】
本品为唇形科植物紫参的干燥全草。

【形态特征】
叶对生；下部叶为三出复叶，顶端小叶较大，两侧小叶较小，卵形或披针形，上部叶为单叶，卵形至披针形，长1.5～8厘米，宽0.8～4.5毫米，先端钝或急尖，基部近心形或楔形，边缘具圆锯或全缘，两面均被有短柔毛。轮伞花序，每轮有花6，组成总状花序或总状圆锥花序，顶生或腋生，花序长5～24厘米；苞片披针形，长于小花梗；花萼钟状，长4.5～6毫米。有11条脉纹，外面脉上和喉部均有长柔毛，花冠紫色或蓝紫色，冠筒长10毫米，冠檐二唇形，上唇倒心形，先端凹，下唇呈3裂，中裂片倒心形；雄蕊花丝较短，藏于花冠之内。小坚果椭圆状卵形，褐色，光滑，包被于宿萼之内。花期8～10月。

【生境分布】
生长于山坡、路旁及田野草丛中。分布于河南、湖北、四川、广西、广东、湖南等地。

【采收加工】
夏至到处暑间采收。除净泥杂，晒干。

【性味归经】
苦、辛，平。归肝经。

【功能主治】
活血止痛，清热解毒。本品苦辛，性平而偏寒。归肝经走血分，辛散苦泄，则活血祛瘀，通则不痛。又性寒清热，热清则毒解，故有活血止痛、清热解毒之功。

【用量用法】
10～30克，内服：煎剂，煎服或捣汁和服。

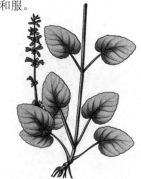

活血疗伤药

骨碎补

【别名】

碎补、申姜、毛姜、猴姜、炒骨碎补、烫骨碎补。

【来源】

本品为水龙骨科植物槲蕨的干燥根茎。

【形态特征】

附生草本，高 20～40 厘米，根状茎肉质粗壮，长而横走，密被棕黄色、线状钻形鳞片。叶二型，营养叶厚革质，红棕色或灰褐色，卵形，无柄，边缘羽状浅裂，很像槲树叶，孢子叶绿色，具

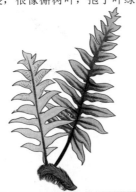

短柄，柄有翅，叶片矩圆形或长椭圆形。孢子囊群圆形，黄褐色，在中脉两侧各排列成 2～4 行，每个长方形的叶脉网眼中着生 1 枚，无囊群盖。

【生境分布】

附生于树上、山林石壁上或墙上。分布于浙江、湖北、广东、广西、四川等地。

【采收加工】

全年均可采挖，除去泥沙，干燥，或再燎去茸毛(鳞片)。

【性味归经】

苦，温。归肝、肾经。

【功能主治】

活血续伤，补肾强骨。本品苦温，入肝肾经。性温宣行血脉，助火补阳，味苦潜降浮阳而纳于肾。血得行，无瘀闭留滞，肝得补，以续筋骨折伤，肾阳得补促使骨生。故有活血续伤，补肾强骨功效。

【用量用法】

10～20 克，煎服。外用：适量研末调敷，或鲜品捣敷，也可浸酒擦患处。

【配伍应用】

①跌仆损伤：可单用本品浸酒服，并外敷；也可水煎服；或配伍自然铜、没药等，如骨碎补散（《太平圣惠方》）。②肾虚腰痛脚弱：配牛膝、补骨脂，如神效方（《太平圣惠方》）。③肾虚耳鸣、耳聋、牙痛：配熟地、山茱萸等同用。

【使用注意】 阴虚内热及无瘀血者不宜服。

血竭

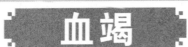

【别名】

麒麟竭、血竭粉、血竭块。

【来源】

本品为棕榈科植物麒麟竭果实及树干的树脂。

【形态特征】

云状复叶在枝梢互生，基部有时近于对生；叶柄和叶轴均被稀疏小刺，小叶片多数，互生，条形至披针形。花单性，雌雄异株，肉穗花序形大，具有圆锥状分枝；基部外被长形苞包，花黄色。果实核果状，阔卵形或近球形，果皮猩红色，表皮密被复瓦状鳞片。

【生境分布】

多为栽培，分布于马来西亚、印度尼西亚、伊朗等地，我国广东、台湾等地也有栽培。

【采收加工】

采收成熟果实捣烂，置布袋中，榨取树脂，然后煎熬至胶状，冷却凝固成块状物；或取果实，置笼内蒸，使树脂渗出；也有将树干砍破或钻以若干个小孔，使树脂自然渗出，凝固而成。

【性味归经】

甘、咸，平。归心、肝经。

【功能主治】

活血疗伤止痛，生肌敛疮止血。本品甘咸，入心、

肝经血分。甘和血，咸软坚，血活瘀祛，经脉通畅，疼痛自止，外用则祛瘀致新，化腐生肌。故有活血疗伤止痛、生肌敛疮止血之功。

【用量用法】

1～1.5克，入丸、散。外用：适量，研末撒敷。

【使用注意】 无瘀血者不宜用。

接骨仙桃草

【别名】

仙桃草、夺命丹、蚊母草、八卦仙丹、接骨仙桃。

【来源】

本品为玄参科植物仙桃草的带虫瘿的干燥全草。

【形态特征】

一年或二年生草本，无毛或具腺毛，高12～18厘米。茎直立，有时基部作匍匐状，多分枝，呈丛生状。叶对生，倒披针形，长1.5～2厘米，宽2～4毫米，下部叶具柄、上部叶无柄，全缘或具细微稀锯齿。花单生于苞腋，苞片线状倒披针形；花柄长约1毫米，远短于泣片和萼片；花萼4裂，裂片狭披针形，先端钝；花冠白色，略带淡红，冠筒短，4深裂，辐射状排列；雄蕊4，雌蕊1，子房上位，花瓣短粗。蒴果扁压状卵形，先端微凹，无毛，在成熟果实内常有小虫寄生。种子长圆形，扁平，无毛。花、果期4～5月。

【生境分布】

生长于河边或湿地、水稻田旁。分布于华东及贵州等地。

【采收加工】

5～6月间，虫瘿膨大略带红色，趁果实内寄生虫尚未逸出之前采收，立即干燥或蒸过后晒干。

【性味归经】

辛，凉。归肺经。

【功能主治】

活血消肿，止血止痛。本品味辛能散能行，活血散瘀消肿，瘀祛血止，疼痛自除，故有活血消肿、止血止痛之功。

【用量用法】

内服：煎汤，15～30克，研末或捣汁。外用：适量捣汁敷或煎水洗。

【配伍应用】

①跌打坠压伤及受伤后咳嗽吐血，肺痨咳嗽吐血：接骨仙桃草，烈日晒燥后，用童便浸1日，晒干，再浸再晒，研成极细末，每用5～7.5克，热甜酒送服。咳嗽吐血者，温开水送服，每日1次。②跌扑损伤：接骨仙桃草、苏木各25克，八角金盘根5克，臭梧桐花15克，煎酒服。③吐血：新鲜接骨仙桃草，捣汁，加人乳和服。

【配伍应用】

①跌打损伤，筋骨疼痛：常配没药、乳香、儿茶等药用，如七厘散（《良方集腋》）。②产后瘀滞腹痛、痛经、经闭及其他瘀血心腹刺痛：配伍莪术、当归、三棱等同用。

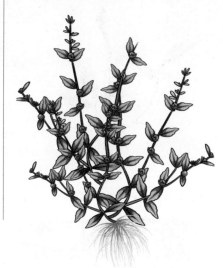

第十三章 化痰止咳平喘药

化痰药

半夏

【别名】

生半夏、制半夏、姜半夏、法半夏、清半夏、半夏曲。

【来源】

本品为天南星科植物半夏的干燥块茎。

【形态特征】

多年生小草本，高 15 ～ 30 厘米。块茎近球形。叶基生，一年生的叶为单叶，卵状心形；2～3 年后，叶为 3 小叶的复叶，小叶椭圆形至披针形，中间小叶较大，全缘，两面光滑无毛。叶柄长 10 ～ 20 厘米，下部有 1 株芽。花单性同株，肉穗花序，花序下部为雌花，贴生于佛焰苞，中部不育，上部为雄花，花序中轴先端附属物延伸呈鼠尾状，伸出在佛焰苞外。浆果卵状椭圆形，绿色，成熟时红色。

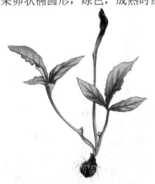

【生境分布】

生长于山坡、溪边阴湿的草丛中或林下。我国大部分地区均有。分布于四川、湖北、江苏、安徽等地。以四川、浙江产量大质优。

【采收加工】

夏、秋两季采挖，洗净，除去外皮及须根，晒干。

【性味归经】

辛、温；有毒。归脾、胃、肺经。

【功能主治】

燥湿化痰，降逆止呕，消痞散结。本品辛散温燥，入中焦脾胃，能祛中焦寒湿之邪。脾无浊湿，则脾健运而痰涎自消；胃无浊湿，则逆气降而胃和，痞满呕吐可止。又入肺经，以辛散消痞，化痰散结，故有燥湿化痰、降逆止呕、消痞散结的功效。

【用量用法】

5 ～ 10 克，煎服。外用：适量。法半夏温性较弱，长于燥湿和胃；姜半夏长于降逆止呕；清半夏辛燥之性减，长于化湿痰；半夏曲有化痰消食之功。

【配伍应用】

①痰湿壅滞之咳喘声重，痰白质稀者：常配茯苓、陈皮同用，如二陈汤（《和剂局方》）。②湿痰上犯清阳之头痛、眩晕，甚则呕吐痰涎者：与白术、天麻以化痰息风，如半夏白术天麻汤（《古今医鉴》）。③痰饮内盛，胃气失和而夜寐不安者：配秫米以化痰和胃安神。④痰饮或胃寒所致的胃气上逆呕吐：常配生姜同用，如小半夏汤（《金匮要略》）。⑤胃热呕吐：配黄连同用。⑥胃阴虚呕吐：配石斛、麦冬同用。⑦胃气虚呕吐：配白蜜、人参同用，如大半夏汤（《金匮要略》）。

【使用注意】反乌头，其性温燥，对阴亏燥咳、实火咽痛、血证、燥痰、热痰等当慎用或忌用。

天南星

【别名】

南星、生南星、制南星、生天南星。

【来源】

本品为天南星科植物天南星、异叶天南星或东北天南星的干燥块茎。

【形态特征】

天南星株高 40 ～ 90 厘米。叶一枚基生，叶片放射状分裂，披针形至椭圆形，顶端具线形长尾尖，全缘，叶柄长，圆柱形，肉质，下部成鞘，具白色和散生紫色纹斑。总花梗比叶柄短，佛焰苞绿色和紫色，肉穗花序单性，雌雄异株，雌花序具棒状附属器，下具多数中性花，无花被，子房卵圆形雄花序的附属器下部光滑和有少数中性花。浆果红色、球形。

【生境分布】

生长于丛林之下或山野阴湿处。天南星分布于河南、河北、四川等地；异叶天南星分布于江苏、浙江等地；东北天南星分布于辽宁、吉林等地。

194

【采收加工】

秋、冬两季茎叶枯萎时采挖，除去须根及皮，干燥。

【性味归经】

苦、辛，温；有毒。归肺、肝、脾经。

【功能主治】

燥湿化痰，祛风解痉。本品辛温以散风寒，苦温以燥痰湿，温燥之性强烈，善开泄走窜。入脾能燥湿祛痰，入肺则宽胸开结；入肝经，善祛经络风痰以解痉，故为祛风解痉、燥湿化痰要药。

【用量用法】

3～10克，煎服，多制用。外用：适量。

【配伍应用】

①湿痰阻肺，咳喘痰多，胸膈胀闷：常与半夏相须为用，并配橘红、枳实，如导痰汤（《传信适用方》）；若配黄芩等，可用于热痰咳嗽，如小黄丸（张洁古《保命集》）。②痰眩晕：与天麻、半夏等同用。③风痰留滞经络，半身不遂，手足顽麻，口眼㖞斜等：配川乌、半夏、白附子等，如青州白丸子（《和剂局方》）。④破伤风角弓反张，痰涎壅盛：与白附子、防风、天麻等，如玉真散（《外科正宗》）。

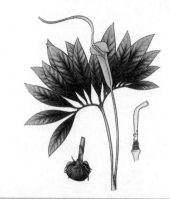

【使用注意】 阴虚燥咳，热极生风，血虚动风者忌用；孕妇慎用。生南星一般不作内服。

白附子

【别名】

白附、禹白附、生白附子、制白附子。

【来源】

本品为天南星科植物独角莲的干燥块茎。

【形态特征】

多年生草本，块茎卵圆形或卵状椭圆形。叶根生，1～4片，戟状箭形，依生长年限大小不等，长9～45厘米，宽7～35厘米；叶柄肉质，基部鞘状。花葶7～17厘米，有紫斑，花单性，雌雄同株，肉穗花序，有佛焰苞，花单性，雌雄同株。雄花位于花序上部，雌花位于下部。浆果，熟时红色。块茎椭圆形或卵圆形，长2～5厘米；直径1～3厘米。表面白色或黄白色，有环纹及根痕，顶端显茎痕或芽痕。

【生境分布】

生长于山野阴湿处。分布于河南、甘肃、湖北等地。河南产品称禹白附，品质最优。

【采收加工】

秋季采挖，除去须根及外皮，用硫黄熏1～2次，晒干。

【性味归经】

辛、甘，温；有毒。归胃、肝经。

【功能主治】

燥湿化痰，祛风止痉，解毒散结。本品辛温燥烈有毒，能升能散，既能祛寒湿，以绝生痰之源，又善祛风痰而解痉止痛，还能散结聚之邪解毒消痈。故有燥湿化痰、祛风止痉、解毒散结之功。

【用量用法】

3～5克。外用：适量，熬膏敷患处。

【配伍应用】

①中风口眼㖞斜：与僵蚕、全蝎同用。②风痰壅盛之惊风、癫痫：常与半夏、天南星同用。③破伤风：配天麻、防风、天南星等药用。④痰厥头痛、眩晕：常配天南星、半夏同用。⑤偏头风痛：可与白芷配伍。⑥瘰疬痰核：可鲜品捣烂外敷。⑦毒蛇咬伤：可磨汁内服并外敷；也可配其他解毒药同用。

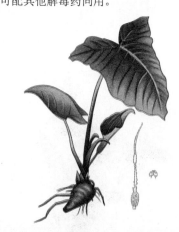

【使用注意】 孕妇忌用，生品一般不作内服。

白芥子

【别名】

北白芥子、生白芥子、炒白芥子。

【来源】

本品为十字花科植物白芥或芥的干燥成熟种子，前者习称"白芥子"，后者习称"黄芥子"。

【形态特征】

一年或两年生草本。叶互生，茎基部叶片宽大，倒卵形，琴状深裂或近全裂，裂片 5～7，先端大，向下渐小，茎上部叶具短柄，裂片较细，近花序叶常少裂。

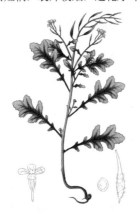

总状花序顶生，花萼绿色；花冠黄色，有爪。长角果，广线形，长 2～4 厘米，密被粗白毛，先端有长喙。种子圆形，淡黄白色。

【生境分布】

分布于安徽、河南等地，全国各地均有栽培。

【采收加工】

夏末秋初果实成熟时采割植株，晒干，打下种子。除去杂质。

【性味归经】

辛，温。归肺经。

【功能主治】

温肺祛痰，利气散结，通络止痛。本品味辛入肺以利肺气，性温以胜寒邪，辛温则温宣肺气，化寒湿凝聚之痰，故能温肺利气消痰；痰消气行，则经络肢节、腠理肌肤自无痰湿凝滞瘀闭之患，而阴疽消，痹痛可止。故有温肺祛痰、利气散结、通络止痛之功。

【用量用法】

3～10 克，煎服。外用：适量。

【配伍应用】

①寒痰壅肺，咳喘胸闷，痰多难咳：配莱菔子、紫苏子，如三子养亲汤（《韩氏医通》）。②悬饮咳喘胸满胁痛：与大戟、甘遂等同用，以豁痰逐饮，如控涎丹（《三因方》）。③冷哮日久：与甘遂、细辛、麝香等研末，于夏季外敷肺俞、膏肓等穴，或以 10% 白芥子注射液穴位注射。

【使用注意】久咳肺虚及阴虚火旺忌用；对皮肤黏膜有刺激，易发疱。有消化道溃疡、出血者及皮肤过敏者忌用。用量不宜过大。过量易致腹痛、腹泻。

皂荚

【别名】

皂角、大皂荚、长皂荚、长皂角。

【来源】

本品为豆科植物皂荚的果实。

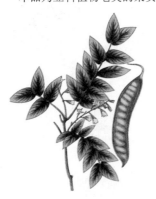

【形态特征】

落叶乔木，高达 15～30 米，树干皮灰黑色，浅纵裂，干及枝条常具刺，刺圆锥状多分枝，粗而硬直，小枝灰绿色，皮孔显著，冬芽常叠生，一回偶数羽状复叶，有互生小叶 3～7 对，小叶长卵形，先端钝圆，基部圆形，稍偏斜，薄革质，缘有细齿，背面中脉两侧及叶柄被白色短柔毛，杂性花，腋生，总状花序，花梗密被绒毛，花萼钟状被绒毛，花黄白色，萼瓣均 4 数。荚果平直肥厚，长达 10～20 厘米，不扭曲，熟时黑色，被霜粉，花期 5～6 月，果熟 9～10 月。

【生境分布】

生长于村边、路旁，向阳温暖的地方。分布于河北、山西、河南、山东、四川、贵州等地。

【采收加工】

秋季果实成熟时采收，除去杂质，晒干。

【性味归经】

辛、咸，温；有小毒。归肺、大肠经。

【功能主治】

祛痰，通窍开闭，散结消肿。本品辛散走窜，咸以软坚消痰，刺激性强，入鼻则嚏，入喉则吐，能豁痰导滞，祛湿除垢，痰涎祛自无瘀闭之患。又借其烈性刺激以冲击痰湿浊邪闭阻而通关开窍；辛散咸软，以毒攻毒，而消肿散结。故有祛痰，通窍开闭，散结消肿之功效。

【用量用法】

1.5～5克，煎汤；焙焦存性，研末吞服0.6～1.5克。外用：适量。

【配伍应用】

①顽痰阻肺，咳喘痰多：可单味研末，以蜜为丸，枣汤送服，即《金匮要略》皂荚丸。近代每以本品配麻黄、猪胆汁制成片剂治咳喘痰多者。②中风，痰厥，癫痫，喉痹痰盛：配细辛共研为散，吹鼻取嚏，即通关散（《丹溪心法附余》）；或配明矾为散，温水调服，涌吐痰涎，而达豁痰开窍醒神之效，即稀涎散（《传家秘宝》）。

【使用注意】 内服剂量过大，易引起呕吐、腹泻。孕妇、气虚阴亏及出血倾向者忌用。

旋覆花

【别名】

覆菊、覆花、金钱花、全福花、全覆花、炙旋覆花。

【来源】

本品为菊科植物旋覆花或欧亚旋覆花的干燥头状花序。

【形态特征】

多年生草本，高30～60厘米。茎直立，至上部始有分枝，被白色绵毛。基生叶花后凋落，中部叶互生，长卵状披针形或披针形，先端渐尖，基部稍有耳半抱茎，全缘或有微齿，背面被疏伏毛和腺点；上部叶渐小，狭披针形。头状花序，直径2～4厘米，单生茎顶或数个排列作伞房状，总苞半球形，花黄色。瘦果长椭圆形，冠毛长约5毫米，灰白色。

【生境分布】

生长于山坡路旁、湿润草地、河岸和田埂上。分布于河南、河北、江苏、浙江、安徽等地。全国大部分地区均有野生。河南、江苏、浙江、山东产量较大，以江苏、浙江产品质优。

【采收加工】

夏、秋两季花开放时采收，除去杂质，阴干或晒干。

【性味归经】

苦、辛、咸，微温。归肺、胃经。

【功能主治】

消痰行水，降逆止呕。本品辛温，入肺胃经。能温宣肺气以行水，苦咸则软坚降下以消痰。肺无痰湿。咳逆上气自除；胃无痰湿，胃气降呕噫可止。故有消痰行水、降逆止呕之功。

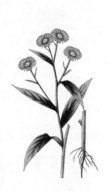

【用量用法】

3～10克，包煎。

【配伍应用】

①寒痰咳喘：常与半夏、紫苏子同用；若属痰热者，则须配瓜蒌、桑白皮以清热化痰；若顽痰胶结，胸中满闷者，则配海蛤壳、海浮石等以化痰软坚。②痰浊中阻，胃气上逆而噫气呕吐，胃脘痞鞕者：配半夏、代赭石、生姜等，如旋覆代赭汤（《伤寒论》）。③气血不和之胸胁痛：本品配香附等，如香附旋覆花汤（《温病条辨》）。

【使用注意】 阴虚劳嗽，津伤燥咳者不宜用。

银线草

【别名】

鬼督邮、独摇草、鬼都邮、四大天王。

【来源】

本品为金粟兰科植物银线草的全草。

【形态特征】

银线草，多年生草本。高20～50厘米。根茎横

走，有节，生多数细长须根，具特殊毛味；茎直立，通常不分枝，下部节上对生2鳞状叶。叶对生，通常4片生于茎顶，成假轮生；叶柄长8～18毫米；叶片宽椭圆形或倒卵形，长8～14厘米，宽5～8厘米，先端急尖，基部宽楔形，边缘具锐锯齿，齿尖有一腺体，上面深绿色，下面色淡，网脉明显。穗状花序

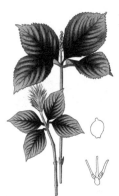

顶生，单一，连总花梗长3～5厘米；苞片三角形或近半圆形；花小，白色；雄蕊3，药隔着生于子房上部外侧，基部连合；中央药隔无花药，两侧药隔各有1个1室的花药；药隔线形，长约5毫米；子房卵形，无花柱，柱头截平。核果梨形，径约2毫米。花期4～5月，果期5～7月。

【生境分布】

生长于山林阴湿处。分布于辽宁、河北、陕西、湖南、安徽、浙江、福建、广西等地。

【采收加工】

春、夏间采收，洗净，阴干。

【性味归经】

辛、苦，温；有毒。归肺、心、肝经。

【功能主治】

燥湿化痰，活血化瘀，祛风止痒，消肿止痛。本品辛散苦降温通，入肺则祛风，燥湿化痰，走心肝血分，活血化瘀消肿，通经止痛。

【用量用法】

内服：煎汤，15～30克；或浸酒。外用：捣敷。

【配伍应用】

①跌打外伤：鲜银线草叶一握，洗净，加红酒捣烂，搓擦或敷伤处。②蛇咬伤：鲜银线草叶三至五片，加些雄黄捣烂，贴在伤处。③痈肿疮疖：银线草10克，水煎服。④乳结：四叶金、芦根各适量，加红糖捣敷患处。⑤皮肤瘙痒症：银线草适量，煎水洗。

【使用注意】 孕妇禁用。多服会引起呕吐，大量服用导致肝脏出血。

白前

【别名】

嫩白前、空白前、鹅白前、南白前、炒白前、蜜炙白前、鹅管白前。

【来源】

本品为萝藦科植物柳叶白前或芫花叶白前的干燥根茎及根。

【形态特征】

多年生草本，高30～60厘米，根茎匍匐，茎直立，单一，下部木质化。单叶对生，具短柄；叶片披针形至线状披针形，先端渐尖，基部渐狭，边缘反卷，下部的叶较短而宽，顶端的叶渐短而狭。

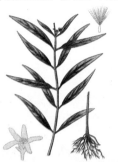

聚伞花序腋生，总花梗长8～15毫米，中部以上着生多数小苞片，花萼绿色，裂片卵状披针形。蓇葖果角状，长约7厘米。种子多数，顶端具白色细绒毛。

【生境分布】

生长于山谷中阴湿处、江边砂碛之上或溪滩。分布于浙江、安徽、江苏等省。湖北、福建、江西、湖南、贵州等地也产。

【采收加工】

秋季采挖，洗净泥土，去除残茎杂质，晒干。

【性味归经】

辛、苦，微温。归肺经。

【功能主治】

降气化痰。本品气薄味厚，苦胜于辛，故以降泻为功。入肺经，降肺气而下痰涎，气降痰消，则咳喘自平。故有降气祛痰之功。

【用量用法】

3～10克，煎服。

【配伍应用】

①外感风寒咳嗽，咳痰不爽者：配桔梗、荆芥等同用，如止嗽散（《医学心悟》）。②咳喘浮肿，喉中痰鸣，不能平卧：与紫菀、大戟、半夏等同用，以逐饮平喘，如白前汤（《深师方》）。③内伤肺热咳喘：配清泻肺热之葶苈子、桑白皮等同用，如白前丸（《圣济总录》）。④久咳肺气阴两虚者：与益气润肺之沙参、黄芪等配伍。

【使用注意】 咳喘属气虚不归元者，不宜应用。

前胡

【别名】

岩风、嫩前胡、粉前胡、炙前胡、信前胡。

【来源】

本品为伞形科植物白花前胡或紫花前胡的干燥根。

【形态特征】

为多年生草本，高30～120厘米。主根粗壮，根圆锥形。茎直立，上部呈叉状分枝。基生叶为二至三回三出式羽状分裂，最终裂片菱状倒卵形，不规则羽状分裂，有圆锯齿；叶柄长，基部有宽鞘，抱茎；茎生叶较小，有短柄。复伞形花序，无总苞片，小总苞片呈线状披针形，花瓣白色。双悬果椭圆形或卵圆形，光滑无毛，背棱和中棱线状，侧棱有窄翅。

【生境分布】

生长于向阳山坡草丛中。前者分布于浙江、湖南、四川等地，后者分布于江西、安徽、山西等地，习惯认为浙江产者质量较好。

【采收加工】

深秋及冬季地上部分枯萎或次春生苗不久，未抽花茎时采挖，除去茎叶、须根，洗净，晒干或微火烘干。

【性味归经】

苦、辛，微寒。归肺经。

【功能主治】

降气祛痰，宣散风热。本品辛而能散，苦而能泄，寒能清热，专入肺经，故能宣散风热以解表；清泻肺火，降肺气而化痰止咳。故有降气祛痰、宣散风热之功。

【用量用法】

6～10克，煎服。

【配伍应用】

①痰热咳喘：常配杏仁、贝母、桑白皮等药，如前胡散（《圣惠方》）。②湿痰、寒痰证：常与白前相须为用。③外感风热，身热头痛，咳嗽痰多：常与桑叶、桔梗、牛蒡子等同用。④风寒咳嗽：配紫苏、荆芥等同用，如杏苏散（《温病条辨》）。

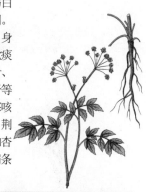

【使用注意】 阴虚气弱咳嗽者慎服。

桔梗

【别名】

苦桔梗、白桔梗、玉桔梗、炙桔梗。

【来源】

本品为桔梗科植物桔梗的干燥根。

【形态特征】

一年生草本，体内有白色乳汁，全株光滑无毛。根粗大，圆锥形或有分叉，外皮黄褐色。茎直立，有分枝。叶多为互生，少数对生，近无柄，叶片长卵形，边缘有锯齿。花大形，单生于茎顶或数朵成疏生的总状花序；花冠钟形，蓝紫色，蓝白色，白色，粉红色。蒴果卵形，熟时顶端开裂。

【生境分布】

适宜在土层深厚、排水良好、土质疏松而含腐殖质的砂质壤土上栽培。我国大部分地区均产。以华北、东北地区产量较大，华东地区、安徽产品质量较优。

【采收加工】

春、秋两季采挖，以深秋采者为佳。洗净，除去须根，趁鲜刮去外皮或不去外皮，干燥或切片晒干。

【性味归经】

甘、辛，平。归肺经。

【功能主治】

宣肺化痰，利咽，排脓。本品苦泄辛散，气平性浮，善于开提宣散。入肺经，能宣肺导滞而止咳嗽，通肺气而利咽喉，决壅滞而排痈脓，为"诸药舟楫，载药上行之剂"，具有宣肺化痰、利咽、排脓之功。

【用量用法】

3～10克，煎服。

【配伍应用】

①咳嗽痰多，胸闷不畅：风寒者，配杏仁、紫苏，如杏苏散（《温病条辨》）；风热者，配菊花、桑叶、杏仁，如桑菊饮（《温病条辨》）；若治痰滞胸痞，常配枳壳用。②外邪犯肺，咽痛失音者：常配甘草、牛蒡子等用，如桔梗汤（《金匮要略》）及加味甘桔汤（《医学心悟》）。③咽喉肿痛，热毒盛者：可配马勃、射干、板蓝根等以清热解毒利咽。

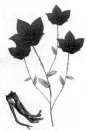

【使用注意】 本品辛散苦泄，凡阴虚久咳及有咳血倾向者均不宜用。

川贝母

【别名】

川贝、青贝、松贝、炉贝。

【来源】

本品为百合科植物川贝母、暗紫贝母、甘肃贝母或棱砂贝母的干燥鳞茎。前三者按性状不同分别习称"松贝"和"青贝"，后者习称"炉贝"。

【形态特征】

川贝母为多年生草本，鳞茎圆锥形，茎直立，高15～40厘米。叶2～3对，常对生，少数在中部间有散生或轮生，披针形至线形，先端稍卷曲或不卷曲，无柄。

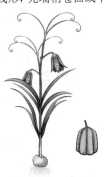

花单生茎顶，钟状，下垂，每花具狭长形叶状苞片3枚，先端多少弯曲成钩状。花被通常紫色，较少绿黄色，具紫色斑点或小方格，蜜腺窝在北面明显凸出。

【生境分布】

生长于高寒地区、土壤比较湿润的向阳山坡。分布于四川、云南、甘肃等地。以四川产量较大。以松贝为贝母之佳品。此外，分布于东北等地的平贝母的干燥鳞茎及分布于青海、新疆等地的伊贝母（新疆贝母或伊犁贝母）的干燥鳞茎，均作为川贝母入药。

【采收加工】

夏、秋两季或积雪融化时，采挖地下鳞茎，除去须根、粗皮及泥沙，晒干或低温干燥。

【性味归经】

甘、苦，微寒。归肺、心经。

【功能主治】

清热化痰，润肺止咳，散结消肿。本品苦泄甘润，微寒清热，能清肺热，润肺燥而化痰止咳；又苦寒泄热降痰火，痰火祛热则痈肿瘰疬消。故有清热化痰，润肺止咳，散结消肿之效。

【用量用法】

3～10克，煎服；研末服1～2克。

【配伍应用】

①肺阴虚劳嗽，久咳有痰者：常与麦冬、沙参等以养阴润肺化痰止咳。②肺热、肺燥咳嗽：常与知母以清肺润燥，化痰止咳，如二母散（《急救仙方》）。

【使用注意】 本品性质寒润，善化热痰、燥痰，若寒痰、湿痰则不宜用。反乌头。

浙贝母

【别名】

浙贝、大贝、珠贝、元宝贝、珠贝母、象贝母、大贝母。

【来源】

本品为百合科植物浙贝母的干燥鳞茎。

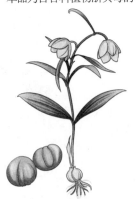

【形态特征】

多年生草本，鳞茎半球形，茎单一，直立，圆柱形，高50～80厘米。叶无柄，狭披针形至线形，全缘。下部叶对生，中上部的叶常3～5片轮生，先端钩状；上部叶互生，先端常卷须状。花1至数朵，生于茎顶或叶腋，钟形，俯垂；花被淡黄色或黄绿色。蒴果卵圆形，有6条较宽的纵翅，成熟时室背开裂。

【生境分布】

生长于湿润的山脊、山坡、沟边及村边草丛中。原分布于浙江象山，故称象贝。现分布地浙江鄞县樟树，均为人工栽培。江苏、安徽、湖南、江西等地也产。以浙江产品质优，奉为道地药材。

【采收加工】

于初夏植株枯萎后采挖，洗净泥土，按大小分开，大者摘去心芽，分别撞擦，除去外皮，干燥。

【性味归经】

苦，寒。归肺、心经。

【功能主治】

清热化痰，开郁散结。本品味苦气寒，开泄力大，能清降肺火而化痰止咳，降火消痰以散痈肿、瘰疬，故有清热化痰，开郁散结之功。

【用量用法】

3～10克，煎服。

【配伍应用】

①风热咳嗽及痰热郁肺之咳嗽：前者常配牛蒡子、桑叶同用；后者多配知母、瓜蒌等。②痰火瘰疬结核：与牡蛎、玄参等同用，如消瘰丸（《医学心悟》）。③瘿瘤：配昆布、海藻同用。④疮毒乳痈：多与蒲公英、连翘等同用，内服外用均可。⑤肺痈咳吐脓血：常配鱼腥草、桃仁、芦根等。

【使用注意】 本品性寒质润能滑肠，故寒饮及脾胃虚弱泄泻者忌用。反乌头。

海蛤壳

【别名】

海蛤、蛤壳、蛤粉、青蛤壳、蛤蜊壳、紫蛤壳、煅蛤壳、煅海蛤壳。

【来源】

本品为帘蛤科动物文蛤或青蛤的贝壳。

【形态特征】

青蛤：贝壳2片，近圆形。壳长36.5～56毫米，高几与长相等，宽度约为长度的2/3。壳顶突出，位于背侧中央，尖端向前方弯曲。无小月面，楯面狭长，全部为韧带所占据，韧带黄褐色，不突出壳面。贝壳表面极凸出，生长线在顶部者细密，不甚显著，至腹面渐粗大，凸出壳面。壳面淡黄色或棕红色。壳内面为白色或淡肉色，边缘具有整齐的小齿。小齿愈近背缘愈大。铰合部狭长而平，左、右壳各具3个主齿。外套痕显明，外套窦深，自腹缘向上方斜伸至贝壳的中心部，后端宽，至前端渐狭，呈楔形。前闭壳肌痕细长，呈半月状，后闭壳肌痕大，椭圆形。足扁平，舌状。

【生境分布】

生活于近海的泥沙质海底。分布于沿海各省。

【采收加工】

夏、秋两季捕捞，去肉，洗净，晒干。

【性味归经】

苦、咸，寒。归肺、胃经。

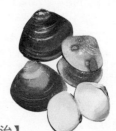

【功能主治】

清热化痰，软坚散结。本品寒清苦泄，咸以软坚，能清肺热，泄湿热，降痰火，消散、软化结聚之邪，故有清热化痰、软坚散结之功。

【用量用法】

10～15克，煎服，蛤粉宜包煎。外用：适量。多入丸、散剂。一般内服宜生用，外敷宜煅用。

【配伍应用】

①热痰咳喘，痰稠色黄：常与海浮石、瓜蒌仁等同用。②痰火内郁，灼伤肺络之胸胁疼痛咯吐痰血：常配青黛同用，即黛蛤散（《卫生鸿宝》）。③瘿瘤，痰核：常与昆布、海藻等同用，如含化丸（《证治准绳》）。④湿疮、烫伤：研末外用，可收涩敛疮。

【使用注意】 病因热邪痰结气闭者宜之，若气虚有寒，中阳不运而为此证者，切勿轻授。

瓦楞子

【别名】

蚶壳、瓦垄子、蚶子壳、煅瓦楞子。

【来源】

本品为软体动物蚶科毛蚶、泥蚶或魁蚶的贝壳。

【形态特征】

毛蚶：成体壳长4～5厘米，壳面膨胀呈卵圆形，两壳不等，壳顶突出而内卷且偏于前方；壳面放射肋30～44条，肋上显出方形小结节；铰合部平直，有齿约50枚；壳面白色，被有褐色绒毛状表皮。泥蚶：贝壳极坚厚，卵圆形。两壳相等，极膨胀，尖端向内卷曲。韧带面宽、角质、有排列整齐的纵纹。壳表放射肋发达，肋上具颗粒

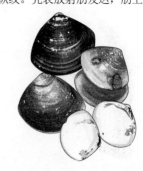

状结节，故又名粒蚶。壳石灰白色，生长线明显。壳内面灰白色，无珍珠质层。铰合部直，具细而密的片状小齿。前闭壳肌痕呈三角形，后闭壳肌痕呈四方形。泥蚶血液中含有泥蚶血红素，呈红色，因而又称血蚶。魁蚶：大型蚶，壳高达 8 厘米，长 9 厘米，宽 8 厘米。壳质坚实且厚，斜卵圆形，极膨胀。左右两壳近相等。背缘直，两侧呈钝角，前端及腹面边缘圆，后端延伸。壳面有放射肋 42 ～ 48 条，以 43 条者居多。放射肋较扁平，无明显结节或突起。同心生长轮脉在腹缘略呈鳞片状。壳面白色，被棕色绒毛状壳皮，有的肋沟呈黑褐色。壳内面灰白色，其壳缘有毛、边缘具齿。铰合部直，铰合齿约 70 枚。

【生境分布】

毛蚶生活于浅海泥沙底，尤其喜在有淡水流入的河口附近。泥蚶生活于浅海软泥滩中。魁蚶生活于潮下带 5 米至

10 ～ 30 米深的软泥或泥沙质海底。分布于各地沿海地区。

【采收加工】

秋、冬至次年春捕捞，洗净，置沸水中略煮，去肉，干燥。

【性味归经】

咸，平。归肺、胃、肝经。

【功能主治】

消痰软坚，化瘀散结，制酸止痛。本品味咸性平，咸以软坚，入肺胃则散结消痰；入肝经血分则消瘀散结；入胃则止胃酸、止疼痛，故有消痰软坚、化瘀散结、制酸止痛之功效。

【用量用法】

10 ～ 30 克，宜久煎；研末服每次 1 ～ 3 克。生用消痰散结，煅用制酸止痛。

【配伍应用】

①瘰疬，瘿瘤：与昆布、海藻等配伍，如含化丸（《证治准绳》）。②气滞血瘀及痰积所致的癥瘕痞块：可单用，醋淬为丸服，即瓦楞子丸（《万氏家抄方》）；也常与莪术、三棱、鳖甲等行气活血消瘀软坚之品配伍。③肝胃不和，胃痛吐酸者：可单用；也可配甘草同用。

【使用注意】无瘀血痰积者勿用。

昆布

【别名】

海带、海昆布、淡昆布。

【来源】

本品为海带科植物海带或翅藻科植物昆布的干燥叶状体。

【形态特征】

海带：多年生大型褐藻，植物体成熟时成带状，长可达 6 米以上。根状固着器粗纤维状，由数轮叉状分歧的假根组成，假根末端有吸着盘。其上为圆柱状的短柄，长 5 ～ 15 厘米。柄的上部为叶状体，叶状体幼时呈长卵状，后渐伸长成带状，扁平，长 2 ～ 6 米，宽 20 ～ 50 厘米，坚厚，革质状，中部稍厚，两边较薄，有波状皱褶。生殖期在叶状体两面产生孢子囊。昆布：多年生大型褐藻。根状固着器由树枝状的叉状假根组成，数轮重叠成圆锥状，直径 5 ～ 15 厘米。柄部圆柱状或略扁圆形，中实，长 8 ～ 100 厘米，直径 10 ～ 15 毫米，黏液腔道呈不规则的环状，散生在皮层中。叶状体扁平，革质，微皱缩，暗褐色，厚 2 ～ 3 毫米，一至二回羽状深裂，两侧裂片长舌状，基部楔形，叶缘一般有粗锯齿。孢子囊群在叶状体表面形成，9 ～ 11 月产生游孢子。

【生境分布】

海带生长于较冷的海洋中，多附生于大干潮线以下 1 ～ 3 米深处的岩礁上。昆布生长于低潮线附近的岩礁上。分布于辽宁、山东及福建等地。

【采收加工】

夏、秋季采捞，除去杂质，漂净，稍晾，切宽丝，晒干用。

【性味归经】

咸，寒。归肝、胃、肾经。

【功能主治】

消痰软坚，利水消肿。本品味咸性寒。咸以软坚，性寒清热，入肝胃肾经，则清化热痰，软坚散结而消瘿瘤瘰疬，又利水道而消肿。故有消痰软坚，利水消肿之功。

【用量用法】

内服：煎汤，5 ～ 10 克；或入丸、散。

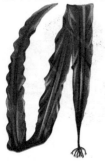

【配伍应用】

①糖尿病：褐藻酸钠冲剂每日 2～3 次，每次 25～50 克。②脑血管病：PSS 注射剂 300 毫克加入葡萄糖液静脉滴注，每日 1 次，连续 10 日。③高脂血症：用从海带中提取的海带多糖制成胶囊，每粒 300 毫克，连服 60 日为 1 个疗程。

【使用注意】脾虚便溏及孕妇禁服。本品所含碘化物能使病态的组织崩溃，故对有活动性肺结核者一般不用。

海藻

【别名】

乌菜、落首、海萝、海带花、淡海藻。

【来源】

本品为马尾藻科植物海蒿子或羊栖菜的干燥藻体。前者习称"大叶海藻"，后者习称"小叶海藻"。

【形态特征】

海蒿子：多年生褐藻，暗褐色，高 30～100 厘米。固着器扁平盘状或短圆锥形，直径可达 2 厘米；主轴圆柱形，幼时短，但逐年增长，两侧有呈钝角或直角的羽状分枝及腋生小枝，幼时其上均有许多短小的刺状突起叶状突起的形状，大小差异很大、披针形、倒披针形、倒卵形和线形均有，长者可达 25 厘米，短者只 2 厘米，宽者可达 2.5 厘米，有不明显的中脉状突起，并有明显的毛窠斑点，狭者只 1 毫米，无中脉状突起，也无斑点，全缘或有锯齿。在线形叶状突起的腋部，长出多数具有丝状突起的小枝，生殖托或生殖枝即从丝状突起的腋间生出。气囊生于最终分枝上，有柄，成熟时球形或近于球形，顶端圆或有细尖状凸起，表面有稀疏的毛窠斑点。生殖托单生或总状排列于生殖小枝上，圆柱形，长 3～15 毫米或更长，直径约 1 毫米。羊栖菜：多年生褐藻，高 15～40 厘米，最高可达 2 米以上。藻体黄褐色，肥厚多汁，干后变黑。固着器由圆柱形假根组成。主干圆柱形，直立，直径 1～3 毫米，四周互生侧枝和叶。叶棒状，全缘，先端常膨大中空。气囊腋生，纺锤形。

【生境分布】

生长于低潮线以下的浅海区域——海洋与陆地交接的地方。小叶海藻分布于福建、浙江、广东等地；大叶海藻分布于山东、辽宁等地。

【采收加工】

夏、秋季由海中捞取或割取，去净杂质，用淡水洗净，晒干。

【性味归经】

咸，寒。归肝、胃、肾经。

【功能主治】

消痰软坚、利水。本品功效与昆布相似，但作用稍弱，每相须为用，可增强疗效。均为治瘿瘤瘰疬之主药。

【用量用法】

10～15 克，煎服。

【配伍应用】

①瘿瘤：常配贝母、昆布等同用，如海藻玉壶汤（《外科正宗》）。②瘰疬：常与玄参、夏枯草、连翘等同用，如内消瘰疬丸（《疡医大全》）。③睾丸肿胀疼痛：配昆布、橘核、川楝子等，如橘核丸（《济生方》）。④痰饮水肿：与猪苓、茯苓、泽泻等利湿药同用。

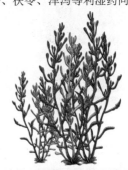

【使用注意】不宜与甘草同用。

胖大海

【别名】

通大海、安南子、大洞果。

【来源】

本品为梧桐科植物胖大海的干燥成熟种子。

【形态特征】

落叶乔木，高可达 40 米。单叶互生，叶片革质，卵形或椭圆状披针形，通常 3 裂，全缘，光滑无毛。圆锥花序顶生或腋生，花杂性同株；花萼钟状，深裂。蓇葖果 1～5 个，着生于果梗，呈船形，长可达 24 厘米。种子棱形或倒卵形，深褐色。

【生境分布】

生长于热带地区。分布于越南、印度、马来西亚、泰国、印度尼西亚等热带地区。我国广东、海南岛也有出产。

【采收加工】

果实成熟时分批采摘成熟果荚，晒干、打出种子，除净杂质及果荚，再晒干。

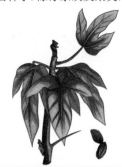

【性味归经】

甘，寒。归肺、大肠经。

【功能主治】

清宣肺气，润肠通便。本品味甘而气寒，性清润，归肺、大肠经。能上清肺火，开宣肺气，化痰利咽，下清大肠而润肠通便。故有此功。

【用量用法】

2～4枚，沸水泡服或煎服。如用散剂，用量减半。

【配伍应用】

①肺热声哑，咽喉疼痛、咳嗽：常单味泡服；也可配甘草、桔梗等同用。②燥热便秘，头痛目赤：可单味泡服；或配清热泻下药以增强药效。

【使用注意】有感冒者禁用。

木蝴蝶

【别名】

玉蝴蝶、千张纸、白千层、云故纸。

【来源】

本品为紫葳科植物木蝴蝶的干燥成熟种子。

【形态特征】

叶对生，二至三回羽状复叶，着生于茎的近顶端；小叶多数，卵形，全缘。总状花序顶生，长约25厘米。花大，紫

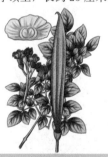

红色，两性。花萼肉质，钟状。蒴果长披针形，扁平，木质。种子扁圆形，边缘具白色透明的膜质翅。

【生境分布】

生长于山坡、溪边、山谷及灌木丛中。分布于云南、广西、贵州等地。

【采收加工】

10～12月采摘成熟果实，取出种子，晒干或烘干。

【性味归经】

苦、甘，凉。归肺、肝、胃经。

【功能主治】

清肺利咽，疏肝和胃。本品苦甘而凉，味苦能泄，性寒胜热。入肺经则能清肺热利咽喉，入肝胃则清泄肝胃之郁热，故有清肺利咽，疏肝和胃之功效。

【用量用法】

内服：煎汤，1.5～3克；或研末。外用：敷贴。

【配伍应用】

①邪热伤阴，咽喉肿痛，声音嘶哑：多与麦冬、玄参、冰片等配伍。②肺热咳嗽，或小儿百日咳：与桔梗、款冬花、桑白皮等配伍，如止咳糖浆。③肝气郁滞，肝胃气痛，脘腹、胁肋胀痛等：单用本品研末，酒调送服。

【使用注意】本品苦寒，脾胃虚弱者慎用。

黄药子

【别名】

黄药、黄独、黄药根、木药子、黄药脂、金线吊虾蟆。

【来源】

本品为薯蓣科植物的干燥块茎。

【形态特征】

多年生草质缠绕藤本。块茎单生，球形或圆锥形，直径3～10厘米，外皮

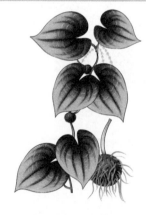

暗黑色，密生须根。茎圆柱形，长可达数米，绿色或紫色，光滑无毛；叶腋内有紫棕色的球形或卵形的珠芽。叶互生；叶片广心状卵形，长7～22厘米，宽7～8厘米，先端尾状，基部宽心形，全缘，基出脉7～9条；叶柄扭曲，与叶等长或稍短。花单性，

雌雄异株；小花多数，黄白色，呈穗状花序，腋生；花基部均有苞片2，卵形，先端锐尖；雄花花被6片，披针形，雄蕊6，花丝很短；雌花花被6片，披针形，先端钝尖，子房下位，3室，花柱3裂。蒴果下垂，长椭圆形，有3个膜质的翅。花期8～9月，果期9～10月。

【生境分布】
生长于山谷、河岸、路旁或杂林边缘。全国大部分地区均有分布。主要分布于湖北、湖南、江苏等地，河北、山东等地也有栽培。

【采收加工】
夏末至冬初均可采挖，以9～11月产者为佳。将挖出的块茎去掉茎叶及须根，洗净泥土，横切厚片，晒干。

【性味归经】
苦，寒。归肺、肝经。

【功能主治】
消痰软坚散结，清热解毒，凉血止血。本品苦寒清热而泻火，入肺经消痰火，散郁结；入肝经走血分，清热凉血；火退痰清，则瘿瘤疮痈自消，咳喘平，出血止，故有消痰散结、清热解毒、凉血止血之功。

【用量用法】
10～15克，煎服。

【配伍应用】
①瘿瘤：《斗门方》治项下气瘿结肿，单以本品浸酒饮；也可与牡蛎、海藻等配伍同用，如海药散（《证治准绳》）。②疮疡肿毒，咽喉肿痛，毒蛇咬伤：可单用或配其他清热解毒药同用。

【使用注意】本品多服久服，可引起消化道反应如呕吐、腹泻、腹痛等；对肝功能有一定损害，故长期用药者，应注意观察肝功能变化。

兔儿伞

【别名】
七里麻、一把伞、贴骨伞、雨伞菜。

【来源】
本品为菊科植物兔儿伞的根或全草。

【形态特征】
多年生草本。茎直立，高70～120厘米，单一，无毛，略带棕褐色。根生叶1枚，幼时伞形，下垂；茎生叶互生，圆盾形，掌状分裂，直达中心，裂片复作羽状分裂，边缘具不规则的牙齿，上面绿色，下面灰白色；下部的叶直径20～30厘米，具长柄，长10～16厘米，裂片7～9枚；上部的叶较小，直径12～24厘米，柄长2～6厘米，裂片4～5枚。头状花序多数，密集成复伞房状；苞片1层，5枚，无毛，长椭圆形，顶端钝，边缘膜质。花两性，8～11朵，花冠管状，长1厘米，先端5裂。雄蕊5，着生花冠管上；子房下位，1室；花柱纤细，柱头2裂。瘦果长椭圆形，长约5毫米；冠毛灰白色或带红色。花期7～8月，果期9～10月。

【生境分布】
生长于山坡荒地。分布于东北、华北及华东等地区。

【采收加工】
秋季采收，除净泥土，晒干。

【性味归经】
辛，温。归肺、大肠经。

【功能主治】
温肺祛痰，祛风止痫，消肿杀虫。本品辛温，入肺、大肠经，辛能散，温祛寒，故有温肺祛痰、祛风止痫等功效。

【用量用法】
6～15克，煎汤；或浸酒。外用：适量，捣敷。

【配伍应用】
①风湿麻木，全身骨痛：兔儿伞、刺五加根各20克，白龙须、小血藤、木瓜根各15克，泡酒1000毫升，每日2次，每次50～75毫升。②四肢麻木，腰腿疼痛：兔儿伞根100克，白酒200毫升，浸泡，分3次服。③肾虚腰痛：兔儿伞根适量，泡酒服。④痈疽：兔儿伞全草适量，捣烂，鸡蛋白调敷。⑤颈部淋巴结炎：兔儿伞根10～20克，水煎服。

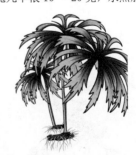

【使用注意】孕妇忌服。

猫眼草

【别名】

猫儿眼、打碗花。

【来源】

本品为大戟科植物猫眼草的全草。

【形态特征】

多年生草本，高达40厘米。茎通常分枝，基部坚硬。下部叶鳞片状，早落；中上部叶狭条状披针形，长2～5厘米，宽2～3毫米，先端钝或具短尖，两面无毛。杯状聚伞花序顶生者通常有4～9伞梗，基部有轮生叶与茎上部叶同形；腋生者具伞梗1；每伞梗再2～3分叉，各有扇状半圆形或三角状心形苞叶1对；总苞杯状，无毛，

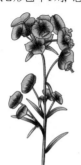

先端4裂，裂片间无片状附属物，腺体4，新月形，黄褐色，两端有短角；雄蕊1；子房3室，花柱3，分离，柱头2浅裂。蒴果扁球形，无毛；种子长圆形，长约2毫米，光滑，一边有纵沟，无网纹及斑点。花期4～6月，果期6～8月。

【生境分布】

生长于山坡、山谷或河岸向阳处。分布于河北、内蒙古、山西、新疆、东北等地。

【采收加工】

春、夏季采收，除去杂质和泥土，晒干。

【性味归经】

苦，微寒；有毒。归肺、肝经。

【功能主治】

止咳化痰，杀虫止痒。本品苦寒泄热，入肺肝二经清其邪热，故能止咳化痰，以毒解毒杀虫。

【用量用法】

研末外敷；或制片剂、注射剂。

【配伍应用】

①颈淋巴结结核已破成管：猫眼草煎熬成膏，适量外敷患处。②癣疮发痒：猫眼单研末，香油或花生油、猪油调敷患处。③慢性气管炎：每片含猫眼草生药0.25克，每次6片，每日3次，20日为1个疗程；或用猫眼草（去根）、葶苈子、沙参等份研末，不加辅助剂，制成0.5克片剂。每次4片，每日3次，10日为1个疗程，疗程间隔均为7～10日。

止咳平喘药

苦杏仁

【别名】

杏仁、北杏仁、光杏仁、杏仁泥、杏仁霜。

【来源】

本品为蔷薇科植物山杏、西伯利亚杏、东北杏或杏的干燥成熟种子。

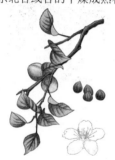

【形态特征】

落叶乔木，高达10米。叶互生，广卵形或卵圆形，先端短尖或渐尖，基部阔楔形或截形，边缘具细锯齿或不明显的重锯齿；叶柄多带红色，近基部有2腺体。花单生，先叶开放，几无花梗；萼筒钟状，带暗红色，萼片5，裂片比萼筒稍短，花后反折；花瓣白色或粉红色。核果近圆形，果肉薄，种子味苦。核坚硬，扁心形，沿腹缝有沟。

【生境分布】

多栽培于低山地或丘陵山地。我国大部分地区均产，分布于东北各省，以内蒙古、辽宁、河北、吉林产量最大。山东产品质优。

【采收加工】

夏、秋季果实成熟时采摘，除去杏肉及核壳，取出种子，晒干。

【性味归经】

苦，微温；有小毒。归肺、大肠经。

【功能主治】

止咳平喘，润肠通便。本品苦降温散，多脂质润，入肺则降肺气，消痰涎，具宣散风寒之能，使肺气宣畅则咳喘自平，故有止咳平喘之功。且富含油脂，其性滑润，能上润肺燥，以助平喘，下通大肠，润肠燥，通秘结，故又润肠通便。

【用量用法】

3～10克，打碎入煎。外用：适量。

【配伍应用】

①风寒咳喘，胸闷气逆：配甘草、麻黄，以散风寒宣肺平喘，如三拗汤（《伤寒论》）。②风热咳嗽，发热汗出：配菊花、桑叶，以散风热宣肺止咳，如桑菊饮（《温病条辨》）。③燥热咳嗽，痰少难咯：配贝母、桑叶、沙参，以清肺润燥止咳，如桑杏汤（《温病条辨》）、清燥救肺汤（《医门法律》）。

【使用注意】 阴虚咳喘及大便溏泻者忌用。内服不宜过量，以免中毒，婴儿慎用。

紫苏子

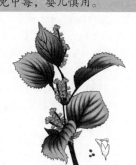

【别名】

苏子、黑苏子、铁苏子、杜苏子、炒苏子、炙苏子、苏子霜。

【来源】

本品为唇形科草本植物紫苏的干燥成熟果实。

【形态特征】

一年生直立草本，高1米左右，茎方形，紫或绿紫色，上部被有紫或白色毛。叶对生，有长柄；叶片皱，卵形或卵圆形，先端突出或渐尖，基部近圆形，边缘有粗锯齿，两面紫色或仅下面紫色，两面疏生柔毛，下面有细腺点。总状花序顶生或腋生，稍偏侧；苞片卵形，花萼钟形，外面下部密生柔毛；花冠二唇形，红色或淡红色。小坚果倒卵形，灰棕色。

【生境分布】

生长于山坡、溪边、灌丛中。分布于江苏、浙江、湖北、河北、河南、四川等地，多系栽培。

【采收加工】

秋季果实成熟时采收，除去杂质，晒干。

【性味归经】

辛，温。归肺、大肠经。

【功能主治】

降气化痰，止咳平喘，润肠通便。本品辛温气香，质润下降，尤善利膈下气消痰，气降痰消则咳喘自平；又含油脂，润燥滑肠，故有降气化痰，止咳平喘，润肠通便之功。

【用量用法】

5～10克，煎服。炒苏子药性较和缓，炙苏子润肺止咳之功效优。

【配伍应用】

①痰壅气逆，咳嗽气喘，痰多胸痞，甚则不能平卧之证：常配莱菔子、白芥子，如三子养亲汤（《韩氏医通》）。②上盛下虚之久咳痰喘：配当归、肉桂、厚朴等温肾化痰下气之品，如苏子降气汤（《和剂局方》）。③肠燥便秘：常配杏仁、瓜蒌仁、火麻仁等，如紫苏麻仁粥（《济生方》）。

【使用注意】 阴虚喘咳及脾虚便溏者慎用。

百部

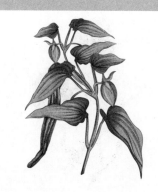

【别名】

百部根、肥百部、炙百部、蒸百部、炒百部、鲜百部。

【来源】

本品为百部科植物直立百部、蔓生百部或对叶百部的干燥块根。

【形态特征】

直立百部：多年生草本，高30～60厘米。茎直立，不分枝，有纵纹。叶常3～4片轮生，偶为5片；卵形、卵状椭圆形至卵状披针形，长3.5～5.5厘米，宽1.8～3.8厘米，先端急尖或渐尖，基部楔形，叶脉通常5条，中间3条特别明显；有短柄或几无柄。花腋生，多数生于近茎下部呈鳞片状的苞腋间；花梗细长，直立或斜向上。花期3～4月。蔓生百部：多年生草本，高60～90厘米，全体平滑无毛。根肉质，通常作纺锤形，数个至数十个簇生。茎上部蔓状，具纵纹。叶通常4片轮生；卵形或卵状披针形，长3～9厘米，宽1.5～4厘米，先端锐尖或渐尖，全缘或带微波状，基部圆形或近于截形，偶为浅心形，中脉5～9条；叶柄线形，长1.5～2.5厘米。花梗丝状，长1.5～2.5厘米，其基部贴生于叶片中脉上，每梗通常单生1花；花被4片，淡绿色，卵状披针形至卵形；雄蕊4，紫色，花丝短，花药内向，线形，顶端有一线形附属体；子房卵形，甚小，无花柱。蒴果广卵形而扁；内有长椭圆形的种子数粒。花期5月，果期7月。对叶百部：多年生攀援草本，高达5米。块根肉质，纺锤形或圆柱形，长15～30厘米。茎上部缠绕。叶通常对生；广卵形，长8～30厘米，宽2.5～10厘米，基部浅心形，全缘或微波状，叶脉7～11条；叶柄长4～6厘米。花腋生；花下具1披针形的小苞片；花被4片，披针形，黄绿色，有紫色脉纹。蒴果倒卵形而扁。花期5～6月。

【生境分布】

生长于阳坡灌木林下或竹林下。分布于安徽、江苏、湖北、浙江、山东等地。

【采收加工】

春季2～3月发新芽前及秋季8～9月茎苗枯干时挖取根部，洗净泥沙，除去茎苗及须根，置沸水中略烫或蒸至无白心，取出，晒干或阴干。

【性味归经】

甘、苦，微温。归肺经。

【功能主治】

润肺止咳，杀虫灭虱。本品甘润苦降，微温不燥，无寒热偏颇之害，主归肺经，有较好的润肺下气止咳作用，为治疗肺虚久咳及肺痨咳嗽之要药；又驱杀蛔虫、蛲虫，疗疥癣、体虱等，具有杀虫灭虱之功。

【用量用法】

5～15克，煎服；外用：适量。久咳、燥咳、劳嗽宜用蜜炙百部。

【配伍应用】

①风寒咳嗽：配桔梗、荆芥、紫菀等，如止嗽散（《医学心悟》）。②久咳不已，气阴两虚者：配沙参、黄芪、麦冬等，如百部汤（《本草汇言》）。③肺痨咳嗽，阴虚者：常配麦冬、沙参、川贝母等。④阴道滴虫：可单用；或配蛇床子、苦参等煎汤坐浴外洗。

【使用注意】易伤胃滑肠，脾虚便溏者慎服。本品且有小毒，服用过量，可引起呼吸中枢麻痹。

款冬花

【别名】

款花、冬花、炙冬花、炒冬花、蜜炙款冬花。

【来源】

本品为菊科多年生草本植物款冬的干燥花蕾。

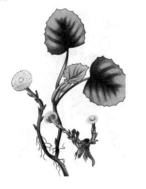

【形态特征】

本品为多年生草木，高10～25厘米。叶基生，具长柄，叶片圆心形，先端近圆或钝尖，基部心形，边缘有波状疏齿，下面密生白色茸毛。花冬季先叶开放，花茎数个，被白茸毛；鳞状苞叶椭圆形，淡紫褐色；头状花序单一顶生，黄色，外具多数被茸毛的总苞片，边缘具多层舌状花，雌性，中央管状花两性。

【生境分布】

栽培或野生于河边、沙地。栽培与野生均有。分布于河南、甘肃、山西、陕西等地。甘肃灵台产者称"灵台冬花"，品质最优。

【采收加工】

12月或地冻前当花尚未出土时采挖，除去花梗及泥沙，阴干。本品不宜日晒，不可见雾、露、雨和雪，否则不易保持色泽鲜艳。

【性味归经】

辛、微苦，温。归肺经。

【功能主治】

润肺止咳化痰。本品辛散而润，温而不燥。功同紫菀，为止嗽要药。凡咳嗽上气喘促，不论内伤外感，寒嗽热咳，每多同用。

【用量用法】

5～10克，煎服（也可烧烟吸之）。外感暴咳宜生用，内伤久咳宜炙用。

【配伍应用】

①咳嗽偏寒：可与紫菀、干姜、五味子同用，如款冬煎（《千金方》）。②肺热咳喘：配桑叶、知母、川贝母同用，如款冬花汤（《圣济总录》）。③肺气虚弱，咳嗽不已：与人参、黄芪等同用。④阴虚燥咳：配麦冬、沙参等同用。⑤喘咳日久痰中带血：常配百合同用，如百花膏（《济生方》）。⑥肺痈咳吐脓痰者：也可配桔梗、薏苡仁等同用，如款花汤（《疮疡经验全书》）。

【使用注意】 大便溏泄者不宜用。

马兜铃

【别名】

兜铃、马铃果、生马兜铃、炙马兜铃。

【来源】

本品为马兜铃科植物北马兜铃或马兜铃的干燥成熟果实。

【形态特征】

多年生缠绕草本，基部木质化，全株无毛。根细长，在土下延伸，到处生苗。叶三角状椭圆形至卵状披针形或卵形，顶端短尖或钝，基部两侧有圆形的耳片。花单生于叶腋；花柄长约1厘米，花被管状或喇叭状，略弯斜，基部膨大成球形，中部收缩成管状，缘部卵状披针形，上部暗紫色，下部绿色。

【生境分布】

生长于郊野林缘、路边、灌丛中散生。北马兜铃分布于黑龙江、吉林、河北等地；马兜铃分布于江苏、安徽、浙江等地。

【采收加工】

秋季果实由绿变黄时采收，晒干，除去杂质。

【性味归经】

苦、微辛，寒。归肺、大肠经。

【功能主治】

清肺化痰，止咳平喘，清肠消肿。本品味苦、微辛而气寒，入肺、大肠二经，以清肺热，降肺气，使热邪清，肺气降，热痰消，咳喘平，故有清肺化痰、止咳平喘之功。又肺与大肠相表里，故又能清泄大肠实热而消肿。

【用量用法】

3～10克，煎服。外用：适量，煎汤熏洗。一般生用，肺虚久咳炙用。

【配伍应用】

①肺热咳喘：常配黄芩、桑白皮、枇杷叶等同用。②肺虚火盛，喘咳咽干，或痰中带血者：与阿胶等同用，以养阴清肺、止咳平喘，如补肺阿胶散（《小儿药证直诀》）。③痔疮肿痛或出血：常配白术、生地等药内服；也可配地榆、槐角煎汤熏洗患处。

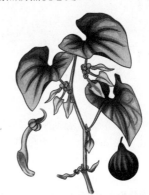

【使用注意】 本品含马兜铃酸，可引起肾脏损害等不良反应；儿童及老人慎用；孕妇、婴幼儿及肾功能不全者禁用。

桑白皮

【别名】

桑皮、白桑皮、桑根皮、生桑皮、炙桑皮、炒桑皮、桑根白皮。

【来源】

本品为桑科植物桑的干燥根皮。

【形态特征】

落叶灌木或小乔木，高达15米。树皮灰黄色或黄褐色；幼枝有毛。叶卵形或阔卵形，顶端尖或钝，基部圆形或近心形，边缘有粗锯齿或多种分裂，表面无毛有光泽，背面绿色，脉上有疏毛，脉间有毛；叶柄长1～2.5厘米。花单性异株，穗状花序。聚花果（桑葚），黑紫色或白色。

【生境分布】

生长于丘陵、山坡、村旁、田野等处，多为人工栽培。全国大部分地区均产，分布于安徽、河南、浙江、江苏、湖南等地。以南方育蚕区产量较大。

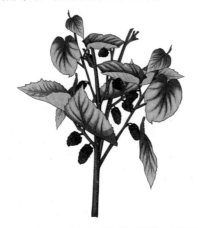

【采收加工】

春、冬两季即秋末落叶时至次春发芽前挖其地下根，趁鲜洗净泥土，刮去黄棕色粗皮，除去须根，纵向剖开皮部，剥取根皮，晒干。

【性味归经】

甘，寒。归肺经。

【功能主治】

泻肺平喘，利水消肿。本品以寒为用，以清为功，主入肺经，既能清泻肺经湿热痰火，使痰火祛，肺气宣畅而咳喘止，又肃降肺气，通调水道，使小便自利而肿消。故有泻肺平喘、利水消肿之效。

【用量用法】

10～15克，煎服。

【配伍应用】

①肺热咳喘：常与地骨皮同用，如泻白散（《小儿药证直诀》）。②水饮停肺，胀满喘急：与杏仁、麻黄、葶苈子等宣肺逐饮之药同用。③肺虚有热而咳喘气短、潮热、盗汗者：与人参、熟地、五味子等补益药配伍，如补肺汤（《永类钤方》）。④全身水肿，面目肌肤浮肿，胀满喘急，小便不利者：常配大腹皮、茯苓皮、陈皮等，如五皮散（《中藏经》）。

【使用注意】肺虚无火喘嗽慎服。泻肺利水、平肝清火宜生用，肺虚咳嗽宜蜜炙用。

葶苈子

【别名】

葶苈、甜葶苈、苦葶苈、炒葶苈、炙葶苈。

【来源】

本品为十字花科植物独行菜或播娘蒿的干燥成熟种子。

【形态特征】

独行菜：为一年生或两年生矮小草本，高5～30厘米。叶不分裂，基部有耳，边缘有稀疏齿状缺裂。总状花序长，花小。角果卵状椭圆形，扁平，成熟时自中央开裂，假隔膜薄膜质。播娘蒿：一年生或二年生

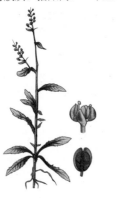

草本，高30～70厘米，全体灰白色而被叉状或分歧柔毛。茎上部多分枝，较柔细。叶互生，一至三回羽状分裂，最终的裂片狭线形，先端渐尖；在茎下部的叶有柄，渐向上则渐短或近于无柄。总状花序顶生，果序时特别伸长；花小，萼4，十字形排列，线形，先端渐尖，易早脱；花瓣4，黄色，匙形，较花萼稍长，先端微凹，基部渐狭而呈线形；雄蕊6，4强，均伸出于花瓣外，花丝扁平；子房圆柱形，2室，柱头呈扁压头状。长角果，线形，长2～3厘米，宽约1毫米。种子小，卵状扁平，褐色。花期4～6月，果期5～7月。

【生境分布】

生长于路旁、沟边或山坡、田野。前者习称"北葶苈子"，分布于河北、辽宁、内蒙古、吉林等地；后者习称"南葶苈子"，分布于江苏、山东、安徽、浙江等地。

【采收加工】

夏季果实成熟时采割植株，晒干，搓出种子，除去杂质。

【性味归经】

苦、辛，大寒。归肺、膀胱经。

【功能主治】

泻肺平喘，利水消肿。葶苈子味辛苦，其性大寒，辛寒以散无形之热，苦寒则泻有形水湿。入肺和膀胱二经，故能上泻肺中水饮、痰火以祛痰平喘；下泻膀胱水湿、通调水道以行水消肿。故有泻肺平喘，利水消肿之效。

【用量用法】

5～10克，煎服；3～6克，研末服用。炒葶苈子，可缓其寒性，不易伤脾胃。

【配伍应用】

①痰涎壅盛，喘息不得平卧：常佐大枣以缓其性，如葶苈大枣泻肺汤（《金匮要略》）；也常配苏子、桑白皮、杏仁等共用。②腹水肿满属湿热蕴阻者：配椒目、防己、大黄，即己椒苈黄丸（《金匮要略》）。③结胸，胸水，腹水肿满：配大黄、杏仁、芒硝，即大陷胸丸（《伤寒论》）。

【使用注意】本品性泄利易伤正，故凡肺虚喘促、脾虚肿满、膀胱气虚、小便不利者均当忌用。或可配伍补脾益气药同用。

白果

【别名】

银杏、白果仁、白果肉、煨白果、熟白果、炒白果仁。

【来源】

本品为银杏科植物银杏的干燥成熟种子。

【形态特征】

落叶乔木，高至数丈。叶扁圆，鸭脚形，叶脉平行，至秋则变黄色而脱落。夏季开淡春色花。结果如杏桃状，生时青色、熟呈淡黄色，核有两棱或三棱，中有绿白色仁肉，霜降后采集。其树质肌理白腻，为雕刻的绝好材料。

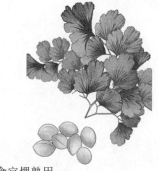

【生境分布】

生长于海拔500～1000米的酸性土壤，排水良好地带的天然林中。全国各地均有栽培，分布于广西、四川、河南、山东等地。以广西产者品质最优。

【采收加工】

秋季种子成熟时采收，除去肉质外种皮，洗净，稍蒸或略煮后，烘干。

【性味归经】

甘、苦、涩，平。有毒。归肺经。

【功能主治】

敛肺定喘，止带，缩尿。本品以苦涩为用。性涩收敛，味苦降泄。故上能祛痰下气，敛肺定喘；下能收涩止带，缩尿止遗。

【用量用法】

5～10克，捣碎煎服。入煎剂可生用，制散剂或嚼食宜煨熟用。

【配伍应用】

①寒喘由风寒之邪引发者：配麻黄辛散，敛肺而不留邪，宣肺而不耗气，如鸭掌散（《摄生众妙方》）。②肺肾两虚之虚喘：配五味子、胡桃肉等以补肾纳气，敛肺平喘。外感风寒而内有蕴热而喘者：配黄芩、麻黄等同用，如定喘汤（《摄生众妙方》）。③肺热燥咳，喘咳无痰者：宜配麦冬、天冬、款冬花同用，以润肺止咳。④带下，白浊，尿频，遗尿：常配山药、莲子等健脾益肾之品同用；若属湿热带下，色黄腥臭者，也可配车前子、黄柏等，以化湿清热止带，如易黄汤（《傅青主女科》）。⑤遗精、尿频、遗尿：常配熟地、覆盆子、山茱肉等，以补肾固涩。

【使用注意】本品有毒，大量或生食易引起中毒，需注意；咳嗽痰稠不利者慎用。

洋金花

【别名】

茄花、山茄花、胡茄花、曼陀罗花、白曼陀罗花。

【来源】

本品为茄科植物白曼陀罗的干燥花。

【形态特征】

一年生草本，高0.5～2米，全体近于无毛。茎上部呈二歧分枝。单叶互生，上部常近对生，叶片卵形至广卵形，先端尖，基部两侧不对称，全缘或有波状短齿。

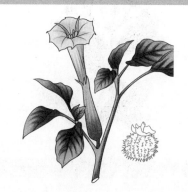

花单生于枝的分叉处或叶腋间；花萼筒状，黄绿色，先端5裂，花冠大漏斗状，白色，有5角棱，各角棱直达裂片尖端 雄蕊5枚，贴生于花冠管；雄蕊1个，柱头棒状。蒴果表面具刺，斜上着生，成熟时由顶端裂开，种子宽三角形。花常干缩成条状，长9～15厘米，外表面黄棕或灰棕色，花萼常除去。完整的花冠浸软后展开，呈喇叭状，顶端5浅裂，裂开顶端有短尖。

【生境分布】

生长于山坡草地或住宅附近。多为栽培，也有野生。分布于江苏、浙江、福建、广东等地。

【采收加工】

4～11月花初开时采收，将初开放的花朵采下，晒或低温烘七至八成干时，扎成把，然后再晒干。

【性味归经】

辛，温。有毒。归肺、肝经。

【功能主治】

平喘止咳，镇痛止痉。本品辛温有毒，辛温以散风祛寒湿，通经络，且借其毒以麻醉止痛。归肺经以宣肺气，镇咳而平喘；入肝经则除肝经寒湿，具止痉之功，故有平喘止咳，镇痛止痉之功效。

【用量用法】

0.3～0.6克，散剂吞服；如作卷烟吸，分次用，每日量不超过1.5克。麻醉用，煎服20克。外用：适量。煎汤洗或研末外敷。

【配伍应用】

①哮喘咳嗽：可散剂单服；或配烟叶制成卷烟燃吸；现也常配入复方用治慢性喘息性支气管炎、支气管哮喘。②心腹疼痛，风湿痹痛，跌打损伤：单用即有效；也可配草乌、川乌、姜黄等同用。③痹痛，跌打疼痛：除煎汤内服外，还可煎水熏洗或外敷。

【使用注意】 本品有剧毒，应严格控制剂量，以免中毒。心脏病、高血压及孕妇当慎用；表证未解，痰多黏稠者忌用。

矮地茶

【别名】

紫金牛、平地木、老勿大。

【来源】

本品为紫金牛科常绿小灌木植物紫金牛的全株。

【形态特征】

常绿小灌木，高10～30厘米。地下茎作匍匐状，具有纤细的不定根。茎单一，圆柱形，径约2毫米，表面紫褐色，有细条纹，具有短腺毛。叶互生，通常3～4叶集生于茎梢，呈轮生状；叶柄长5～10毫米，密被短腺毛，无托叶，叶片椭圆形。花着生于茎梢或顶端叶腋，

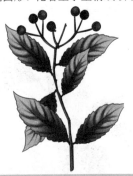

2～6朵集成伞形，花两性，花冠白色或淡红色。核果球形，径5～10毫米，熟时红色。

【生境分布】

生长于谷地、林下、溪旁阴湿处。分布于长江流域以南各省。

【采收加工】

本品全年可采，以秋季采者为好，连根拔起植株，洗净晒干。

【性味归经】

苦、辛，平。归肺、肝经。

【功能主治】

止咳平喘，清利湿热，活血化瘀。本品辛苦，性平偏凉，行散之中兼有降性。入肺经能清泻肺热，止咳平喘；入厥阴经走血分，则消散瘀血，导瘀下行；又下清肝胆湿热、利湿退黄疸，故有止咳平喘，清利湿热，活血化瘀之功。

【用量用法】

煎服，10～30克；单用鲜品30～60克。外用：捣敷。

【配伍应用】

①肺热咳喘痰多：可单用；也可配金银花、枇杷叶、猪胆汁等药用；若属寒痰咳喘，则配麻黄、细辛、干姜等温肺化痰止咳平喘药同用。②湿热黄疸，水肿治急、慢性黄疸：常配虎杖、茵陈等药用。③水肿尿少：配茯苓、泽泻等。④热淋：常配萹蓄、车前草等药。⑤脾虚带下：与山药、白扁豆、椿皮同用。

【使用注意】 服用本品或矮地茶素片，少数患者有胃脘部不适等消化道反应。

胡颓叶

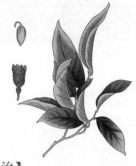

【别名】

蒲颓叶、胡颓子叶。

【来源】

本品为胡颓子科植物胡颓子的干燥叶。

【形态特征】

常绿灌木，高达4米，通常具刺。枝开展，小枝褐色。叶厚革质，椭圆至长圆形，长4～10厘米，宽2～5厘米，先端尖或钝，基部圆形，边缘通常波状，上面初有鳞片，后即脱落。下面初具银白色鳞片，后渐变褐色鳞片；叶柄长6～12毫米，褐色。花1～3朵或4朵簇生，银白色，下垂，长约1厘米，有香气；花被筒圆筒形或漏斗形，筒部在子房上部突狭细，先端4裂；雄蕊4；子房上位，花柱无毛，柱头不裂。果实椭圆形，长约1.5厘米，被锈色鳞片，成熟时棕红色。花期10～11月，果熟期翌年5月。

【生境分布】

生长于海拔1000米以下的向阳山坡或路旁。全国大部分地区均有分布。多为栽培。

【采收加工】

夏、秋季节摘采叶片，晒干或阴干。

【性味归经】

酸，平。归肺经。

【功能主治】

敛肺止咳平喘，止血，消肿。本品味酸，酸主收涩，入肺以敛肺气，止咳平喘，收敛止血，敛疮消肿。

【用量用法】

3～10克，煎服；或焙干研粉吞服，每次2～3克。外用：适量。

【配伍应用】

①慢性喘息及哮喘虚寒型：单味煎汤或研末服有效；或配其他化痰止咳平喘药同用，也可制成片剂及注射液使用。②咯血，吐血，外伤出血：内服可治咯血及吐血；鲜品外用又可治外伤出血。③痈疽发背：可鲜品外敷。④痔疮肿痛：可煎汤熏洗。

葶菜

【别名】

野油菜、江剪刀草。

【来源】

本品为十字花科植物葶菜的全草。

【形态特征】

一年生草本，高达50厘米，基部有毛或无毛。茎直立或斜升，分枝，有纵条纹，有时带紫色。叶形变化大，基生叶和茎下部叶有柄，柄基部扩大呈耳状抱茎，叶片卵形或大头状羽裂，边缘有浅齿裂或近于全缘；茎上部叶向上渐小，多不分裂，基部抱茎，边缘有不整齐细牙齿。花小，黄色；萼片长圆形，长约2毫米；花瓣匙形，与萼片等长。长角果细圆柱形或线形，长2厘米以上，宽1～1.5毫米，斜上开展，有时稍内弯，顶端喙长1～2毫米；种子2行，多数，细小，卵圆形，褐色。花期4～5月，果实于花后渐次成熟，有时在8～9月仍有开花结果的。

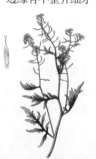

【生境分布】

生在路旁或田野，分布于华东地区及河南、陕西、甘肃、湖南、广东等省。多为野生。

【采收加工】

5～7月采收，去除杂质，阴干或晒干。

【性味归经】

辛、苦，平。归肺、肝经。

【功能主治】

祛痰止咳，清热解毒，利湿退黄。本品辛苦而凉，入肺经，降肺气，气降则痰涎消，咳喘自止；苦降寒清入肝，又解毒消肿，清热除湿。故有祛痰止咳、清热解毒、利湿退黄之功。

【用量用法】

15～30克，煎服；或鲜用。外用：适量。

【配伍应用】

①风寒感冒，头痛发热：葶菜、葱白各1克，水煎温服。②热咳：野油菜45克，煎水服。③头目眩晕：野油菜（嫩的）切碎调鸡蛋，用油炒食。④麻疹透发不畅，胸闷气喘：鲜葶菜、紫苏叶各15克，薄荷6克，水煎服。⑤关节风湿痛：鲜葶菜二两。水煎服。

【使用注意】 葶菜不能和黄荆叶同用，否则引起肢体麻木。

罗汉果

【别名】

拉汗果、假苦瓜。

【来源】

本品为葫芦科植物罗汉果的干燥果实。

【形态特征】

一年生草质藤本，长2～5米。根块状，茎纤细，具纵棱，暗紫色，被白色或黄色柔毛。卷须2分叉。叶互生，叶柄长2～7厘米，稍扭曲，被短柔毛；叶片心状卵形，膜质，先端急尖或渐尖，基部耳状心形，全缘，两面均被白色柔

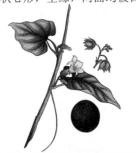

毛，背面尚有红棕色腺毛。花单性，雌雄异株，雄花腋生，数朵排成总状花序，长达12厘米，花萼漏斗状，被柔毛。种子淡黄色，扁长圆形，边缘具不规则缺刻，中央稍凹。

【生境分布】

生长于海拔300～500米的山区；有栽培。分布于广西地区，多为栽培品。

【采收加工】

8～9月间果实成熟时采摘，晾数天后，低温干燥或用火烘炕，经5～6天，成为叩之有声的干燥果实，刷去表面绒毛即可。

【性味归经】

甘，凉。归肺、大肠经。

【功能主治】

清热润肺止咳，滑肠通便。本品味性甘凉，入肺经，善清肺热，润肺燥以止咳喘；入大肠又润大肠之燥，滑肠通便，故有此功。

【用量用法】

煎服，10～15克，或泡水服用。

【配伍应用】

①痰嗽，气喘：可单味煎服；或配伍桑白皮、百部同用。②咽痛失音：可单用泡茶饮。③肠燥便秘：可配蜂蜜泡饮。

【使用注意】 脾胃虚寒者忌服。

金雀根

【别名】

白心皮、土黄芪、野黄芪。

【来源】

本品为豆科植物锦鸡儿的根或根皮。

【形态特征】

金雀又名锦鸡儿、金雀花，豆科落叶灌木。主要分布在中国的华东、西南等地区。金雀大都生长在疏松土壤的山坡、地边或石缝中。它喜光、耐旱、耐寒、也耐瘠薄，适应性较强，即使在干燥、贫瘠之地，仍可茁壮生长。根肉质，呈棕红色、圆柱状。茎成直立状丛生。小枝有棱，先端尖刺状小叶两对，略呈六面形。叶表面

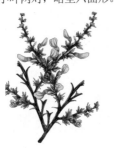

暗绿色、厚革质有光泽。春天盛开金黄蝶形小花，形如翩翩飞舞的金雀，故名"金雀花"。

【生境分布】

盆栽应选老态独干棵株，干形嶙峋，皮现古铁色，树形十分优美；若修剪成型，枝叶倒挂下垂，作为盆景观赏，别具一番风姿。金雀树形小巧，茎直干细，造型以根育干为宜，这样可使形好、干美。它的根扭曲多变、形状奇特，根皮的颜色也很美丽，以根育干可蟠扎修整成斜干。分布于浙江、江苏、四川、河北等省。

【采收加工】

全年可采，洗净泥沙，除去须根及黑褐色栓皮，鲜用或晒干用。或再剖去木心，将净皮切段后晒干。

【性味归经】

辛、苦，平。归肺、脾经。

【功能主治】

清肺益脾，活血通脉。

【用量用法】

15～30克，煎服。外用：适量，捣敷。

【配伍应用】

①脾肾虚弱白带，痨伤血虚生风，湿热瘙痒：金雀花根皮炖鸡服。②高血压：取锦鸡儿根去外皮，切片晒干，每日21～30克，水煎取汁，加白糖适量，分2～3次服。③妇女经血不调：金雀根、党参各适量，煎水服。

钓兰

【别名】

兰草、八叶兰、金边吊兰。

【来源】

本品为百合科植物吊兰的全草或带根全草。

【形态特征】

多年生草本。根茎平生或斜生，有多数肥厚的根。叶多数，自根茎丛生，线形，长15～30厘米，宽1～1.5厘米，先端长尖，绿色或有时有黄色条纹。花茎长于叶，有时变为纤匐枝而近顶部有叶束或幼小植株；花白色，排成一长而疏散的总状花序；花被轮状，裂片6，狭小，长约1厘米；雄蕊6，花丝上部常扁平；子房下位，无柄，3室，花柱线形。蒴果三角形。种子扁平。花期春季。

【生境分布】

栽培于花圃，庭园。各地均有栽培。

【采收加工】

全年可采。去杂质，晒干。

【性味归经】

辛、甘、酸，凉。归肺、心、肝经。

【功能主治】

清热宣肺、凉血止血，消肿止痛。本品辛散开泄，能开宣肺气，宽胸利咽；寒凉清热泻火，善泻血分之热。故有此功效。

【用量用法】

内服：煎汤，9～15克（鲜者30～45克）；或研末。外用：捣敷或捣汁滴耳。

【配伍应用】

①跌打损伤：吊兰干全草为末，每服9克，泡酒温服。②风毒结瘤久而不散：吊兰鲜全草连根洗净，合糯米饭加盐少许，捣烂敷患处。③肺热咳嗽：吊兰根、冰糖各30克，水煎服。④吐血：吊兰、野马蹄草各30克，水煎服。⑤跌打肿痛：吊兰叶捣烂，用酒炒热敷患处。

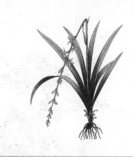

【使用注意】 孕妇忌用。

海松子

【别名】

松子、海松子、松子仁、红果松、麻罗松子。

【来源】

为松科植物红松的种子。

【形态特征】

常绿针叶乔木。幼树树皮灰红褐色，皮沟不深，近平滑，鳞状开裂，内皮浅驼色，裂缝呈红褐色，大树树干上部常分杈。心边材区分明显。边材浅驼色带黄白，常见青皮；心材黄褐色微带肉红，故有红松之称。枝近平展，树冠圆锥形，冬芽淡红褐色，圆柱状卵形。针叶5针一束，长6～12厘米，粗硬，树脂道3个，叶鞘早落，球果圆锥状卵形，长9～14厘米，径6～8厘米，种子大，倒卵状三角形。花期6月，球果翌年9～10月成熟。

【生境分布】

生长于湿润的缓山坡或排水良好的平坦地，多与阔叶树成混交林。分布于东北。

【采收加工】

果熟后采收，晒干，去硬壳，取出种子。

【性味归经】

甘，温。归肝、肺、大肠经。

【功能主治】

滋阴润肺，息风，滑肠。海松子甘温质润，入肺经滋阴润肺，入肝经滋阴息风，富含油质又入大肠，滑肠通便，故有此功。

【用量用法】

4.5～9克，煎汤；或入膏、丸；或嚼服。

【配伍应用】

①肠燥便秘：可以本品配柏子仁、火麻仁等份同研，溶白蜡为丸，黄芪汤送服（《本草衍义》）。②肺燥咳嗽：与胡桃仁共捣成膏状，加熟蜜，饭后米汤送服（《玄感传尸方》）。

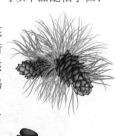

【使用注意】 脾虚便溏、湿痰者禁用。

酸枣仁

【别名】

生枣仁、炒枣仁。

【来源】

本品鼠李科落叶灌木或小乔木植物酸枣的干燥成熟种子。

【形态特征】

落叶灌木或小乔木，枝上有两种刺：一为针状直形，长 1～2 厘米；一为向下反曲，长约 5 毫米。单叶互生，叶片椭圆形至卵状披针形，托叶细长，针状。花黄绿色，2～3 朵簇生叶腋，花梗极短。核果近球形，先端尖，具果柄，熟时暗红色。

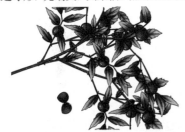

【生境分布】

生长于阳坡或干燥瘠土处，常形成灌木丛。分布于河北、河南、山西、山东、辽宁、内蒙、陕西等地。

【采收加工】

秋末冬初果实成熟时采收，除去果肉，碾碎果核，取出种子，晒干。生用或炒用，用时打碎。

【性味归经】

甘、酸，平。归心、肝、胆、脾经。

【功能主治】

养心益肝，安神敛汗。味甘则补，入心则养心血，归肝则补肝阴，心血得养而神志可安，酸又能敛汗，故有养心益肝，安神，敛汗之功。

【用量用法】

10～20 克，煎服。研末吞服，每次 1.5～3 克。

【配伍应用】

①心悸失眠：与白芍、当归、龙眼肉、何首乌等配伍同用。②肝虚有热之虚烦不眠：与茯苓、知母、川芎等同用，如酸枣仁汤（《金匮要略》）。③心脾气血亏虚，惊悸不安，体倦失眠者：可以本品与当归、黄芪、党参等配伍应用，如归脾汤（《校注妇人良方》）。若心肾不足，阴亏血少，心悸失眠，健忘梦遗者：与生地、麦冬、远志等合用，如天王补心丹（《摄生秘剖》）。

【使用注意】 肠滑泄泻、心脾实热、感冒风寒者不宜服用。

柏子仁

【别名】

侧柏仁、柏子霜。

【来源】

本品为柏科常绿乔木植物侧柏的干燥成熟种仁。

【形态特征】

常绿乔木，高达 20 米，直径可达 1 米。树冠圆锥形，分枝多，树皮红褐色，呈鳞片状剥落。小枝扁平，呈羽状排列。

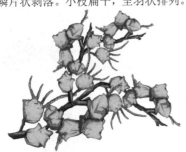

叶十字对生，细小鳞片状，紧贴于小枝上，亮绿色，端尖，背有凹陷的腺体 1 个。雌雄同株，雄球花多生在下部的小枝上，呈卵圆形，长 2～3 毫米，具短柄，有 5～10 对雄蕊；雌球花生于上部的小枝上，球形，无柄，直径 3～4 毫米，鳞片 3 对，有时 4 对，下面 2 对下半部肉质突起，基部各生有 2 个直立胚珠，球果卵圆形，长 1.2～2.5 厘米，肉质，浅蓝色，后变为木质，深褐色而硬，裂开，果鳞的顶端有一钩状刺，向外方卷曲。种子椭圆形，无刺，淡黄色，质柔软，长 0.5 厘米，径 0.3 厘米。花期 4 月，果期 9～10 月。

【生境分布】

喜生长于湿润肥沃的山坡。全国大部分地区均产，分布于山东、河南、河北、湖北等地。

【采收加工】

冬初种子成熟时采收，晒干，压碎种皮，簸净，阴干，收集种仁用。

【性味归经】

甘，平。归心、肾、大肠经。

【功能主治】

养心安神，止汗，润肠。本品味甘则补，归心补血，而养心安神；汗为心之液，心血充足，则汗出可止；况质润多油脂，归大肠而润肠通便，故有此功。

【用量用法】

10～20克，用时打碎。大便溏者可用柏子仁霜。

【配伍应用】

①心阴不足，心血亏虚，心神失养之心悸怔忡、虚烦不眠、头晕健忘等：与人参、白术、五味子等配伍，如柏子仁丸（《普济本事方》）；也可与当归、酸枣仁、

茯神等同用，如养心汤（《校注妇人良方》）。②心肾不交之心悸不宁、心烦少寐、梦遗健忘等：以本品配伍麦冬、石菖蒲、熟地黄等以补肾养心，交通心肾，如柏子养心丸（《体仁汇编》）。③阴虚血亏，老年、产后等肠燥便秘证：常与松子仁、郁李仁、杏仁等同用，如五仁丸（《世医得效方》）。

【使用注意】便溏及多痰者慎用。

合欢皮

【别名】

芙蓉树皮。

【来源】

本品为豆科落叶乔木植物合欢的干燥树皮。

【形态特征】

落叶乔木，高4～15米。羽片4～12对，小叶10～30对，长圆形至线形，两侧极偏斜。花序头状，多数，伞房状排列，腋生或顶生；花淡红色。荚果线形，扁平，幼时有毛。

【生境分布】

生长于林边、路旁及山坡上。全国大部分地区都有分布，分布于长江流域各省（区）。

【采收加工】

夏、秋两季剥取树皮，切片晒干生用。

【性味归经】

甘，平。归心、肝经。

【功能主治】

安神解郁，活血消肿。本品甘补心血而安神，舒肝而解郁，郁解结散则肿消血活，故有安神解郁、活

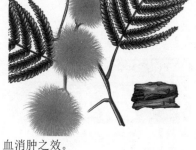

血消肿之效。

【用量用法】

10～15克，水煎服。

【配伍应用】

①情志不遂，忿怒忧郁，烦躁失眠，心神不宁等症：可单用或与柏子仁、首乌藤、酸枣仁、郁金等安神解郁药配伍应用。②跌打扑伤，损筋折骨：用合欢皮配麝香、乳香研末，温酒调服（《续本事方》）；也可与红花、桃仁、没药、乳香、骨碎补等活血疗伤，续筋接骨药配伍同用。

【使用注意】孕妇慎用。

灵芝

【别名】

灵芝草。

【来源】

本品为多孔菌科植物紫芝、赤芝的全株。

【形态特征】

菌盖木栓质，肾形，红褐、红紫或暗紫色，具漆样光泽，有环状棱纹和辐射状皱纹，大小及形态变化很大，大型个体的菌盖为20×10厘米，厚约2厘米，一般个体为4×3厘米，厚0.5～1厘米，下面有无数小孔，管口呈白色或淡褐色，每毫米内有4～5个，管口圆形，内

壁为子实层，孢子产生于担子顶端。菌柄侧生，极少偏生，长于菌盖直径，紫褐色至黑色，有漆样光泽，坚硬。孢子卵圆形，（8～11）微米×7微米，壁两层，

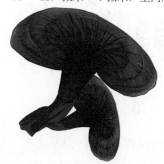

内壁褐色，表面有小疣，外壁透明无色。

【生境分布】

生长于栎树及其他阔叶树的枯干、腐朽的木桩旁，喜生长于植被密度大、光照短、表土肥沃、潮湿疏松之处。分布于浙江、江西、湖南、广西、福建、广东、贵州等地。

【采收加工】

秋季采取，洗净晒干用。

【性味归经】

甘，平。归心、肝、肺经。

【功能主治】

养心安神，止咳平喘，补气养血。

本品味甘则补，归心肝则补血养血而养心安神，归肺则补气而止咳平喘。故有养心安神、止咳平喘、补气养血之功。

【用量用法】

3～15克，煎服。研末每服1.5～3克，或用各种灵芝制剂。

【配伍应用】

①心神不宁，失眠，惊悸：可单用研末吞服；或与白芍、当归、柏子仁、酸枣仁、龙眼肉等同用。②咳喘痰多：可单用或与党参、干姜、五味子、半夏等益气敛肺、温阳化饮药同用。③虚劳短气、不思饮食、手足逆冷，或烦躁口干等症：与人参、山茱萸、地黄等补虚药配伍，如紫芝丸（《圣济总录》）。

【使用注意】 服用时忌超量、忌久服。

缬草

【别名】

拨地麻、满山香。

【来源】

本品为败酱科植物缬草的根及根茎。

【形态特征】

多年生草本，高100～150厘米。茎直立，有纵条纹，具纺锤状根茎或多数细长须根。基生叶丛出，长卵形，为单数羽状复叶或不规则深裂，小叶片9～15，顶端裂片较大，全缘或具少数锯齿，叶柄长，基部呈鞘状；茎生叶对生，无柄抱茎，单数羽状全裂，裂片每边4～10，披针形，全缘或具不规则粗齿；向上叶渐小。伞房花序顶生，排列整齐；花小，白色或紫红色；小苞片卵状披针形，具纤毛；花萼退化；花冠管状，长约5毫米，5裂，裂片长圆形；雄蕊3，较花冠管稍长；子房下位，长圆形。蒴果光滑，具1种子。花期6～7月，果期7～8月。

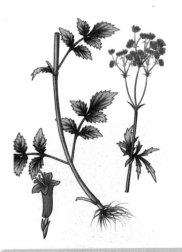

【生境分布】

生长于山坡草地，适于酸性肥沃土壤。分布于陕西、甘肃、青海、新疆、四川、河北、河南、山东等地。

【采收加工】

秋季（9～10月）间采挖，去掉茎叶及泥土，晒干。

【性味归经】

辛、苦，温。归心、肝经。

【功能主治】

镇静安神，活血化瘀，温经散寒。本品辛散，苦降，温则宣通，入心肝走血分，而活血化瘀、瘀血祛新血生以养心神，况温通经脉以散寒邪，故有此功。

【用量用法】

3～5克，煎服，研末或浸酒服。

【配伍应用】

①心神不宁，失眠少寐，心悸怔忡等症：与合欢皮、酸枣仁、首乌藤等养心安神药同用。②心脾两虚，气血双亏，心神失养者：配伍当归、党参、黄芪、龙眼肉等补养气血之药。③惊风，癫痫等四肢抽搐，神志失常：常用缬草酊，每次2～5毫升，每日2～3次。④血瘀经闭，痛经：与丹参、泽兰、益母草、红花等配伍。⑤痹证，腰腿疼痛，日久不愈者：与桑寄生、川芎、独活等同用。⑥跌打伤痛：与骨碎补、红花、桃仁、乳香等活血疗伤，祛瘀止痛药配伍应用。

【使用注意】 体弱阴虚者慎用。

第十五章 平肝息风药

平抑肝阳药

石决明

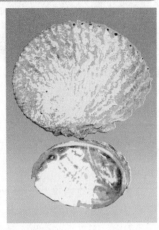

【别名】

海决明、煅石决明。

【来源】

本品为鲍科动物杂色鲍（光底石决明）、皱纹盘鲍（毛底石决明）、羊鲍、澳洲鲍、耳鲍或白鲍的贝壳。

【形态特征】

杂色鲍：贝壳坚硬，螺旋部小，体螺层极大。壳面的左侧有一列突起，有20余个，前面的7～9个有开口，其余皆闭塞。壳口大，外唇薄，内唇向内形成片状边缘。壳表面绿褐色，生长纹细密，生长纹与放射肋交错使壳面呈布纹状。壳内面银白色，具珍珠光泽。足发达。皱纹盘鲍：贝壳大，椭圆形，较坚厚。向右旋。螺层3层，缝合不深，螺旋部极小。壳顶钝，微突出于贝壳表面，但低于贝壳的最高部分。从第二螺层的中部开始至体螺层的边缘，有一排以20个左右凸起和小孔组成的旋转螺肋，其末端的4～5个特别大，有开口，呈管状。壳面被这排突起和小孔分为方部宽大、左部狭长的两部分。壳口卵圆形，与体螺层大小相等。外唇薄，内唇厚，边缘呈刃状。足部特别发达肥厚，分为上、下足。腹面大而平，适宜附着和爬行。壳表面深绿色，生长纹明显。壳内面银白色，有绿、紫、珍珠等彩色光泽。羊鲍：近圆形，长4～8厘米，宽2.5～6厘米，高0.8～2厘米。壳顶位于近中部而高于壳面，螺旋部与体螺部各占1/2，从螺旋部边缘有2行整齐的突起，尤以上部较为明显，末端4～5个开孔，呈管状。澳洲鲍：产自澳洲海域一带，体积大，肉厚，普通小的有200～300克，大的有600～700克，外壳厚实，有7～9个小孔，有的大澳洲鲍时间久长，外壳甚至长有海草，外壳肉表呈砖红色或淡黄色。耳鲍：贝壳狭长，螺层约3层，螺旋部很小，体螺层大，与壳口相适应，整个贝壳扭曲成耳状。壳面左侧有一条螺肋由一列20个左右排列整齐的突起组成，其中5～7个突起有开口。肋的左侧至贝壳的边缘具4～5条肋纹。生住纹细密。壳表面光滑，为绿色、黄褐色，并布有紫色、褐色、暗绿色等斑纹。壳内银白色，具珍珠光泽。足极发达，不能完全包于壳中。白鲍：呈卵圆形，长11～14厘米，宽8.5～11厘米，高3～6.5厘米。表面砖红色，光滑，壳顶高于壳面，生长线颇为明显，螺旋部约为壳面的1/3，疣状突起30余个，末端9个开孔，孔口与壳平。

【生境分布】

杂色鲍生活于暖海低潮线附近至10米左右深的岩礁或珊瑚礁质海底，以盐度较高、水清和藻类丛生的环境栖息较多。皱纹盘鲍喜生活于潮流通畅、透明度高、褐藻繁茂的水域，栖息于水深3～15米处，于低潮线附近或20米以下的深水区则数量较少。羊鲍生活于潮下带岩石、珊瑚礁及藻类较多的海底。耳鲍生活于暖海低潮线以下的岩石、珊瑚礁及藻类丛生的海底。分布于广东、福建、辽宁、山东等沿海地区。

【采收加工】

夏、秋两季捕捉，去肉，洗净，干燥。

【性味归经】

咸，寒。归肝经。

【功能主治】

平肝潜阳，清肝明目。本品咸寒清降，质重潜阳，专入肝经，故能平肝潜阳，清肝明目。

【用量用法】

15～30克，煎服。应打碎先煎。平肝、清肝宜生用，外用点眼宜煅后水飞。

【配伍应用】

①邪热灼阴所致筋脉拘急、手足蠕动、头目眩晕之症：与白芍、牡蛎、生地黄等配伍应用，如阿胶鸡子黄汤（《通俗伤寒论》）；若肝阳独亢而有热象，头晕头痛、烦躁易怒者，可与夏枯草、

菊花、黄芩等清热、平肝药同用，如平肝潜阳汤（《常见病中医治疗研究》）。②肝火上炎，目赤肿痛：与黄连、夜明砂、龙胆草等同用，如黄连羊肝丸（《全国中药成药处方集》）；也常配伍决明子、夏枯草、菊花等同用。③风热目赤、翳膜遮睛：与菊花、蝉蜕、木贼等配伍。

【使用注意】本品咸寒易伤脾胃，故脾胃虚寒，食少便溏者慎用。

珍珠母

【别名】
珍珠母、煅珍珠母。

【来源】
本品为蚌科动物三角帆蚌、褶纹冠蚌的蚌壳或珍珠贝科动物马氏珍珠贝、珍珠贝的贝壳的珍珠层。

【形态特征】
三角帆蚌：贝壳略呈四角形。左右两壳顶紧接在一起，后背缘长，并向上突起形成大的三角形帆状后翼，帆状部脆弱易断。铰合齿发达，左壳有拟主齿和侧齿各2枚；右壳有拟主齿2枚，侧齿1枚。褶纹冠蚌：贝壳略似不等边三角形。前部短而低，前背缘冠突不明显。后部长而高，后背缘向上斜出，伸展成为大型的冠。壳面深黄绿色至黑褐色。

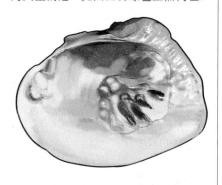

铰合部强大，左右两壳各有1高大的后侧齿，前侧齿细弱。马氏珍珠贝：贝壳呈斜四方形，壳长5～9厘米。壳顶位于前方，后耳大，前耳较小。背缘平直，腹缘圆。边缘鳞片层紧密，末端稍翘起，右壳前耳下方有一明显的足丝凹陷。壳面淡黄色，同心生长轮纹极细密，成片状，薄而脆，极易脱落，在贝壳中部常被磨损，在后缘部的排列极密，延伸成小舌状，末端翘起。贝壳内面珠珠层厚，光泽强，边缘淡黄色。闭壳肌痕长圆形。

【生境分布】
前两种在全国的江河湖沼中均产；马氏珍珠贝和珍珠贝分布于海南岛、广东、广西沿海。

【采收加工】
全年均可采收。去肉后将贝壳用碱水煮过，漂净，刮去外层黑皮，晒干。

【性味归经】
咸，寒。归肝、心经。

【功能主治】
平肝潜阳，清肝明目，镇心安神。本品寒清肝心，质重潜阳，故有平肝潜阳、清肝明目、镇心安神之功。

【用量用法】
煎服，15～30克，宜打碎先煎。外用：适量。

【配伍应用】
①肝阴不足，肝阳上亢所致的头痛眩晕、耳鸣、心悸失眠等症：与白芍、龙齿、生地黄等同用，如甲乙归藏汤（《医醇剩义》）。②肝阳眩晕、头痛者：与牡蛎、石决明、磁石等平肝药同用，以增强平肝潜阳之功。③肝阳上亢并有肝热烦躁易怒者：与菊花、钩藤、夏枯草等清肝火药物配伍。④心悸失眠，心神不宁：与龙骨、朱砂、琥珀等配伍，如珍珠母丸（《普济本事方》）。

【使用注意】本品属镇降之品，故脾胃虚寒者、孕妇慎用。

牡蛎

【别名】
煅牡蛎。

【来源】
本品为牡蛎科动物长牡蛎、大连湾牡蛎或近江牡蛎的贝壳。

【形态特征】
长牡蛎：贝壳大型，坚厚，呈长条形，背腹几乎平行，一般壳长比壳高大3倍。左

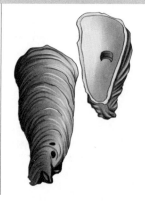

壳附着。右壳较平如盖，鳞片环生，呈波纹状，排列稀疏，层次甚少，壳面淡紫色、灰白色或黄褐色。壳内面瓷白色。闭壳肌痕马蹄形，棕黄色，位于壳的后部背侧。左壳凹下，鳞片较右壳粗大。肉质部软，鳃排列直条状，不弯至背后角。大连湾牡蛎：贝壳大型，中等厚，前后延长，壳顶至后部渐扩张近似

三角形。左壳附着。右壳壳表鳞片起伏成水波状，不如近江牡蛎平伏，放射肋不明显。壳面淡黄色；壳内面白色。闭壳肌痕白色或紫色，位于背后方。肉质部延长形，鳃自前方延伸至后方中央，弯曲度小。近江牡蛎：贝壳2片，坚厚，呈圆形、卵圆形或三角形。左壳附着，较大而厚。右壳（即上壳）略扁平，较左壳（即下壳）小，表面环生极薄而平直的黄褐色或紫褐色鳞片；1～2年的个体，鳞片平、薄、脆，有时呈游离状；2至数年的个体，鳞片平坦，有时在后缘起伏成弱小的水波状；生长多年的个体，鳞片层层相迭，坚厚如石。壳面有灰、青、紫、棕等色彩，内面白色，边缘为灰紫色。韧带紫黑色，闭壳肌痕甚大，淡黄色，大多为卵圆形或肾脏形，位于中部背侧。足退化，无足丝。杂食性，以细小的浮游生物为食。

【生境分布】

长牡蛎栖息于从潮间带至低潮线以下10多米深的泥滩及泥沙质海底，大连湾牡蛎栖息于潮间带的蓄水池及低潮线以下20米左右的岩礁上，近江牡蛎生活于低潮线附近至水深7米左右的江河入海近处，分布于我国沿海地区。

【采收加工】

全年可采集。以冬、春两季产量最多。采得后，去肉取壳，洗净晒干。

【使用注意】本品多服久服，易引起便秘和消化不良。

紫贝齿

【别名】

紫贝、煅紫贝齿。

【来源】

本品为宝贝科动物蛇首眼球贝、山猫宝贝或绶贝等的贝壳。

【形态特征】

蛇首眼球贝：贝壳小型，坚固，略呈卵圆形。壳长约3厘米，宽约2.4厘米，高约1.5厘米。贝壳表面被有一层珐琅质，光滑，有美丽的光泽。成贝的螺旋部为珐琅质所埋没，体螺层占全壳极大部分。贝壳周缘呈深褐色，前后端为淡褐色，背面有大小不同的白斑散布，腹面周缘呈灰青色。壳口狭长，内外两唇周缘各有细白的齿14～17个。幼体的壳薄，可看到2～3个螺层，壳面乳白色，背面中部有一条宽褐色带。体柔软，可全部缩入壳内。头部宽，吻短，触角长而尖，眼突出，位于触角的外侧。足部发达。山猫宝贝：贝壳中型，壳长约4.3厘米，宽约2.7厘米，高约2.2厘米，周缘及底部呈白色；背面呈褐色，上布有不规则的深褐色及淡蓝色的斑点。壳口唇周缘各有齿26～29个，齿间为血红色。绶贝：

【性味归经】

咸、涩，微寒。归肝、肾经。

【功能主治】

平肝潜阳，软坚散结，收敛固涩。本品质重微寒，味咸软坚，涩可固脱，故能平肝潜阳，软坚散结，收敛固涩。

【用量用法】

煎服，10～30克。宜打碎先煎。除收敛固涩外，余皆生用。

【配伍应用】

①心神不安，惊悸怔忡，失眠多梦等症：与龙骨相须为用，如桂枝甘草龙骨牡蛎汤（《伤寒论》）；也可配伍琥珀、朱砂、酸枣仁等同用。②水不涵木，阴虚阳亢，头目眩晕，烦躁不安，耳鸣者：与龟甲、龙骨、白芍等同用，如镇肝息风汤（《医学衷中参西录》）。③热病日久，灼烁真阴，虚风内动，四肢抽搐之症：与龟甲、生地黄、鳖甲等配伍，如大定风珠（《温病条辨》）。④痰火郁结之痰核、瘰疬、瘿瘤等：与玄参、浙贝母等配伍，如消瘰丸（《医学心悟》）。

贝壳中型，壳长约4.5厘米，宽约2.7厘米，高约2.1厘米。周缘为乳红色，上有暗蓝褐色斑点，两端呈暗褐色；背面为灰白色，具稠密褐色的不规则纵纹。底壳微红色，周缘有暗蓝色斑点散布。壳口两唇周缘微红色，各有褐色细齿23～26个。

【生境分布】

生活于低潮线附近岩石或珊瑚礁的洞穴内。布于海南岛、福建、台湾等地。

【采收加工】

5～7月间捕捉，除去肉，洗净晒干。

【性味归经】

咸，平。归肝经。

【功能主治】

平肝潜阳，镇惊安神，清肝明目。味咸质重，平而偏寒，专入肝经，能潜降

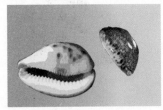

清热，故能平肝潜阳、镇惊安神、清肝明目。

【用量用法】

10～15克，煎服。宜打碎先煎。

【配伍应用】

①肝阳上亢，头晕目眩：与牡蛎、石

决明、磁石等同用，以增强平肝潜阳之力。②惊悸失眠：与磁石、龙骨、酸枣仁等同用，共收安神、平肝之效。③小儿惊风、高热抽搐者：与珍珠母、羚羊角、钩藤等配伍。④肝热目赤肿痛、目生翳膜、视物昏花等症：与蝉蜕、菊花、夏枯草等配伍。

【使用注意】脾胃虚弱者慎用。

玳瑁

【别名】

明玳瑁、玳瑁片。

【来源】

本品为海龟科动物玳瑁的背甲。

【形态特征】

本品为海龟科动物玳瑁的背甲。本品为近圆形、三角形或多角形的板片，长10～20厘米，厚1.5～3毫米。边缘较薄，中央稍厚。表面呈暗褐色的半透明体。并有暗褐色与乳黄色的花纹，平滑而有光泽；内面密布白色的条纹或斑点，并有纵横交错的沟纹。质坚韧，不易折断，断面角质。

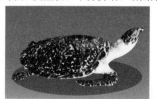

【生境分布】

分布于福建、台湾、海南岛、西沙群岛等地。为野生品种。

【采收加工】

全年均可捕捉。捕得后，将其倒悬，用沸醋浇泼，其甲即能逐片剥下，去净残肉，洗净，干燥。

【性味归经】

甘、咸．寒。归心、肝经。

【功能主治】

平肝定惊，清热解毒。本品味甘咸性寒，咸寒清降，甘寒解毒，入心肝二经，以平肝定惊、清心解毒，故有平肝定惊、清热解毒之功。

【用量用法】

每次3～6克，入丸散。少煎服。也可磨汁冲服。

【配伍应用】

①原发性血小板减少性紫癜：玳瑁、黄药子、山豆根、北黄芪、当归、茜草根、仙鹤草、鸡血藤、丹皮、土大黄、紫草、蒲草、川芎、赤芍、三七各适量，制成蜜丸，每丸重15克，每服1丸，每日3次。儿童酌减。②肝癌：与露蜂房、龟甲、海藻、鸦胆子、蟾酥等配用。

【使用注意】本品甘寒，阳虚气虚，脾胃虚弱者慎用。

刺蒺藜

【别名】

蒺藜、白蒺藜、蒺藜子。

【来源】

本品为蒺藜科一年生或多年生草本植物蒺藜的成熟果实。

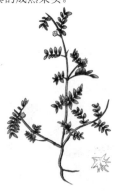

【形态特征】

一年生或多年生草本，全株密被灰白色柔毛。茎匍匐，由基部生出多数分枝，枝长30～60厘米，表面有纵纹。双数羽状复叶，对生，叶连柄长2.5～6厘米；托叶对生，形小，永存，卵形至卵状披针形；小叶5～7对，具短柄或几无柄，小叶片长椭圆形，长5～16毫米，宽2～6毫米，先端短尖或急尖，基部常偏斜，上面仅中脉及边缘疏生细柔毛，下面毛较密。花单生叶腋间，直径8～20毫米，花梗丝状；萼片5，卵状披针形，边缘膜质透明；花瓣5，黄色，倒广卵形；花盘环状；雄蕊10，生于花盘基部，其中5枚较长且与花瓣对生，在基部的外侧各有1小腺体，花药椭圆形，花丝丝状；子房上位，卵形，通常5室，花柱短，圆柱形，柱头5，线形。果五角形，直径约1厘米，由5个果瓣组成，成熟时分离，每果瓣呈斧形，两端有硬尖刺各一对，先端隆起，具细短刺。每分果有种子2～3枚。花期5～7月，果期7～9月。

【生境分布】

生长于沙丘、路旁。分布于河南、河北、山东、安徽等地。

【采收加工】

秋季果实成熟时采割植株，晒干，打下果实，碾去硬刺，簸净杂质。

【性味归经】

苦、辛，平。归肝经。

【功能主治】

平肝疏肝，祛风明目。本品苦泄辛散，主入肝经，能平肝阳、解肝郁，兼能疏散肌肤及肝经风热，故有平肝疏肝、祛风明目之效。

【使用注意】 孕妇慎用。

罗布麻叶

【来源】

本品为夹竹桃科多年生草本植物罗布麻的叶。

【形态特征】

半灌木，高 1.5～4 米，全株有白色乳汁，枝条常对生，无毛。紫红色或淡红色，背阴部分为绿色。叶对生，在中上部分枝处或互生。单歧聚伞花序顶生，花萼 5 深裂；花冠紫红色或粉红色，钟状，上部 5 裂，花冠内有明显三条紫红色脉纹，基部内侧有副花冠及花盘。蓇葖果长角状，叉生。种子多数，顶生一簇白色细长毛。

【生境分布】

生长于河岸、山沟、山坡的砂质地。分布于我国东北、西北、华北等地。

【采收加工】

夏季开花前采摘叶片，除去杂质，干燥。

【性味归经】

甘、苦，凉。归肝经。

【功能主治】

平抑肝阳，清热，利尿。本品苦凉，清热降泄，

【使用注意】 脾胃虚寒者，不宜长期服用。

【用量用法】

6～15 克，煎服。外用：适量。

【配伍应用】

①肝阳上亢，头晕目眩等症：与珍珠母、钩藤、菊花等平肝潜阳药同用。②肝郁气滞，胸胁胀痛：与香附、柴胡、青皮等同用。③肝郁乳汁不通、乳房作痛：可单用本品研末服；或与穿山甲、王不留行等配伍应用。④风热目赤肿痛，多泪多眵或翳膜遮睛等症：与菊花、决明子、蔓荆子、青葙子等同用，如白蒺藜散（《张氏医通》）。

入肝经能泻肝火平抑肝阳，其性清泄以清热利尿。

【用量用法】

3～15 克，煎服或开水泡服。

【配伍应用】

①肝阳上亢之头晕目眩：本品单用有效，煎服或开水泡服代茶饮；也可与牡蛎、代赭石、石决明等同用。②肝火上攻之头晕目眩：与钩藤、野菊花、夏枯草等配伍。③水肿，小便不利而有热者：可单用取效；或配伍车前子、猪苓、木通、泽泻等同用。

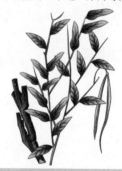

息风止痉药

羚羊角

【别名】

羚羊角粉、羚羊角片。

【来源】

本品为牛科动物赛加羚羊的角。

【形态特征】

体形中等，身长 1～1.4 米。肩高雄兽为 70～83 厘米，雌兽为 63～74 厘米。体重雄兽为 37～60 千克，雌兽

为 29～37 千克。头大。鼻吻膨大，鼻孔也大，且能灵活伸缩和左右摆动。额前部分较隆突。眼大。耳短。四肢细小，蹄低而长。尾细短，下垂。雌兽有乳头 4 对。夏毛短而密，紧贴皮肤。全身呈棕黄色或栗色，脸面部较淡，背脊中央有狭长的一条呈肉桂色；颈下方、胸腹部及四肢内侧几呈白色。雄兽具角，长于眼眶之上，向后微倾。角基部为棕黄色，上部黄白色如蜡，表面约有 20 个轮脊，

角上部至尖端处光滑无轮脊。雌兽无角，仅有短的突起。

图解本草纲目

【生境分布】

主要栖于半沙漠地区。分布于新疆、青海等地。

【采收加工】

全年均可捕捉，但以秋季猎取为佳。捕后锯取其角，晒干。

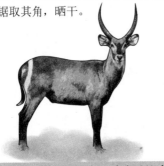

【性味归经】

咸，寒。归肝、心经。

【功能主治】

平肝息风，清肝明目，清热解毒。本品咸寒质重，入肝心二经，善清肝火，息肝风，平肝阳，清肝明目。又能清心凉血，解毒定惊，故有平肝息风、清肝明目、清热解毒之效。

【用量用法】

煎服，1～3克，单煎2小时以上，取汁服。磨汁或研末服，每次0.3～0.6克。

【配伍应用】

①温热病热邪炽盛之高热、神昏、惊厥抽搐者：与钩藤、菊花、白芍、桑叶、生地同用，如羚角钩藤汤（《通俗伤寒论》）。②妇女子痫：与防风、茯神、独活、酸枣仁等配伍，如羚羊角散（《济生方》）。③癫痫、惊悸等：与钩藤、郁金、天竺黄、朱砂等同用。

【使用注意】 本品性寒，脾虚慢惊者忌用。

224

牛黄

【别名】

西黄、人工牛黄。

【来源】

本品为牛科动物牛干燥的胆结石，即天然牛黄。

【形态特征】

体长1.5～2米，体重一般在250千克左右。体格强壮结实，头大，额广，鼻阔，口大。上唇上部有2个大鼻孔，其间皮肤硬而光滑，无毛，称为鼻镜。眼、耳都很大。头上有角1对，左右分开，角之长短、大小随品种而异，弯曲，无分枝，中空，内有骨质角髓。四肢匀称。4趾，均有蹄甲，其后2趾不着地，称悬蹄。尾端具丛毛。毛色大部为黄色，无杂毛掺混。

【生境分布】

分布于我国西北、东北及河北等地。

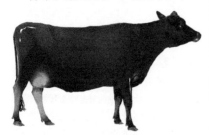

国外分布于南美洲（金山牛黄）及印度（印度牛黄）等地。由牛胆汁或猪胆汁经提取加工而制成者称人工牛黄。近年又试对活牛进行手术方法培育天然牛黄，即在牛胆囊内埋置黄核，注入非致病性大肠杆菌，使胆汁中成分在黄核上沉淀附着，形成结石，称人工天然牛黄。

【采收加工】

宰牛时，如发现胆囊、胆管或肝胆管中有牛黄，应立即滤去胆汁，将牛黄取出，除去外部薄膜，置阴凉处阴干，切忌风吹、日晒或火烘，以防破裂或变色。

【性味归经】

苦，凉。归肝、心经。

【功能主治】

息风止痉，化痰开窍，清热解毒。本品苦凉，以清热解毒，气清香，入肝心二经，能清肝、心之热，凉肝息风定惊，清心化痰开窍。

【用量用法】

入丸散，每次0.2～0.5克。外用：适量，研细末敷患处。

【配伍应用】

①热病神昏：与朱砂、麝香、冰片、黄连、栀子等配伍，如安宫牛黄丸（《温病条辨》）。②小儿惊风，癫痫：与全蝎、朱砂、钩藤等清热息风止痉药配伍，如牛黄散（《证治准绳》）。③口舌生疮，咽喉肿痛，牙痛，痈疽疔毒：与雄黄、黄芩、大黄等同用，如牛黄解毒丸（《全国中药成药处方集》）。④咽喉肿痛，溃烂：与珍珠为末吹喉，如珠黄散（《绛囊撮要》）。

钩藤

【别名】

钩藤、双钩、嫩钩藤。

【来源】

本品为茜草科常绿木质藤本植物钩藤、大叶钩藤、毛钩藤、华钩藤或无柄果钩藤的干燥带钩茎枝。

【形态特征】

钩藤 为干燥的带钩茎枝，茎枝略呈方柱形，长约2厘米，直径约2毫米，表面红棕色或棕褐色，一端有一环状的茎节，稍突起，节上有对生的两个弯钩，形如船锚，尖端向内卷曲，也有单钩的，钩大小不一，基部稍圆，径2～3毫米，全体光滑，略可见纵纹理。质轻而坚，不易折断，断面外层呈棕红色，髓部呈淡黄色而疏松如海绵状。气无，味淡。以双钩形如锚状、茎细、钩结实、光滑、色红褐或紫褐者为佳。华钩藤：性状与钩藤大致相同。唯茎枝呈方柱形，径2～3毫米，表面灰棕色，钩基部稍阔。大叶钩藤：攀援状大藤本，高12～15米。小枝压扁，有褐色疏粗毛，每一节上有双钩，钩幼时也有疏粗毛。叶革质，宽椭圆形或长椭圆形，长10～16厘米，宽6～12厘米，先端锐尖，基部。圆形或心形，上面近光滑，下面有褐黄色粗毛；托叶2裂。头状花序圆球形，单生叶腋，开花时径4～4.5厘米，花序柄长3.5～6.5厘米，有褐黄色粗毛；花淡黄色，长约1.6厘米，萼管长，5裂；花冠管状漏斗形，5裂。裂片覆瓦状排列；雄蕊5；子房下位，纺锤形，2室。蒴果有长柄，纺锤形，长1～1.5厘米，有粗毛。花期夏季。

【生境分布】

生长于灌木林或杂木林中。分布于广西、江西、湖南、浙江、广东、四川等长江以南地区。

【采收加工】

春、秋两季采收带钩的嫩枝，剪去无钩的藤茎，晒干。

【使用注意】无风热及实热者应慎用。

或先置锅内蒸片刻，或于沸水中略烫后再取出晒干。

【性味归经】

甘，微寒。归肝，心包经。

【功能主治】

息风止痉，清热平肝。本品味甘微寒，轻清疏泄，清肝火、平肝阳，息肝风、止痉挛，有良好的息风止痉作用。

【用量用法】

煎服，10～15克，宜后下。其有效成分钩藤碱加热后易被破坏，故不宜久煎。一般以煎煮10～20分钟以内为宜。

【配伍应用】

①头痛，眩晕：属肝火者，与夏枯草、栀子、龙胆草、黄芩等配伍；属肝阳者，常与天麻、石决明、杜仲、怀牛膝、茯神等同用，如天麻钩藤饮（《杂病证治新义》）。
②小儿急惊风，壮热神昏、牙关紧闭、手足抽搐者：与天麻、僵蚕、全蝎、蝉蜕等同用，如钩藤饮子（《小儿药证直诀》）。
③温热病热极生风，痉挛抽搐：与羚羊角、菊花、白芍、生地黄等同用，如羚角钩藤汤（《通俗伤寒论》）。

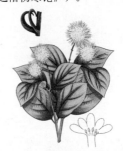

天麻

【别名】

天麻、冬麻、明天麻。

【来源】

本品为兰科多年生寄生草本植物天麻的干燥块茎。

【形态特征】

多年生寄生植物。寄主为密环菌，以密环菌的菌丝或菌丝的分泌物为营养源。块茎横生，椭圆形或卵圆形，肉质。茎单一，直立，黄红色。叶退化成膜质鳞片状，互生，下部鞘状抱茎。总状花序顶生；苞片膜质，披针形或狭叶披针形，膜质，具细脉。花淡绿黄色或橙红色，花被下部合生成歪壶状，顶端5裂；唇瓣高于花被管2/3，能育冠状雄蕊1枚，着生于雄蕊上端子房柄扭转。蒴果长圆形或倒卵形。种子多而极小，成粉末状。

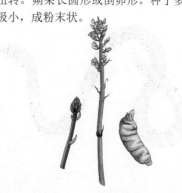

【生境分布】

生长于腐殖质较多而湿润的林下，向阳灌木丛以及草坡也有。分布于四川、云南、贵州等地。

【采收加工】

冬、春两季采挖。冬采者名"冬麻"，质量优良；春采者名"春麻"，质量逊于冬麻。采挖后除去地上茎及须根，洗净泥土，用清水泡，及时擦去粗皮，随即放入清水或白矾水中浸润，再水煮或蒸，至中心无白点时为度，取出干燥。

【性味归经】

甘，平。归肝经。

【功能主治】

息风止痉，平抑肝阳，祛风通络。本品甘缓质润，能缓肝急而平抑肝阳、息风止痉；又能祛风通络。

【用量用法】

3～10克，煎服。研末吞服，每次1～1.5克。

【配伍应用】

①小儿急惊风：与钩藤、羚羊角、全蝎等同用，如钩藤饮（《医宗金鉴》）。②小儿脾虚慢惊：与白术、人参、白僵蚕等药配伍，如醒脾丸（《普济本事方》）。③小儿诸惊：与全蝎、白僵蚕、制南星同用，如天麻丸（《魏氏家藏方》）。④破伤风痉挛抽搐、角弓反张：与白附子、天南星、防风等药配伍，如玉真散（《外科正宗》）。⑤肝阳上亢之眩晕、头痛：与钩藤、牛膝、石决明等同用，如天麻钩藤饮（《杂病证治新义》）。

【使用注意】津液衰少，血虚、阴虚者慎用天麻；不可与御风草根同用，否则有令人肠结的危险。

地龙

【别名】

蚯蚓、广地龙、沪地龙、土地龙。

【来源】

本品为巨蚓科动物参环毛蚓、通俗环毛蚓、威廉环毛蚓、栉盲环毛蚓或缟蚯蚓的全虫体。

【形态特征】

参环毛蚓：体较大，长110～380毫米，宽5～12毫米。体背部灰紫色，腹面稍淡。前端较尖，后端较圆，长圆柱形。头部退化，口位在体前端。全体由100多个体节组成。每节有一环刚毛，刚毛圈稍白。第14～16节结构特殊，形成环带，无刚毛。雌性生殖孔1个位于第14节腹面正中，雄性生殖也1对位于第18节腹面两侧，受精囊孔3对位于6～7，7～8，8～9节间。通俗环毛蚓：本种身体大小、色泽及内部构造与威廉环毛蚓相似。唯受精囊腔较深广，前后缘均隆肿，外面可见腔内大小乳

突各一。雄交配腔也深广，内壁多皱纹，有平顶乳突3个，位置在腔底，有一突为雄孔所在处，能全部翻出。威廉环毛蚓：体长96～150毫米，宽5～8毫米。背面青黄色或灰青色，背中浅深青色。环带占14～16三节，无刚毛。身体上刚毛较细，前端腹面并不粗而疏。雄生殖孔在18节两侧一浅交配腔内，陷入时呈纵裂缝，内壁有褶皱，褶皱间有刚毛2～3条，在腔底突起上为雄孔，突起前面通常有孔头突。受精囊孔3对，在6～7，7～8，8～9节间，孔在一横裂中的小突起上，无受精囊腔。8～9，9～10节间缺隔膜，盲肠简单。受精囊的盲管内端2/3在平面上，左右弯曲，为纳精囊。栉盲环毛蚓：体长100～150毫米，宽5～9毫米。背面及侧面有深紫色或紫红色。刚毛圈不白，环带占3节，无刚毛。身体前部刚毛虽粗，但在2～9节并不特殊粗。雄生殖孔在一个十字形突的中央，常由一浅囊状皮褶盖住，内侧有一个或多个乳头，其排列变化很大。受精囊孔3对，位于6～7，7～8，8～9节间，其位置几近节周的一半距离，孔在一乳头的后侧，前后两侧表皮腺肿大，孔常陷入，孔的内侧腹面在刚毛圈前或后，有乳头突，排列较规则。8～9，9～10节间缺隔膜。盲肠复式，其腹侧有栉状小囊。副性腺有索状短管。盲管较受精囊本体长，内端3/4较粗，或直或稍弯曲。

【生境分布】

前一种习称"广地龙"，生长于潮湿、疏松之泥土中，行运迟缓，分布于广东、广西、福建等地；后三种习称"沪地龙"，生活于潮湿多有机物处，分布于上海一带。

【采收加工】

广地龙春季至秋季捕捉，沪地龙夏季捕捉，捕得后及时剖开腹部，除去内脏及泥沙，洗净，晒干或低温干燥；土地龙夏、秋季捕捉，捕得后用草木灰呛死，

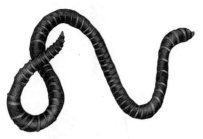

洗去灰晒干或低温干燥。

【性味归经】

咸，寒。归肝、脾、膀胱经。

【功能主治】

清热息风，平喘，通络，利尿。本品咸寒，清降通利，入肝则清肝热而息风、止痉抽；上能清肺而平喘，下能清利膀胱而利尿；性善走窜，又能活络通痹。故有清热息风、平喘、通络、利尿之功。

【用量用法】

煎服，5～15克，鲜品10～20克。研末吞服，每次1～2克。外用：适量。

【配伍应用】

①狂热癫痫：以本品同盐化为水，饮服（《本草拾遗》）。②小儿急慢惊风：则用本品研烂，同朱砂作丸服（《摄生众妙方》）。③高热抽搐惊痫：与钩藤、全蝎、牛黄、白僵蚕等同用。④中风后气虚血滞，经络不利，半身不遂，口眼㖞斜等症：与当归、黄芪、川芎等配伍，如补阳还五汤（《医林改错》）。⑤关节红肿疼痛、屈伸不利之热痹：与防己、桑枝、秦艽、忍冬藤等配伍。

【使用注意】 脾胃素虚及血虚无瘀或出血者慎服。地龙有毒，有溶血作用，内服过量可产生毒副反应。

全蝎

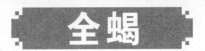

【别名】

蝎尾、全虫、淡全蝎、咸全蝎。

【来源】

本品为钳蝎科动物东亚钳蝎的干燥体。如单用尾，名蝎尾。

【形态特征】

钳蝎体长约6厘米，分为头胸部及腹部2部。头胸部较短，7节，分节不明显，背面覆有头胸甲，前端两侧各有1团单眼，头胸甲背部中央处，另有1对，如复眼。头部有附肢2对，1对为钳角，甚小；1对为强大的脚须，形如蟹螯。胸部有步足4对，每足分为7节，末端各有钩爪2枚。腹部甚长，分前腹及后腹两部，前腹部宽广，共有7节，第1节腹面有一生殖厣，内有生殖孔；第2节腹面有1对栉板，上有齿16～25个；第3～6节的腹面，各有肺书孔1对。后腹部细长，分为5节和1节尾刺，后腹部各节皆有颗粒排列而成的纵棱数条。尾刺呈钩状，上屈，内有毒腺。卵胎生。

【生境分布】

生长于阴暗潮湿处。分布于河南、山东、湖北、安徽等地。

【采收加工】

野生蝎春末至秋初均可捕捉。清明至谷雨前后捕捉者，称为"春蝎"，此时未食泥土，品质较佳；夏季产者称为"伏蝎"，产量较多。因已食泥土，品质较次。饲养蝎一般在秋季，隔年收捕1次。捕得后，先浸入清水中，待其吐出泥土，置沸水或沸盐水中，煮至全身僵硬，捞出，置通风处，阴干。

【性味归经】

辛，平；有毒。归肝经。

【功能主治】

息风止痉，解毒散结，通络止痛。本品属虫类药，味辛善走窜行散，既能搜外风，又可息内风；通经络，散结以止痛；以毒攻毒，故有息风止痉、解毒散结、通络止痛之功。

【用量用法】

煎服，2～5克。研末吞服，每次0.6～1克。外用：适量。传统认为，蝎尾效佳，故单用蝎尾，用量为全蝎的1/3。

【配伍应用】

①各种原因之惊风、痉挛抽搐：与蜈蚣同用，即止痉散（《经验方》）。②小儿急惊风高热、神昏、抽搐：与羚羊角、钩藤、天麻等配伍。③小儿慢惊风抽搐：与白术、党参、天麻等同用。④痰迷癫痫抽搐：与郁金、白矾等份，研细末服。⑤破伤风痉挛抽搐、角弓反张：与天南星、蜈蚣、蝉蜕等配伍，如五虎追风散（广州中医学院《方剂学》）；或与钩藤、蜈蚣、朱砂等配伍，如摄风散（《证治准绳》）。⑥风中经络，口眼㖞斜：与白僵蚕、白附子等同用，如牵正散（《杨氏家藏方》）。

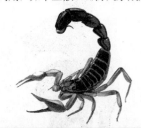

【使用注意】 本品有毒，中毒剂量为30～60克，故内服最大用量不宜超过30克。血虚生风及孕妇慎用。

蜈蚣

【别名】

天龙、百脚。

【来源】

为蜈蚣科动物少棘巨蜈蚣的干燥体。

【形态特征】

少棘巨蜈蚣体形扁平而长，全体由22个同型环节构成，长6～16厘米，宽5～11毫米，头部红褐色；头板近圆形，前端较窄而突出，长约为第一背板之2倍。头板和第一背板为金黄色，生触角1对，17节，基部6节少毛。单眼4对；头部之腹面有颚肢1对，上有毒钩；颚肢底节内侧有1距形突起，上具4枚小齿，颚肢齿板前端也具小齿5枚。身体自第2背板起为墨绿色，末板黄褐色。背板自2～19节各有2条不显著的纵沟，第2、4、6、9、11、13、15、17、19各节之背板较短；

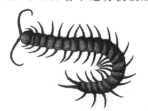

腹板及步肢均为淡黄色，步肢21对，足端黑色，尖端爪状；末对附肢基侧板端有2尖棘，同肢前腿节腹面外侧有2棘，内侧1棘，背面内侧1～3棘。

【生境分布】

生长于山坡、田野、路边或杂草丛生的地方，或栖息在井沿、柴堆以及砖瓦缝隙间，特别喜欢阴湿、陈旧的地面。分布于江苏、浙江、湖北、湖南、河南、陕西等地。

【采收加工】

春、夏两季捕捉，用竹片插入头尾，绷直晒干；或先用沸水烫过，然后晒干或烘干。

【性味归经】

辛，温；有毒。归肝经。

【功能主治】

息风止痉，解毒散结，通络止痛。本品辛散善行、搜风通络、息风止痉等与全蝎之功用类似，而效力更强。

【用量用法】

1～3克，煎服。研末吞服，每次0.6～1克。外用：适量，研末或油浸涂患处。

【配伍应用】

①各种原因引起的痉挛抽搐：与全蝎同用，如止痉散（《经验方》）。②小儿撮口，手足抽搐：可配全蝎、钩藤、僵蚕等，如撮风散（《证治准绳》）。③小儿急惊风：配丹砂、轻粉等份研末，乳汁送服，如万金散（《圣惠方》）。④破伤风，角弓反张：以本品为主药，配伍南星、防风等同用，如蜈蚣星风散（《医宗金鉴》）。

【使用注意】本品有毒，用量不宜过大。孕妇忌用。

第十六章 开窍药

麝香

【别名】

当门子、元寸香。

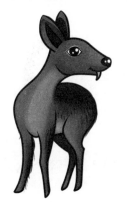

【来源】

本品为鹿科动物林麝、马麝或原麝成熟雄体香囊中的干燥分泌物。

【形态特征】

体形小，长65～95厘米，体重8～13千克。体毛粗硬，曲折如波浪状，易折断。雌雄均无角。耳长直立，上部圆形。眼大，吻端裸露，无眶下腺，雄兽上犬齿发达，露出唇外，向下微曲。四肢细长，后肢较前肢长；主蹄狭尖，侧蹄显著，尾短，雄兽鼠蹊部有香腺囊，囊内分泌麝香，外部略隆起；香囊外毛细短，稀疏，皮肤外裸，囊的外皮中央有2小口，在前面的为香囊口，在后面的为尿道，口外都有细毛一撮。体毛深棕色，体背体侧较深，腹毛较淡，下颌白色，颈两侧各有白色毛延至腋下，呈两条白带纹，颈背、体背有土黄色斑点，排列成四、五纵行，在腰及臀部两侧的斑点，明显而密集。

【生境分布】

栖息于多岩石的针叶林和针、阔混交林中。分布于四川、西藏、云南、陕西、内蒙等地。

【采收加工】

野麝多在冬季至次春猎取，猎获后，割取香囊，阴干，习称"毛壳麝香"；剖开香囊，除去囊壳，习称"麝香仁"。家麝直接从其香囊中取出麝香仁，阴干或用干燥器密闭干燥。

【性味归经】

辛，温。归心、脾经。

【功能主治】

开窍醒神，活血通经，消肿止痛，催产。本品味辛、性温，通行十二经。故能开窍醒神、活血散瘀、消肿止痛。为治中风、痰厥、窍闭神昏的主药。

【用量用法】

0.03～0.1克，入丸、散服；不入煎剂，外用

【使用注意】孕妇及虚脱者禁用。

0.3～0.6克，研末入药膏中敷贴。

【配伍应用】

①温病热陷心包、痰热蒙蔽心窍、小儿惊风及中风痰厥等热闭神昏：与朱砂、冰片、牛黄等，组成凉开之剂，如安宫牛黄丸（《温病条辨》）、至宝丹（《和剂局方》）等。②中风卒昏、中恶胸腹满痛等寒浊或痰湿闭阻气机、蒙蔽神明之寒闭神昏：与安息香、苏合香、檀香等药，组成温开之剂，如苏合香丸（《和剂局方》）。③疮疡肿毒：与没药、雄黄、乳香同用，如醒消丸（《外科全生集》）；也可与没药、牛黄、乳香同用，如牛黄醒消丸（《外科全生集》）。④咽喉肿痛：与珍珠、牛黄、蟾酥等配伍，如六神丸（《中药制剂手册》）。

冰片

【别名】

片脑、梅片、龙脑香、龙脑冰片。

【来源】

本品为龙脑香科乔木龙脑香树脂的加工品，或龙脑香的树干经蒸馏冷却而得的结晶，称"龙脑冰片"，也称"梅片"。由菊科多年生草本植物艾纳香叶的升华物经加工劈削而成，称"艾片"。现多用松节油、樟脑等，经化学方法合成，称"机制冰片"。

【形态特征】

龙脑香，常绿乔木，高达5米，光滑无毛，树皮有凹入的裂缝，外有坚硬的龙脑结晶。叶互生，革质；叶柄粗壮；叶片卵圆形，先端尖；基部钝圆形或阔楔形，全缘，两面无毛，有光泽，主脉明显，侧脉羽状，先端在近叶缘处相连。圆锥状花序，着生于枝上部的叶腋间，花两性，整齐；花托肉质，微凹；花萼5，覆瓦状排列，花后继续生长；花瓣5，白色；雄蕊多数，离生，略呈周位状，花药线状，药室内向，边缘开裂，药隔延长为尖尾状，花丝短；雌蕊1，由3心皮组成，子房上位，中轴胎座，3室，每室有胚珠2枚，花柱丝状。干果卵圆形，果皮革质，不裂，花托呈壳斗状，边缘有5片翼状宿存花萼。种子1～2枚，具胚乳。

【生境分布】

生长于热带雨林。龙脑香分布于东南亚地区，我国台湾有引种；艾纳香分布于广东、广西、云南、贵州等地。

【采收加工】

龙脑冰片是从龙脑树干的裂缝处采取干燥的树脂，或砍下树枝、树干，切成碎片，用水蒸气蒸馏升华，冷却后即成结晶而得。

【性味归经】

辛、苦，微寒。归心、脾、肺经。

【功能主治】

开窍醒神，清热止痛。本品辛散苦泄，芳香走窜，性寒能清散郁热，有类似麝香的开窍醒神作用，但药力较逊，可以作为麝香辅助药。外用清热解毒力强。

【用量用法】

内服：0.03～0.1克，入丸、散，不入煎剂。外用：适量，研末干掺或调敷。

【配伍应用】

①痰热内闭、暑热卒厥、小儿惊风等热闭证：与麝香、牛黄、黄连等配伍，如安宫牛黄丸（《温病条辨》）；若闭证属寒，常与安息香、苏合香、丁香等配伍，如苏合香丸（《和剂局方》）。②咽喉肿痛、口舌生疮：与朱砂、硼砂、玄明粉共研细末，吹敷患处，如冰硼散（《外科正宗》）。

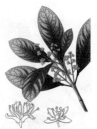

【使用注意】孕妇慎服。忌见火与高热。

苏合香

【别名】

苏合香油。

【来源】

本品为金缕梅科乔木苏合香树的树干渗出的香树脂，经加工精制而成。

【形态特征】

苏合香树为乔木，高10～15米。叶互生，具长柄，叶片掌伏，多为3～5裂，裂片卵形或长方卵形，边缘有锯齿；花单性，雌雄花序常并生于叶腋，小花多数集成圆头状花序，黄绿色；雄花的圆头状花序成总状排列，花有小苞片，无花被，雄蕊多数，花丝短，雌花序单生，总花梗下垂，花被细小，雌蕊由2心皮合成，子房半下

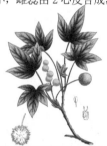

位，2室。果序球形，直径约2.5厘米，由多数蒴果聚生，蒴果先端喙状，熟时顶端开裂，种子1或2粒。

【生境分布】

喜生长于湿润肥沃的土壤。分布于非洲、印度及土耳其等地，我国广西有栽培。

【采收加工】

初夏时将树皮击伤或割破，深达木部，使香树脂渗入树皮内。至秋季剥下树皮，榨取香树脂，即为普通苏合香。如将其溶解于酒精中，过滤，蒸去酒精，则为精制苏合香。

【性味归经】

辛，温。归心、脾经。

【功能主治】

开窍醒神，辟秽止痛。本品辛香气烈，较诸香为甚，性温无毒，善开窍逐秽，与麝香功用相似。凡一切中风、中痰、中气而卒然昏厥的危证皆可用此开之。本品多入复方，单用者罕见。

【用量用法】

0.3～1克，宜入丸、散服，不入煎剂。

【配伍应用】

①中风痰厥、惊痫等属于寒邪、痰浊内闭者：与安息香、麝香、檀香等同用，如苏合香丸（《和剂局方》）。②痰浊、血瘀或寒凝气滞之胸脘痞满、冷痛等症：与冰片等同用，如苏合丸（《和剂局方》）。③冻疮：用苏合香丸溶于乙醇中涂敷冻疮患处。

【使用注意】热闭及虚脱之证不宜使用。

安息香

【别名】

安息香。

【来源】

本品为安息香科乔木白花树的干燥树脂。

【形态特征】

本品为不规则的小块，稍扁平，有时常粘结成团块。表面橙黄色，具蜡样光泽（自然出脂），或为不规则的圆柱状、扁平块状，表面灰白色至淡黄白色（人工割脂）质脆，易碎，断面平坦，白色。放置后逐渐变为淡黄棕色至红棕色。加热则

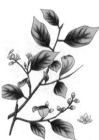

软化熔融。气芳香，味微辛，嚼之有砂粒感，以外色橙黄或淡黄灰白，断面夹有白色泪状物多，香气浓，无树皮、木片、砂土等杂质者为佳。

【生境分布】

分布于越南、老挝及泰国等地，我国云南、广西也产。

【采收加工】

树干经自然损伤或夏、秋两季割裂树干，收集流出的树脂，阴干。

【性味归经】

辛、苦，平。归心、脾经。

【功能主治】

开窍醒神，行气活血，止痛。本品气味芳香、辛温行散，走窜。入心经可芳香开窍醒神，走脾经可避秽解毒而安中行气。此外，本品辛散温通，气血同治，行气活血而止痛。

【用量用法】

0.6～1.5克，多入丸、散服。

【配伍应用】

黄疸：安息香1支，瓜蒂10克，共捣一处。用草纸卷成卷，用火点着熏鼻，如系阴黄再加台麝少许。

【使用注意】阴虚火旺者慎服。